병원회계와 의사결정 및 세무의 이해

박우진

신영사

머리말

21세기 이후 병원의 규모나 형태에 있어 변화가 일어나고 있다. 과거에 비해 수도권의 대형병원이 증가하는 추세를 볼 수 있다. 또한 기존의 개인의원 형태에서 전문병원 형태로의 전환도 같이 이루어지고 있다. 이로 인하여 지방의 병원은 경영상태가 더욱 악화되고 있으며, 수도권의 병원들은 경쟁이 치열해지고 있다. 이러한 환경에서 더 이상 의료기관은 병을 잘 치료하는 것만으로는 운영이 어렵다. 전문 경영인과 관리인들의 경영능력이 있어야만 병원을 효율적으로 운영하여 경쟁에서 살아남을 수 있다.

현대의 병원이 질 높은 의료서비스의 제공이라는 큰 원칙을 달성하기 위해서는 첨단 의료기기를 구입 및 운영하여야 하고, 우수한 의료진을 채용하여야 하며, 쾌적한 병상과 진료실을 갖추고 있어야 한다. 이를 모두 실행하기 위해서는 경영자와 의료기관 종사자들에게 의료기관 경영과 회계, 세법과 관련된 전문적인 지식이 요구된다.

본서는 이러한 분들을 위해 작성되었다. 특히 과거 보건계열 졸업자가 병원에 취업했던 추세를 벗어나 타 전공자들도 병원 경영 및 관리 부서에 입사하는 것을 반영하여 타 전공자도 비영리기관인 병원의 특성을 이해하고 회계, 관리, 세법의 지식을 한 권으로 익힐 수 있도록 구성하였다.

본서는 다음과 같이 구성되어 있다.
첫째, 법인의 개념과 비영리법인의 개념을 소개하였다.
둘째, 회계순환과정을 포함하는 회계기초를 소개하였다.
셋째, 의료기관 재무제표의 작성과 계정을 상세히 설명하였다.
넷째, 재무상태표 계정의 회계처리를 상세히 설명하였다.
다섯째, 포괄손익계산서 계정의 회계처리를 상세히 설명하였다.
여섯째, 의료기관에서 발생하는 원가·관리회계 이슈와 의사결정 문제를 설명하였다.
마지막으로 의료기관 세무에 관하여 설명하였다.

본서가 의료기관의 회계, 관리, 세무 관련 부서에서 일하는 많은 분들에게 도움이 되기를 바라며 본서가 출판되도록 도움을 주신 신영사 권영섭 대표님과 편집실 관계자 모든 분들께 감사를 드린다.

2024년 9월 저자

차 례

PART 1

법인의 개념과 비영리법인

PART 7

의료기관 세무

PART

1

법인의 개념과 비영리법인

1 법인의 개념과 종류

1.1 법인

법인(法人)이란 사람 또는 재산으로 구성되는 구성물로, 법률에 의하여 자연인처럼 권리와 의무의 주체가 되고(법인의 권리능력), 권리주체로서 그 기관(이사회, 주주총회 등)을 통하여 자기의 이름으로 법률행위를 할 수 있도록 한 것(행위능력)을 말한다. 현행법상 일정한 목적과 조직하에 결합한 사람의 집단(社團)과 일정한 목적에 바쳐진 재산의 집단(財團)이라는 실체에 대하여 법인격이 부여되는 때에 법인이 된다. 법인격이 부여된 사단을 사단법인(社團法人)이라고 하고, 법인격이 부여된 재산을 재단법인(財團法人)이라고 한다. 법인 제도는 궁극적으로 단체의 재산에 관한 법률관계를 간편하게 처리하기 위한 제도이므로 법인의 법인격이 이 목적에 위배되거나 악용되면 그 범위 내에서 법인격은 부정된다.

1.2 법인의 종류

구분기준	종 류	예
국가 공권력의 작용	공법인	국가, 지방자치단체
	사법인	사단법인, 재단법인, 각종 회사
영리성 유무	영리법인	상사회사, 민사회사
	비영리법인	학술·종교·자선·예술·사교 등의 사업을 목적으로 하는 민법상 법인
존재 형태	사단법인	영리법인, 비영리법인
	재단법인	비영리법인

1.2.1 공법인과 사법인의 구별

공법인은 사적 자치의 원칙이 적용되지 않는 법인으로서 국가에 의해 설립되고, 법인의 조직 등이 법률로 정하여지며 기관 및 구성원에 대하여 국가가 관여하고 해산의 자유가 제한된다. 반면에 사법인은 사적 자치의 원칙이 적용되는 법인이다.

구별의 실익은 다음과 같다. 즉, ① 공법인에 대한 쟁송은 행정소송, 사법인은 민사소송에 의한다. ② 공법인은 세법상의 강제징수절차에 의하여 세금을 징수하고, 사법인은 민사소송상의 강제집행절차에 의한다. ③ 공법인은 「국가배상법」상의 배상책임을 지고, 사법인은 「민법」상의 불법행위책임을 진다. ④ 문서위조에 관하여 공법인은 공문서위조죄, 사법인은 사문서위조죄가 적용된다.

1.2.2 영리법인과 비영리법인의 구별

사법인은 영리를 목적으로 하는 영리법인과 그렇지 않은 비영리법인으로 나누어진다. 영리를 목적으로 한다는 것은 법인이 영리적인 사업을 한다는 의미가 아니라 사원의 이익을 목적으로 함을 의미한다. 즉, 사업을 함에 있어서 이익을 사원에게 분배함으로써 그 구성원의 사익이 도모된다면 그 법인은 영리법인이고, 반대로 이익을 사원에게 분배하지 않는다면 비영리법인이다.

영리법인은 전부가 사단법인으로 그중 전형적인 것이 주식회사이고, 「회사법」의 규율을 받는다. 반면 비영리법인은 영리를 목적으로 하지 않는 사단법인 또는 재단법인이고, 「민법」의 규율을 받는다. 비영리법인 중에서 공익적 사업을 목적으로 하는 법인을 위하여 특별법인 「공익법인의 설립·운영에 관한 법률」이 있다.

1.2.3 사단법인과 재단법인의 구별

(1) 사단법인

사단법인이란 일정한 목적을 위하여 결합한 사람들의 단체에 법인격을 인정한 것을 말한다. 사단법인은 구성원으로 이루어진 총회가 자기 의사를 결정하고 집행기관이 이를 대내외적으로 집행하는 등 자율적으로 활동한다. 사단법인은 자치법규(정관)를 가지고 있어야 하며 대내적인 문제는 우선적으로 정관에 따라 해결한다.

사단법인에는 회사와 같이 「상법」의 적용을 받는 영리법인과 학술·종교·사교 등 비영리사업을 목적으로 하고 「민법」의 적용을 받는 비영리법인이 있다. 이 중 비영리사단법인은 비영리를 목적으로 수익사업을 하는 것이 가능하나 이익을 관계자에게 분배할 수 없고, 정관을 작성하여 주무관청의 허가를 얻어야 한다. 설립은 각 사무소의 소재지에서 등기하여야 한다. 특히 주된 사무소의 소재지에서 등기하지 않으면 법인의 설립을 주장할 수 없다. 사단법인은 기관에 의하여 행위하지만 최고 필수 의사결정기관은 사원총회이며 이사는 적어도 매년 1회 이상 통상총회, 기타 필요에 따라 특히 총사원 5분의 1 이상의 청구가 있을 때에는 임시총회를 소집한다. 또 법인의 내부적 사무를 집행하고 대외적으로 대표하는 상설 필수기관은 이사이다. 법인의 재산상태나 이사의 업무집행을 조사·감독하는 감사가 있으나 필수기관은 아니다.

또한, 사람의 결합체로 사단 외에 조합이 있다. 단체법의 법리에 따른 사단에서는 구성원의 개인성이 뒤로 물러나고 구성원으로부터 독립된 단체만이 전면에 나서는 반면, 계약법리에 기한 조합에서는 단체로서의 단일성보다는 구성원의 개인성이 중시된다.

(2) 재단법인

일정한 목적을 위하여 출연한 재산에 법인격을 인정한 단체이다. 재단법인에는 구성원이 없고 설립자가 제정한 정관이 재단법인의 일반적 의사이다. 또 재단법인은 스스로 의사를 형성·발전시키지 못하므로 사단법인에 비하여 타율적·고정적 성격을 가진다. 따라서 사단법인과는 달리 사원이나 사원총회는 없고 출연행위에 따라 이사가 의사결정, 업무집행, 대외 대표 등의 일을 한다. 재단법인은 종교·자선·학술·기예, 기타의 영리 아닌 사업을 목적으로 하는 것에 한하여 인정되므로 언제나 비영리법인이다.

재단법인의 설립은 비영리를 목적으로 재산을 출연하는 동시에 근본원칙인 정관을 작성하여 주무관청의 허가를 얻어 설립한다. 의료법인에 대해서 「의료법」에 규정된 것 외에는 「민법」 중 재단법인에 관한 규정을 준용한다. 법인의 종류를 구분하여 도식화하면 다음 그림과 같다.

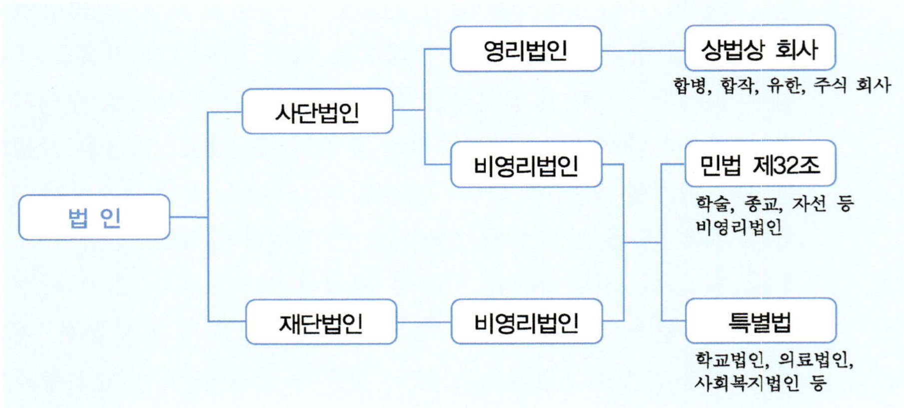

2 비영리법인의 이해

2.1 민법상 비영리법인

비영리법인이라 함은 학술, 종교, 기예, 사교, 기타 영리 아닌 사업을 목적으로 하는 사단 또는 재단으로서 주무관청의 허가를 얻어 설립한 법인을 말한다.

「민법」은 비영리법인의 설립에 대해 허가주의를 취하고 있으며 사단법인과 재단법인의 두 가지 형태만 인정하고 있다. 이러한 「민법」상 비영리법인이 설립되기 위한 요건을 살펴보면 다음과 같다.

2.1.1 사업목적

학술, 종교, 자선, 기예, 사교, 기타 영리 아닌 사업을 목적으로 하여야 한다. 이는 특정한 개인 또는 법인이 자기의 이익추구를 목적으로 비영리법인을 설립 및 운영하는 것을 방지하여 일반 대중에게 그 혜택을 돌리고자 함이다. 다만, 반드시 사회 일반의 이익을 목적으로 할 필요는 없다.

또한 비영리법인의 목적을 달성하기 위하여 필요한 한도에서 그의 본질에 반하지 않는 정도의 영리행위인 수익사업을 하는 것도 허용한다. 오히려 주무관청은 비영리법인의 설립을 허가하는 요건으로 비영리법인의 재정적 자립을 위하여 수익사업에 대한 사업계획을 요구하는 경우가 일반적이라 할 것이다. 그러나 영리행위를 하였을 경우에 그 수익은 고유목적사업의 수행에 충당되어야 하며 구성원에게 분배되어서는 안 된다.

2.1.2 권리능력

자연인과 달리 법인은 법률이 정한 일정요건에 따라 권리의무의 주체가 된다. 즉, 정관 작성 등 설립행위를 하고 법인이 목적으로 하는 사업을 주관하는 주무관청의 허가를 받아야 한다.

그 후 주무관청의 설립허가가 있는 때부터 3주 내에 그 주된 사무소 소재지에서 설립등기를 하여야 한다. 이 등기는 권리능력을 취득하여 법인이 되기 위한 성립요건이다. 이렇게 법인격을 부여하는 이유는 법률관계를 구성원 전부의 이름 대신 법인 명의로 단순화하여 처리하고 단체의 재산과 구성원 또는 업무집행자의 재산을 구별하기 위함이다.

2.1.3 사단성 또는 재단성

사단성은 고유목적사업의 수행에 뜻을 같이한 구성원인 회원의 결합체가 존재하여야 한다는 것이고 재단성은 고유목적사업의 수행에 사용할 목적으로 소유하고 있는 특정 재산의 결합체가 있어야 한다는 의미이다. 재단법인은 그 본질상 영리법인이 있을 수 없고 사단법인은 영리법인인 경우와 비영리법인인 경우로 나누어진다.

2.2 세법상 비영리법인

2.2.1 법인세법상 비영리법인

법인은 본점이나 주사무소 또는 사업의 실질적 관리장소의 소재지에 따라

내국법인과 외국법인으로 구분되며 영리를 목적으로 하는지 여부에 따라 영리법인과 비영리법인으로 구분된다. 「법인세법」상 법인의 유형을 구분하면 다음과 같다.

구 분		범 위
내국법인	영리법인	–상법상의 영리회사 –특별법상의 영리법인(민법 제32조의 규정에 의한 법인과 유사한 설립목적을 가진 법인 제외)
	비영리법인	–민법 제32조에 의한 법인 –사립학교법, 기타 특별법에 의한 법인으로서 민법 제32조와 유사한 목적을 가진 법인 –법인세법 시행령 제1조에서 정하는 조합법인 등(주주, 사원, 출자자에게 이익을 배당할 수 있는 법인 제외) –국세기본법 제13조 제4항에 의하여 법인으로 보는 법인격 없는 단체
	국가 · 지방자치단체	–비과세 법인
외국법인	영리법인	–외국에 본점(국내에 사업의 실질적 관리장소가 소재하지 아니하는 경우에 한한다)을 두고 영리를 목적으로 하는 법인
	비영리법인	–외국에 주사무소(국내에 사업의 실질적 관리장소가 소재하지 아니하는 경우에 한한다)를 둔 법인으로서 영리를 목적으로 하지 않는 법인(법인으로 보는 단체를 포함) –외국의 정부 · 지방자치단체

(1) 민법 제32조에 의한 법인

「민법」 제32조에 의하여 주무관청의 허가를 얻어 설립된 사단 또는 재단으로서 학술, 종교, 자선, 기예, 사교, 기타 영리 아닌 사업을 목적으로 하는 법인이다.

(2) 사립학교법에 의하여 설립된 법인

「사립학교법」에 따른 학교법인은 사립학교만을 설치, 경영함을 목적으로 「사립학교법」에 의하여 설립되는 학교법인을 말한다. 또한 사립학교법인은 교육부장관의 허가를 받아 설립하므로 「민법」 제32조의 학술 및 교육사업을 목적으로 하는 비영리법인이라 할 수 있다.

(3) 기타 특별법에 의하여 설립된 법인으로서 민법 제32조 규정과 유사 목적을 가진 법인

「민법」이나 「상법」 등과 같은 일반법이 아닌 특정한 개별법에 설립근거를 둔 법인을 말하며 특별법에 의하여 설립한 법인이라 하더라도 「민법」 제32조의 규정에 의한 법인과 유사한 설립목적을 가진 경우에만 이를 비영리내국법인으로 본다. 즉, 영리 아닌 사업을 목적으로 하는 특별법인이 이에 해당된다. 국가적으로 공익성이 광범위하게 미치는 사업을 수행하는 법인으로서, 「사회복지사업법」에 의한 사회복지법인, 「의료법」에 의한 의료법인 등이 있다. 그러나 주주, 사원, 출자자에게 이익을 배당할 수 있는 법인이라면 특별법에 의하여 설립된 법인으로서 「민법」 제32조에 규정된 목적과 유사한 목적을 가진 법인이라도 「법인세법 시행령」 제2조의 조합법인 등이 아닌 경우에는 비영리법인에서 제외한다. 다만, 이때 '주주, 사원, 출자자에게 이익을 배당할 수 있는 법인'의 의미는 주식 또는 출자지분으로 구성된 자본금 또는 출자금이 있고, 경영성과를 출자비율에 따라 출자자 등에게 분배가 가능한 법인이다. 구성원의 탈퇴시 출자금 외에 출자비율에 따라 잉여금 등 그동안의 경영성과를 반환하는 것도 이익배당에 포함된다.

(4) 대통령령이 정하는 조합법인 등

다음에 해당하는 조합법인 등은 주주, 사원, 출자자 등에 대한 배당 여부에 불구하고 비영리법인으로 보아 「법인세법」을 적용한다.

1. 「농업협동조합법」에 따라 설립된 조합(조합공동사업법인을 포함한다)과 그 중앙회
2. 「소비자생활협동조합법」에 따라 설립된 조합과 그 연합회 및 전국연합회
3. 「수산업협동조합법」에 따라 설립된 조합(어촌계 및 조합공동사업법인을 포함한다)과 그 중앙회
4. 「산림조합법」에 따라 설립된 산림조합(산림계를 포함한다)과 그 중앙회
5. 「엽연초생산협동조합법」에 따라 설립된 엽연초생산협동조합과 그 중앙회

6. 「중소기업협동조합법」에 따라 설립된 조합과 그 연합회 및 중앙회
7. 「신용협동조합법」에 따라 설립된 신용협동조합과 그 연합회 및 중앙회
8. 「새마을금고법」에 따라 설립된 새마을금고와 그 중앙회
9. 「염업조합법」에 따라 설립된 대한염업조합

(5) 법인으로 보는 단체

「국세기본법」 제13조 제4항 규정에 의한 법인으로 보는 법인격 없는 단체도 「법인세법」상 비영리법인으로 본다. 이는 단지 법인격을 갖지 않을 뿐 그 실체는 법인인 사단이나 재단 등과 아무런 차이가 없다는 점에서 이를 그 구성원으로부터 독립한 납세주체로서의 지위를 인정하고자 함이다.

1) 사단, 재단, 기타 단체

사단, 재단, 기타 단체는 다수의 사람이나 재산이 일정한 목적 달성을 위해 결합한 단체로서 단순한 개인이나 재산의 집합체가 아니라 단체로서의 조직을 가지며 통일된 의사 밑에 각 구성원의 개성을 초월하며 활동하는 것을 말한다. 단체의 행동은 그 기관에 의해 이루어지고 그 법률 효과는 단체 자체에 귀속하며 그 단체원에게 귀속되지 않는다. 단체원은 총회 등을 통해 다수결 원칙에 의하여 기관의 행동을 감시하고 단체의 운영에 참여하는 데 불과하며 단체의 재산 및 부채는 단체의 구성원에 총유적으로 귀속하는 것으로 지분을 갖는 것이 아니다.

2) 법인격 없는 단체

법인격이 없는 단체라 함은 단체로서의 조직을 갖추고 대표의 선출방법, 총회의 운영, 재산관리, 기타 단체의 주요한 활동이 규칙에 의하여 정하여지고 법인과 같이 운영하고 있으면서도 법인설립등기를 하지 않음으로써 법인격을 취득하지 못한 단체를 의미한다.

이러한 경우 그 단체 자체의 대외적 권리 또는 손해배상책임, 재산의 관리, 부채 등은 그 단체 자체에 귀속되어야 할 것이며 그 단체의 구성원, 관리인 또는 대표자 개인의 재산, 부채 등과는 법인의 경우와 같이 엄연히 구분되어 법률관계가 규율되어야 할 것이다.

그러함에도 불구하고 설립등기를 하지 아니하여 법인격이 없으므로

법률관계의 주체가 되지 못하게 되어 규율이 어렵게 될 수 있다. 즉, 법률상 권리능력이 인정되지 않기 때문에 재산을 취득하는 경우에도 취득 재산의 소유권이전등기를 단체의 명의로 경료할 수 없다. 한편 단체의 대표자인 개인의 명의로 소유권이전등기를 한다면 법률상 그 개인의 소유가 되어 단체의 대표자가 개인 목적으로 임의처분을 할 수도 있으므로 역시 법률상 문제점이 존재한다. 이러한 법률적 문제점을 해결하기 위하여 「부동산등기법」 제26조는 '종중, 문중, 기타 대표자나 관리인이 있는 법인 아닌 사단 또는 재단에 속하는 부동산의 등기에 관하여는 그 사단 또는 재단을 등기권리자 또는 등기의무자로 한다'고 규정하여 부동산등기에 관한 한 법인으로 보는 단체도 권리의무의 주체가 될 수 있도록 하고 있으며 「민사소송법」 제52조에서는 법인 아닌 법인으로 보는 단체가 민사소송에 관한 한 소송 당사자가 될 수 있도록 규정하고 있다. 그러나 이들은 등기능력 또는 소송능력에 한하여 특례를 인정하는 것일 뿐이므로 일반적으로 법인으로 보는 단체는 권리의무의 주체가 되지는 않는다. 하지만 「국세기본법」에서는 등기능력, 소송능력과 마찬가지로 법인으로 보는 단체가 세법상 법인으로서 납세의무의 주체가 될 수 있음을 규정하고 있다.

2.2.2 상속세 및 증여세법상 공익법인

비영리법인이 출연받은 재산은 상속세 및 증여세의 납세의무가 있으나 종교, 자선, 학술, 기타 공익을 목적으로 하는 사업을 영위하는 공익법인 등에 출연한 재산에 대하여는 상속세 및 증여세의 과세가액에 산입하지 아니한다. 「상속세 및 증여세법 시행령」 제12조에 의한 공익법인 등은 「법인세법」에서 규정한 비영리내국법인의 범위보다 좁게 종교사업, 자선사업, 학술사업, 「의료법」에 의한 의료법인, 기타 공익사업을 영위하는 것으로 한정하여 규정하고 있다. 이는 공익법인에 출연한 재산의 가액은 상속세 또는 증여세의 과세가액에 포함시키지 아니하므로 고도의 공익성이 요구되기 때문이다. 여기서 공익사업을 영위하는 자는 공익사업을 영위하는 법인은 물론이고 법인이 아닌 단체도 포함된다.

2.2.3 부가가치세법상 비영리법인

영리목적의 유무에 불구하고 사업상 독립적으로 재화 또는 용역을 공급하는 자(사업자)는 부가가치세를 납부할 의무가 있다. 위 사업자의 개념에는 개인, 법인(국가, 지방자치단체와 지방자치단체조합을 포함한다)과 법인격 없는 사단, 재단, 기타단체가 포함된다. 공익목적단체가 공급하는 재화와 용역은 그 공익성을 인정하여 의료보건용역, 교육용역, 도서, 신문, 잡지, 관보, 통신 및 방송, 예술창작품, 예술행사, 문화행사와 비직업 운동경기, 도서관 · 과학관 · 박물관 · 미술관 · 동물원 · 식물원 입장, 종교, 자선, 학술, 구호 기타 공익을 목적으로 하는 단체가 공급하는 재화 또는 용역 등에 대하여 면세대상으로 규정하고 있다.

2.3 비영리법인과 공익법인의 구분

비영리법인과 공익법인에 대한 관계를 정리하면 아래의 그림과 같다.

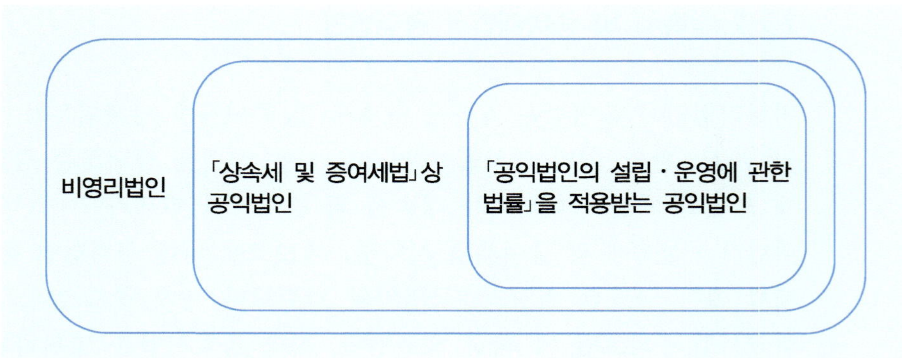

비영리법인은 영리법인과 상대적인 개념으로 포괄적이고 일반적인 개념에 속한다. 이 중 「상속세 및 증여세법」상 공익법인은 상속세 및 증여세의 계산시 과세가액불산입이라는 세제상 혜택을 받게 되므로 비영리법인 중 보다 공익성을 요하는 비영리법인으로서 동법 시행령 제12조에서 열거하고 있으며, 열거된 항목 중 하나가 「공익법인의 설립 · 운영에 관한 법률」을 적용받는 공익법인에 해당된다. 동법에서는 학자금 · 장학금 또는 연구비 보조나 학술·자선에 관한 사업을 목적으로 하는 재단·사단법인의 설립 및 운영에 대하여 규정하고 있으며 그 운영에 있어서 「민법」보다 상당한 공공성과 공익성을 갖출 것으로 요구하고 있다. 정리하자면 「공익법인의 설립·운영에 관한 법률」에 의하여 설립된 법인은 반드시 「상속세 및 증여세법」상 공익법인에 해당하게 되지만 「상속세 및 증여세법」상 공익법인이라고 반드시 「공익법인의 설립·운영에 관한 법률」을 적용받는 것은 아니다.

2.4 의료법인의 비영리성

의료법인의 설립목적 및 사업내용을 살펴보면 의료법인은 의료업을 목적으로 「의료법」에 의해 설립된 법인이다. 사업내용을 살펴보면 의료법인은 이 법이 정하는 바에 따라 의료기관을 개설하고, 의료업을 시행하는 법인으로서 의료업은 진료·조산·간호 등의 의료행위를 통하여 질병이나 부상을 예방 또는 치료할 목적으로 시행되는 사업이라고 정의할 수 있다. 의료법인은 의료사업 외에도 의료인·의료관계자의 양성·보수 교육이나 의료·의학에 관한 조사연구 등의 부대사업을 시행할 수 있다.

의료법인은 공익성의 추구를 목적으로 하고 있다. 이에 대한 근거는 「의료법 시행령」 제20조에서 의료법인은 의료업과 부대사업을 시행함에 있어 공중위생에 기여하고 영리를 추구하여서는 아니 된다고 규정한 데 있다. 영리추구 금지의 규정은 두 가지의 의미로 해석할 수 있다. 첫째, 의료법인이 의료업이나 부대사업의 결과로 이익을 실현하였을 때 이를 출연자에게 귀속시키지 못하고 그 사업에 재투자하여야 한다는 의미이다. 둘째, 의료법인은 의료업이나 부대사업을 시행함에 있어서 의료기관의 생존 유지나 성장·발전에 필요한 적정이윤의 추구는 인정되나 위법·부당한 행위에 의해 과도한 수익이나 이익을 추구하는 행위는 인정하지 않는다는 의미로 해석할 수 있다. 따라서 의료법인은 그 성격을 비영리법인이라고 규정할 수 있다. 이익을 출연자(들)에게 배당하지 않고 재투자해야 한다는 점이나, 위법·부당한 수익이나 이익을 추구하지 않아야 한다는 점에서 그 사명을 공익성의 추구라고 말할 수 있다.

의료법인은 비영리이기 때문에 의료법인에 출자한 사람은 다시는 출

자금을 회수할 수 없으므로 건실하게 의료법인을 운영하지 않는 한 궁극적으로 국가소유로 돌아가게 된다. 비영리법인에 출자한 사람은 다시는 출자금을 회수해 갈 수 없고, 동 출자금을 개인이 상속할 수 없으며 또한 출자지분을 임의로 처분하거나 폐업할 수 없도록 하고 있다. 그러나 의료법인이 비영리법인이라는 데 모두가 동의하는 것은 아니다. 현행 「의료법」상의 의료법인의 법적 성격에 대한 대립되는 견해를 소개하면 다음과 같다.

의료법인을 비영리법인으로 해석하는 입장에서는 「의료법 시행령」 제20조의 후반부에 나타나는 '영리를 추구하여서는 아니 된다'는 부분에 중점을 두어 의료법인이나 의료기관을 개설한 비영리법인을 모두 비영리법인이라고 해석한다. 또한 보건복지부는 현행 「의료법」과 시행령을 근거로 영리를 추구하려는 의료기관의 시장진입을 억제하고 있는 데 반하여, 국세청은 「법인세법」 제3조 제1항 제1호를 근거로 보건 및 사회복지사업을 수익사업으로 규정하여 의료법인의 소득에 대하여 법인세를 부과하고 있기 때문에 법률간의 상충이 존재한다.

3 의료기관의 종류와 역할

3.1 개요

'의료기관'이란 의료인이 공중(公衆) 또는 특정 다수인을 위하여 의료·조산의 업(이하 '의료업'이라 함)을 하는 곳을 말한다. 의료업의 핵심적인 사항은 의료인이 의료행위를 시행함을 그 내용으로 하며, 판례에 따른 의료행위라 함은 의학적 전문지식을 기초로 하는 경험과 기능으로 진찰, 검안, 처방, 투약 또는 외과적 시술을 시행하여 하는 질병의 예방 또는 치료행위 및 그 밖에 의료인이 행하지 아니하면 보건위생상 위해가 생길 우려가 있는 행위를 의미한다.

의료기관의 구분

구 분	종 류	주요 대상
의원급 의료기관	의원, 치과의원, 한의원	외래환자
조산원	조산원	임산부 및 신생아
병원급 의료기관	병원, 치과병원, 한방병원, 요양병원, 정신병원, 종합병원	입원환자

* 주 : 의료기관은 의료행위의 내용과 시설(특히 병상수) 등에 따라 구분되며, 의료기관의 종별에 따라 개설·변경 절차, 시설·인력 등 기준, 명칭표시방법 등에 있어 차이가 있음.

3.2 의료기관의 종류

3.2.1 의원급 의료기관

'의원급 의료기관'이란 의사, 치과의사, 한의사가 주로 외래환자를 대상으로 의료행위를 하는 의료기관을 말하며, 그 종류는 '의원, 치과의원, 한의원'이 있다.

3.2.2 조산원

'조산원'이란 조산사가 조산과 임산부 및 신생아를 대상으로 보건활동과 교육·상담을 하는 의료기관을 말한다.

3.2.3 병원급 의료기관

'병원급 의료기관'이란 의사, 치과의사 또는 한의사가 주로 입원환자를 대상으로 의료행위를 하는 의료기관을 말하며, 그 종류는 '병원, 치과병원, 한방병원, 요양병원, 정신병원, 종합병원'이 있다.

(1) 병원 · 치과병원 · 한방병원

병원·한방병원은 30개 이상의 병상을 갖추어야 한다(「의료법」 제3조의2). 다만, 치과병원에 대해서는 별도의 병상 요건을 규정하고 있지 않다.

※ 허가병상의 범위 : 입원실(허가병상)은 진료 의사의 판단에 의해 입원 치료를 목적으로 운영하는 시설로서 일반 입원실, 정신과폐쇄, 중환자실, 격리병실, 무균치료실과 응급환자를 위한 예비 병상(응급환자 진료구역 외에 별도 설치)을 포함하고, 신생아실, 응급실 병상(응급환자 진료구역), 분만실, 수술실, 회복실, 인공신장실, 물리치료실, 낮 병동 등은 제외한다(의료기관정책과-1154호(2014. 3. 11.)).

(2) 요양병원

요양병원은 노인성질환자・만성질환자 등 주로 장기입원이 필요한 환자를 대상으로 의료행위를 하는 곳으로 요양병상을 갖추어야 한다(「의료법」 제3조의2). 「장애인복지법」 제58조 제1항 제4호에 따른 의료재활시설로서 제3조의2의 요건을 갖춘 의료기관을 포함한다.

(3) 정신병원

정신병원의 경우 「정신건강증진 및 정신질환자 복지서비스 지원에 관한 법률 시행규칙」 [별표 3], [별표 4]의 기준을 따른다.

(4) 종합병원

1) 요건(병상당 필수진료과목)

① 100개 이상의 병상을 갖출 것

② 100병상 이상 300병상 이하인 경우 : 내과・외과・소아청소년과・산부인과 중 3개 진료과목, 영상의학과, 마취통증의학과와 진단검사의학과 또는 병리과를 포함한 7개 이상의 진료과목을 갖추고 각 진료과목마다 전속하는 전문의를 두어야 한다.

③ 300병상을 초과하는 경우 : 내과, 외과, 소아청소년과, 산부인과, 영상의학과, 마취통증의학과, 진단검사의학과 또는 병리과, 정신건강의학과 및 치과를 포함한 9개 이상의 진료과목을 갖추고 각 진료과목마다 전속하는 전문의를 두어야 한다.

2) 추가진료과목

한편, 종합병원은 ②, ③에 따른 진료과목(필수진료과목) 외에 추가로 진료과목을 설치・운영할 수 있으며, 이 경우 필수진료과목 외의 진료과목에 대하여는 해당 의료기관에 전속하지 아니한 전문의를 둘 수 있다.

3.3 기능에 따른 분류

3.3.1 전문병원

(1) 의의

보건복지부장관은 '병원급 의료기관' 중에서 특정 진료과목이나 특정 질환 등에 대하여 난이도가 높은 의료행위를 하는 병원을 '전문병원'으로 지정할 수 있다.

(2) 요건

① 특정 질환별 · 진료과목별 환자의 구성비율 등이 보건복지부령으로 정하는 기준에 해당하여야 한다.
② 보건복지부령으로 정하는 수 이상의 진료과목을 갖추고 각 진료과목마다 전속하는 전문의를 두어야 한다.

(3) 전문병원 지정기준 등

전문병원의 지정 · 재지정의 기준 · 절차 및 평가업무의 위탁 절차 등에 관한 구체적인 내용은 「전문병원의 지정 및 평가 등에 관한 규칙」에 따르며, 보건복지부장관은 전문병원 지정요건 및 진료의 난이도 등에 대하여 3년마다 평가를 실시하여 재지정하거나 지정을 취소할 수 있다.

3.3.2 상급종합병원

(1) 의의

보건복지부장관은 '종합병원' 중에서 중증질환에 대하여 난이도가 높은 의료행위를 전문적으로 하는 종합병원을 '상급종합병원'으로 지정할 수 있다.

(2) 요건

① 보건복지부령으로 정하는 20개 이상의 진료과목을 갖추고 각 진료과목마다 전속하는 전문의를 1명 이상 두고, 중앙응급의료센터·권역응급의료센터 또는 지역응급의료센터로 지정을 받아야 한다.

② 「전공의의 수련환경 개선 및 지위 향상을 위한 법률」 제13조 제1항 및 같은 법 시행령 제4조 제2항에 따라 레지던트수련병원으로 지정을 받아야 한다.

③ 보건복지부령으로 정하는 인력·시설·장비 등을 갖추어야 한다.

④ 질병군별(疾病群別) 환자구성 비율이 보건복지부령으로 정하는 기준에 해당해야 한다.

⑤ 「의료법」 제58조에 따른 인증 또는 조건부 인증을 받았으며, 보건복지부 고시로 정하는 평가항목의 「국민건강보험법」 제63조 제1항 제2호에 따른 가장 최근 요양급여 적정성평가 결과가 보건복지부 고시로 정하는 기준에 해당해야 한다.

(3) 상급종합병원 지정기준 등

상급종합병원 지정·재지정의 기준·절차 및 평가업무의 위탁 절차 등에 관한 구체적인 내용은 「상급종합병원의 지정 및 평가에 관한 규칙(보건복지부령 제738호)」을 따르며, 보건복지부장관은 상급종합병원 지정요건 및 전문성 등에 대하여 3년마다 평가를 실시하여 재지정하거나 지정을 취소할 수 있다.

3.4 의료기관 종류별 표준업무

(1) 관련 법령

보건복지부장관은 보건의료정책에 필요하다고 인정하는 경우에는 의료기관의 종류별 표준업무를 정하여 고시할 수 있다. 이에 따라 보건복지부는 「의료기관의 종류별 표준업무규정」을 제정·고시하였다(고시 제2020-140호, 제정 2011. 6. 24., 개정 2020. 7. 1.).

(2) 의료기관 종류별 표준업무

	의 원	병원 및 종합병원	상급종합병원
관련 법령	고시 제5조	고시 제6조	고시 제7조
주요 대상	주로 외래환자	주로 입원환자	주로 중증질환자
표준 업무	① 간단하고 흔한 질병에 대한 외래진료 ② 질병의 예방 및 상담 등 포괄적인 의료서비스 ③ 지역사회 주민의 건강 보호와 증진을 위한 건강관리 ④ 장기치료가 필요한 만성질환을 가진 환자로서 입원할 필요가 없는 환자의 진료 ⑤ 간단한 외과적 수술이나 처치 등 그 밖의 통원치료가 가능한 환자의 진료 ⑥ 다른 의원급 의료기관으로부터 의뢰받은 환자의 진료 ⑦ 병원, 종합병원, 상급종합병원의 표준업무에 부합하는 진료를 마친 후 회송받은 환자의 진료	① 일반적인 입원, 수술 진료 ② 분야별로 보다 전문적인 관리가 필요한 환자의 진료 ③ 장기치료가 필요한 만성질환을 가진 환자로서 입원할 필요가 있는 환자의 진료 ④ 당해 의료기관에 입원하였던 환자로서 퇴원 후 당해 의료기관에서 직접 경과의 관찰이 필요한 환자의 진료 ⑤ 의원 또는 다른 병원, 종합병원으로부터 의뢰받은 환자의 진료 ⑥ 제5조 각 호에 해당하나 합병증 등 다른 질환을 동반하여 당해 의료기관에서 입원, 수술 등이 필요한 환자의 진료 ⑦ 상급종합병원으로부터 회송받은 환자의 진료 ⑧ 장기입원이 필요한 환자의 진료	① 수술, 시술 등 고난이도의 치료기술을 필요로 하는 중한 질병의 진료 ② 치사율이 높고 합병증 발생 가능성이 높은 질환을 가진 환자의 진료 ③ 다수 진료과목의 진료와 특수 시설・장비의 이용이 필요한 환자의 진료 ④ 희귀・난치성 질환을 가진 환자의 진료 ⑤ 중증질환에 대한 전문진료 분야별 전문진료센터의 운영 ⑥ 당해 의료기관에 입원하였던 환자로서 퇴원 후 당해 의료기관에서 직접 경과의 관찰이 필요한 환자의 진료 ⑦ 의원, 병원, 종합병원 또는 다른 상급종합병원으로부터 의뢰받은 환자의 진료 ⑧ 제5조 및 제6조 각 호에 해당하나 합병증 등 다른 질환을 동반하여 당해 의료기관에서 입원, 수술 등이 필요한 환자의 진료 ⑨ 의료인 교육, 의료에 관한 연구와 개발 등 의료의 발전과 확산
권장 질환	• 간단하고 흔하게 발생하는 질환, 상담 및 관리 등 외래진료를 통해 입원 등 환자의 상태가 악화되는 것을 예방할 수 있는 질환	• 일반적인 입원, 수술, 분야별로 보다 전문적인 관리가 필요한 질환	• 고난이도의 치료기술, 특수시설과 장비의 활용이 필요한 중한 질환, 희귀난치성 질환

4 의료법인 개요

(1) 의료법인 제도의 도입목적

의료법인 제도는 의료의 공공성을 제고하고 의료기관의 지역적 편중을 해소하기 위해 도입되었다. 먼저, 대한민국의 의료는 85% 이상을 민간이 차지하고 있으므로 이를 담당하고 있는 민간의료기관의 공공성을 제고하기 위해 의료법인 제도가 도입되었으며, 둘째, 지역간 의료불균형 해소정책의 일환으로 의료취약지역에 의료법인 병원을 건립(정부의 의료시설 균점화 시책의 정책수단으로 활용)하고자 의료법인 제도를 도입하였다.

(2) 관련 법령

「의료법」(제48조 설립 허가 등)

- 제50조(「민법」의 준용)에 의거 의료법인에 대하여 「의료법」에 규정된 것 외에는 민법 중 재단법인에 관한 규정을 준용하고, 「민법」과 「보건복지부 및 그 질병관리청 소관 비영리법인의 설립 및 감독에 관한 규칙」을 적용한다.

(3) 적용범위

「의료법」 및 그 하위법령, 「민법」 중 재단법인에 관한 규정에서 의료법인에 관하여 별도로 규정한 경우를 제외하고는 허가권자(시・도지사)가 정하는 바에 의한다. 의료법인에 관한 기본적인 사항은 「의료법」 제48조부터 제51조의2까지 규정하고 있으며, 이 외에는 「민법」 중 재단법인에 관한 규정을 준용하도록 하고 있다. 각 지방자치단체는 법인 설립, 기본재산 처분 허가 등 심의기준을 마련하여 관리・감독을 수행한다.

(4) 의료법인 등의 사명

의료법인은 비영리법인으로, 의료법인과 의료기관을 개설한 비영리법인은 의료업과 부대사업을 할 때 공중위생에 이바지하여야 하며, 영리를 추구해서는 안 된다.

(5) 업무소관

1) 보건복지부장관

국가로부터 공공차관을 지원받고 차관자금의 상환이 종료되지 않은 의료법인

- 법인 설립허가의 취소
- 기본재산 처분 또는 정관변경의 허가
- 해산 또는 잔여재산 처분의 허가
- 허가사항 이외의 각종 보고(재산 이전 및 증가, 설립등기, 임원선임 보고 등) 및 신고(해산 및 청산종결의 신고)를 받는 일

2) 시 · 도지사

보건복지부 소관 외의 의료법인

- 법인 설립허가, 법인 설립허가의 취소
- 기본재산 처분 또는 정관 변경의 허가
- 해산 또는 잔여재산 처분의 허가
- 위 허가사항 이외의 각종 보고(재산 이전 및 증가, 설립등기, 임원선임 보고 등) 및 신고(해산 및 청산종결의 신고)를 받는 일

※ 의료법인 업무를 기초 지자체로 위임한 서울특별시, 부산광역시, 경기도는 시 · 군 · 구청장이 수행

(6) 의료법인 업무 흐름도

구 분	업무처리 내용	비 고
의료법인 설립허가	○ 의료법인설립허가신청서 검토 - 관련 법령 규정에 대한 적법성 검토 - 인근 의료수요 및 의료자원 현황, 의료기관 분포, 규모 등 적정 여부 검토 - 의료기관 확충에 관한 정책적 차원의 타당성 검토 - 충분한 능력과 재정적 기초가 확립되었는지 심사 ○ 첨부서류 검토 - 설립발기인 성명 · 주소 · 약력을 기재한 서류	• 의료법 제48조 제1항 • 의료법 시행령 제19조 • 의료법 시행규칙 제48조

	- 설립취지서 - 정관 - 재산목록 및 기부신청서 - 주된 자산에 관한 등기소·금융기관 등 증명서 - 사업계획서 및 수지예산서 - 법인 설립에 맞는 시설 및 자금 확인 여부 검토 - 임원취임예정자 이력서·취임승낙서, 기본증명서 등	
의료법인 설립허가 후 조치사항	○ 설립등기 등의 보고시 법인등기사항증명서 확인	• 의료법 시행규칙 제50조 • 민법 제49조
의료기관 개설	○ 의료기관개설신고서·허가신청서 검토 - 법인설립허가증 사본, 정관 및 사업계획서 - 건물평면도 및 그 구조설명서 - 진료과목 및 진료과목별 시설·정원 등의 개요 설명서 ○ '법인등기사항증명서' 확인	• 의료법 제33조 제2항, 제3항, 제4항 • 의료법 시행규칙 제25조, 제27조
정관 변경	○ 정관변경허가신청서 검토 ○ 첨부서류 검토 - 정관변경이유서 - 정관개정안 - 정관 변경에 관한 이사회의 회의록 - 변동된 사업계획서 및 수지예산서	• 의료법 제48조 제3항 • 의료법 시행령 제21조 • 의료법 시행규칙 제51조 • 민법 제42조 제2항
기본재산 처분	○ 기본재산처분허가신청서 검토 ○ 첨부서류 검토 - 이유서 - 이사회의 회의록 - 감소될 재산의 보충방법 등을 적은 서류 - 처분재산과 전체재산의 대비표	• 의료법 제48조 제3항 • 의료법 시행령 제21조 • 의료법 시행규칙 제54조 • 민법 제42조 제2항
재산증가	○ 재산증가보고서 검토 ○ 첨부서류 검토 - 취득사유서 - 취득한 재산의 종류·수량 및 금액을 적은 서류 - 재산 취득을 확인할 수 있는 서류	• 의료법 시행규칙 제53조

된 재산

설립 당시 출연 부동산은 원칙적으로 모두 기본재산으로 편입한다. 기존 의료기관을 법인화하는 경우 기존 의료시설로 사용하고 있던 부동산 및 동산은 모두 법인에 출연함을 원칙으로 한다. 법인에 출연하는 부동산은 담보물권의 설정이나 가등기, 가압류, 가처분 등이 되어 있지 아니한 물건만을 인정한다. 다만, 담보물권 등이 설정된 경우 법인의 전체재산에서 부채를 제외한 나머지 금액이 법인의 목적사업 수행에 지장이 없다고 허가권자가 인정할 때에는 그러하지 아니한다.

2) 재산목록

출연재산목록은 기본재산과 보통재산으로 명확하게 구분되어야 하며, 출연재산이 기본재산인 경우에는 소재지, 지번, 지목, 면적, 평가가액 등을 기재하고, 보통재산인 경우에는 재산의 종류, 수량 및 금액 등이 기재되어야 한다.

3) 재산의 기부신청서

재산기부신청서는 그 명칭 여하에 불구하고 재산기부 행위를 확인할 수 있도록 하여야 한다. 기본재산의 구체적인 내용(소재지, 지번, 지목, 면적, 평가가액 등)을 기재하고 기부자의 인적사항 및 기부일자를 기재한 후 서명 또는 날인한다. 기부신청서에는 재산을 확인할 수 있는 서류가 다음과 같이 첨부되어야 한다.

- 부동산인 경우에는 부동산 등기부등본 및 감정평가서
- 현금인 경우에는 금융기관 등의 증명서
- 의료장비 및 비품 등인 경우에는 출연재산의 명세서(품명, 수량, 평가가액 등 기재)
- 기타 동산인 경우에는 객관적으로 인정할 수 있는 증빙자료

출연재산에 대한 평가는 「감정평가 및 감정평가사에 관한 법률」 제21조에 의한 감정평가사무소 또는 동법 제29조에 의한 감정평가법인의 감정평가서에 의하고, 그 밖의 재산은 취득가액 또는 현재가액 등 적정가액을 기준으로 한다.

(6) 사업계획서 및 수지예산서

사업계획서는 법인의 설립에서부터 의료기관을 개설(반드시 사업개시 예정일 명기)하기까지의 구체적인 내용을 포함하여야 한다. 병원을 개원해서부터 1년간의 법인의 업무 및 병원의 유지운영에 필요한 사업계획과 수지예산서를 구체적으로 작성하여야 한다. 동 사업계획의 집행에 따른 수지예산서는 세입과 세출 항목을 구분하여 작성하되, 항목별로 그 산출근거 및 내역을 명시하여야 한다. 사업계획서 및 수지예산서에 따른 재원확보가능성을 확인하여야 한다.

(7) 임원에 관한 사항

법인에는 이사 5인 이상 15인 이내의 이사(대표이사 포함)와 2인의 감사를 두어야 한다. 각 이사 상호간에 친족관계에 있는 사람이 그 정수의 4분의 1을 초과해서는 안 된다. 친족의 범위는 「민법」 제777조에 따른 배우자, 4촌 이내 인척, 8촌 이내 혈족을 말한다. 아래에 해당하는 자는 법인의 임원이 될 수 없도록 정관에 규정하여야 한다.

- 미성년자
- 피성년후견인 또는 피한정후견인
- 파산선고를 받은 자로서 복권되지 아니한 자
- 금고 이상의 형을 받고 집행이 종료되거나 집행을 받지 아니하기로 확정된 후 3년이 경과되지 아니한 자

임원취임예정자에 관한 구비서류는 다음과 같다. 임원취임승낙서는 설립하고자 하는 법인의 이사 또는 감사로 취임할 것을 승낙하는 의사표시가 기재된 서류이므로 임원취임예정자의 인적사항(주소, 성명, 주민등록번호 등)을 기재하고 이사 또는 감사 등의 직위와 취임기간을 명시하여야 하며, 이력서(가로 3.5센티미터, 세로 4.5센티미터의 사진 첨부), 기본증명서를 첨부하여야 한다. 기타 임원취임예정자 중 현직 공무원, 교직원, 국영기업체 임직원 등 겸임 제한을 적용받는 자에 대하여는 임용권자의 임원취임동의서(또는 승인서)가 첨부되어야 한다.

(8) 설립발기인의 위임장

설립발기인의 대표자가 법인 설립허가를 신청하는 경우 기타 임원이 허가

신청 등의 사항을 설립발기인 대표에게 위임한다는 내용을 기재한 후 서명·날인하여야 한다.

5.2 법인 설립허가

5.2.1 설립허가요건

의료법인은 그 법인이 개설하는 의료기관에 필요한 시설이나 시설을 갖추는 데에 필요한 자금을 보유하여야 한다. 주무관청은 법인 설립허가 신청의 내용이 다음 각 호의 기준에 맞는 경우에만 그 설립을 허가할 수 있다.

1. 법인의 목적과 사업이 실현가능하다.
2. 목적하는 사업을 할 수 있는 충분한 능력이 있고, 재정적 기초가 확립되어 있거나 확립될 수 있다.
3. 다른 법인과 같은 명칭이 아니다.

현행 법령상 비영리법인의 설립허가에 관한 구체적인 기준이 정해져 있지 아니하므로 의료법인의 설립허가를 할 것인지 여부는 주무관청의 정책적 판단에 따른 재량이다. 각 지방자치단체는 법인 설립, 기본재산 처분허가 등 심의기준을 마련하여 운영하고 법인 설립예정자 등이 알 수 있도록 사전 공지하여야 한다. 각 지자체는 「의료법」상 비영리법인에 의료기관 개설권을 허가한 취지(의료취약지 병원급 의료기관 개설 촉진), 해당 지자체의 의료공급 및 수요 등을 고려하여 의료법인 및 의료기관을 개설·운영하는 비영리법인의 최소 기본재산, 법인이 개설가능한 의료기관의 종류 등을 조례나 규칙으로 규정할 수 있다.

주무관청은 관련법령 규정의 적법성 검토와 더불어 의료기관을 설치하고자 하는 인근의 의료수요 및 의료자원 현황, 의료기관 분포, 규모 등의 적정 여부와 의료기관의 확충에 관한 정책적 차원에서 그 타당성을 검토하고, 의료기관을 운영할 수 있는 충분한 능력과 재정적 기초가 확립되어 있는지 여부를 심사한 후 허가토록 해야 한다.

시·도지사는 의료법인의 설립허가신청서에 첨부된 서류를 심사하면서 필요하다고 인정될 때에는 신청인에게 기간을 정하여 필요한 자료를 제출하게 하거나 설명을 요구할 수 있다.

5.2.2 설립허가서 발급

법인 설립을 허가할 경우 별지 제2호 서식의 의료법인 설립허가서를 발급하여야 한다. 「의료법」에 따른 의료법인이 아니면 의료법인이나 이와 비슷한 명칭을 사용할 수 없다(「의료법」 제48조 제4항). 주무관청은 「전자정부법」 제36조 제1항에 따른 행정정보의 공동 이용을 통하여 동일 명칭 법인의 존재 여부를 확인하여야 한다.

주무관청은 법인의 설립허가를 함에 있어 필요한 조건을 붙일 수 있다.

6 의료법인 운영 관리

6.1 법인 설립허가 후 조치사항

6.1.1 설립등기 및 보고

법인의 설립허가를 받은 때에는 3주간 내에 주된 사무소 소재지에서 다음의 사항에 대하여 설립등기를 하여야 하며, 등기를 완료한 날로부터 7일 이내에 해당 등기보고서를 주무관청에 제출하여야 한다. 이 경우 주무관청은 「전자정부법」 제36조 제1항에 따른 행정정보의 공동 이용을 통하여 법인등기사항증명서를 확인하여야 한다.

- 목적
- 명칭
- 사무소
- 설립허가의 연월일

- 존립시기나 해산사유를 정한 때에는 그 시기 또는 사유
- 자산의 총액
- 출자의 방법을 정한 때에는 그 방법
- 이사의 성명, 주소
- 이사의 대표권을 제한한 때에는 그 제한

6.1.2 재산이전 보고

법인의 설립허가를 받은 자는 그 허가를 받은 후 지체 없이 재산을 법인에 이전하고 1개월 이내에 그 이전을 증명하는 등기소 또는 금융회사 등의 증명서를 주무관청에 제출하여야 한다.

의료법인의 설립을 위해 출연한 기본재산은 법인 설립허가 후 주된 사무소의 소재지에서 3주간 내에 법인 설립등기를 필한 후 지체 없이 법인소유로 이전하고 이를 증명하는 서류를 주무관청에 제출하도록 하여야 한다. 이 경우 부동산의 소유권이전등기, 예금 등의 법인 명의로의 금융기관 예치, 주식의 명의개서, 각종 재산권의 권리이전 등 적절한 방법에 의하여 법인소유로 이전하고, 재산이전을 증명할 수 있는 증빙서류를 갖추도록 하여야 한다. 기본재산으로 출연된 재산 중 유동성이 심한 예금 등에 대하여는 법인재산이 손실 또는 유출되는 경우가 없도록 수시로 재산변동 상황을 파악토록 하여야 한다.

보통재산으로 출연한 재산에 대하여도 기본재산과 마찬가지로 지체 없이 법인소유로 이전하고 관련 증빙서류를 첨부하여 주무관청에 보고하여야 한다.

6.2 정관 변경의 허가에 관한 사항

6.2.1 정관 변경 사항

의료법인이 정관 기재 사항의 변동이 생긴 경우 정관을 변경하여야 하며, 정관 변경은 주무관청의 허가를 받아야 한다. 분사무소 설치, 의료기관 설치 및 기본재산 처분의 경우 정관을 변경하여야 한다. 법인이 기본재산을

늘리거나 줄일 때에는 지체 없이 정관 변경 절차를 이행하여야 한다. 기본재산을 감소하는 경우는 물론 이를 증가시키는 경우에도 반드시 그 정관의 기재사항에 변경을 초래한다 할 것이므로 이 두 경우에는 모두 정관의 변경이라 할 것이고 따라서 이러한 변경에는 주무관청의 인가를 받아야만 그 효력이 발생한다.

6.2.2 정관 변경허가 신청

정관 변경의 허가를 받으려는 법인은 별지 제3호 서식의 정관변경허가신청서에 다음 각 호의 서류를 첨부하여 주무관청에 제출하여야 한다.

- 정관변경이유서 1부
- 정관개정안(신 · 구 정관의 조문대비표 첨부) 1부
- 정관의 변경을 의결한 이사회 회의록 1부
- 정관 변경에 따라 사업계획 및 수지예산에 변동이 있는 경우에는 그 변동된 사업계획서 및 수지예산서(신 · 구 대비표 첨부) 1부

6.2.3 정관 변경허가 처리시 검토사항

첫째, 정관 변경의 적법성과 타당성 여부를 검토하여야 한다. 정관 변경 절차 및 의결기관의 적법성 여부(이사회 소집 통지일시 및 소집일시, 장소, 의사정족수, 의결정족수 등)를 확인한 후 관계법령이나 정부의 방침에 적합한지 여부와 변경 필요의 불가피성 여부를 검토한다. 이사회 회의록에 정관 변경의 구체적 내용이 포함되어야 하며 참석자 전원의 인감날인 여부를 확인하여야 한다(회의록은 각 면과 면 사이에 의결이사 전원의 간인이 있어야 하고, 인감증명서를 첨부하여야 함).

둘째, 정관 변경에 따른 재원 확보 여부를 검토하여야 한다. 정관의 변경으로 사업의 변경이 있을 때에는 이사회 회의록에 반드시 재원조달계획(재산기부 승낙 사실 등) 및 수지예산 등에 관한 심의 · 의결사항이 포함되어야 하며, 변경된 사업계획서, 수지예산서 및 재산증빙서류의 타당성을 검토하여야 한다.

분사무소를 설치하여 의료기관을 개설하고자 할 때에는 그 법인의 정

관에 개설하고자 하는 의료기관의 소재지를 기재하여 법 시행령 제16조에서 정하는 바에 따라 정관의 변경허가를 얻어야 한다. 법인이 분사무소를 설치하여 의료기관을 개설하고자 할 때에는 법인의 주무관청은 정관의 변경허가를 하기 전에 그 법인이 개설하고자 하는 의료기관이 소재하는 시 · 도지사 또는 시장 · 군수 · 구청장과 협의하여야 한다.

재단법인의 목적달성 또는 그 재산의 보전을 위하여 적당한 때에는 명칭 또는 사무소의 소재지를 변경할 수 있으나, 이에 대하여 주무관청의 허가를 얻지 아니하면 그 효력이 없다.

◆ 부록 의료법인 및 비영리법인의 의료기관 개설을 위한 세부 기준

[시행 2017. 4. 6.] [보건복지부 고시 제2017-66호, 2017. 4. 6., 개정]

제1조(목적) 이 고시는 「의료법」 제33조 제9항 및 같은 법 시행령 제16조에 따라 의료법인 및 비영리법인이 의료기관을 개설하려는 경우에 정관변경 등에 대한 작성기준, 작성방법 및 세부내용 등을 정함으로써 의료기관 개설 · 운영의 적정을 기하고 국민들의 보건의료 질 향상에 기여함을 목적으로 한다.

제2조(적용범위) 이 고시는 「의료법」 제33조 제2항 제3호에 따른 의료법인 및 제4호에 따른 「민법」이나 「특별법」에 따라 설립된 비영리법인(법인 설립 절차를 진행 중인 경우도 포함, 이하 "의료법인 등"이라 한다)이 의료기관을 개설 · 운영하고자 하는 경우에 대하여 적용한다.

제3조(의료법인 등의 정관) 제2조에 따른 의료법인 등이 의료기관을 개설하려는 경우에는 그 법인의 정관에 다음 각 호의 사항을 기재하여 해당 법인의 주무관청에 제4조 및 제5조에서 정하는 바에 따라 법인 설립허가 또는 정관 변경허가를 받아야 한다.

1. 목적 사업에 관한 사항 : 의료기관 개설 · 운영을 목적 사업으로 명시
2. 의료기관의 소재지 : 법인의 사무소 소재지란 아래에 개설하고자 하는 의료기관 소재지의 주소를 기재(지번까지 포함한 전체주소, 건물의 경우에는 층수나 동호수를 포함)

제4조(의료법인 등의 법인 설립허가) 의료법인 등이 의료기관 개설을 위한 법

인 설립허가를 받으려는 경우 창립총회를 개최하고 「의료법 시행령」 제16조 제1항 제1호에 따라 다음 각 호에서 정하고 있는 서류를 첨부하여 주무관청에 제출하여야 한다.

1. 제3조에 따른 정관 기재사항이 반영된 정관안
2. 의료기관 개설·운영을 위한 의료기관의 종류 및 사업 내용을 담은 별지 제1호 서식의 사업계획서 및 별지 제2호 서식의 자금 조달계획서
3. 별지 제3호 서식의 의료기관의 시설, 장비 및 인력 등의 확보 계획서
4. 의료기관을 개설·운영하는 의료법인 등의 별지 제4호 서식의 수입·지출 예산서
5. 「의료법」 제33조 제2항 제4호에 따른 비영리법인이 법인 설립허가 시 관계 법령에 따라 필요한 서류(비영리법인만 해당한다)
6. 「의료법」 제48조 제1항에 따른 의료법인 설립허가에 필요한 서류(의료법인만 해당한다)

제5조(의료기관 개설을 위한 정관변경허가) 의료법인 등이 의료기관 개설을 위한 정관 변경허가를 받으려는 경우 「의료법 시행령」 제16조 제1항 제2호에 따라 다음 각 호에서 정하고 있는 서류를 첨부하여 그 법인의 주무관청에 제출하여야 한다.

1. 제3조에 따른 정관 기재사항이 반영된 정관변경안
2. 의료기관 개설·운영을 위한 의료기관의 종류 및 사업 내용을 담은 별지 제1호 서식의 사업계획서 및 별지 제2호 서식의 자금 조달계획서
3. 별지 제3호 서식의 의료기관의 시설, 장비 및 인력 등의 확보 계획서
4. 의료기관을 개설·운영하는 의료법인 등의 별지 제4호 서식의 수입·지출 예산서
5. 「의료법」 제33조 제2항 제4호에 따른 비영리법인이 정관 변경허가 시 관계 법령에 따라 필요한 서류(비영리법인만 해당한다)
6. 「의료법」 제48조 제3항에 따른 정관 변경허가에 필요한 서류(의료법인만 해당한다)

제6조(협의사항) ① 의료법인 등의 주무관청은 제4조 및 제5조에 따라 의료법인 등이 의료기관 개설을 위해 법인 설립허가 또는 정관 변경허가를 요청하는 경우 「의료법」 제33조 제9항에 따라 법인 설립허가 또는 정관 변경허가를 하기 전에 제4조 또는 제5조에서 정한 서류를 첨부하여 그

법인이 개설하고자 하는 의료기관이 소재하는 시 · 도지사 또는 시장 · 군수 · 구청장에게 서면으로 협의하여야 한다.

② 제1항에 따라 의료법인 등의 주무관청으로부터 법인 설립허가 또는 정관변경허가에 대한 의견을 요청받은 시 · 도지사 또는 시장 · 군수 · 구청장은 관련 내용을 검토하여 해당 법인의 주무관청에 의료기관의 개설에 관한 의견을 회신하여야 한다.

제7조(주무관청의 허가) ① 의료법인 등의 주무관청은 제6조에 따른 협의 결과를 반영하여 법인 설립허가 또는 정관변경허가 여부를 결정하여야 한다.

② 주무관청은 제1항에 따른 허가 여부를 의료기관이 소재하는 시 · 도지사 또는 시장 · 군수 · 구청장에게 서면으로 통보하여야 한다.

제8조(의료기관의 추가 개설) 의료법인 등에서 의료기관을 추가로 개설하고자 하는 경우에는 그 법인의 정관에 추가로 개설하고자 하는 의료기관 소재지의 주소를 제3조에 의한 방식으로 기재하여 제5조에 따라 주무관청으로부터 정관 변경허가를 받아야 한다.

제9조(재검토기한) 보건복지부장관은 「훈령 · 예규 등의 발령 및 관리에 관한 규정」(대통령훈령 제334호)에 따라 이 고시에 대하여 2017년 1월 1일을 기준으로 매 3년이 되는 시점(매 3년째의 12월 31일까지를 말한다)마다 그 타당성을 검토하여 개선 등의 조치를 하여야 한다.

부칙 〈제2017-66호, 2017. 4. 6.〉

이 고시는 발령한 날부터 시행한다.

6.3 기본재산 처분의 허가에 관한 사항

6.3.1 기본재산 처분허가의 범위

기본재산의 매도, 증여, 임대, 교환(대체) 또는 담보제공과 기본재산에 관한 의무의 부담 및 권리의 포기시에는 반드시 주무관청의 처분허가를 받아야 한다. 기본재산 처분의 경우 정관 변경 사항이다.

6.3.2 기본재산 처분허가 신청

기본재산 처분허가를 받고자 할 때에는 별지 제4호 서식의 기본재산처분허가신청서에 관련 증빙서류를 첨부하여 처분 1개월 전에 주무관청에 제출하여야 한다.

① 기본재산의 매도, 증여, 임대 또는 교환에 관한 허가 신청시 첨부서류

- 처분(매도, 증여, 임대, 교환) 이유서 1부
- 처분재산의 목록 및 감정평가서(교환의 경우에는 쌍방의 재산에 관한 것이어야 함) 1부
- 이사회 회의록 1부
- 처분의 목적, 용도, 예정금액, 방법과 처분으로 인하여 감소될 재산의 보충방법 등을 기재한 서류 1부
- 처분재산과 전체재산의 대비표 1부
- 등기부등본 1부

② 기본재산의 담보에 관한 허가 신청시 첨부서류

- 처분(담보제공) 이유서 1부
- 처분재산의 목록 및 감정평가서 1부
- 이사회 회의록 1부
- 처분의 목적, 용도, 예정금액, 방법과 처분으로 인하여 감소될 재산의 보충방법 등을 기재한 서류 1부
- 처분재산과 전체재산의 대비표 1부
- 등기부등본 1부
- 기채금액(피담보채권액) 및 담보권자
- 상환방법 및 상환계획 1부
- 법인부채현황 및 부채잔액증명원 1부

기타 기본재산에 관한 의무를 부담하거나 권리를 포기하고자 할 때에는 허가신청서에 그 사유를 명기하여야 한다.

6.3.3 기본재산 처분허가시 검토사항

첫째, 처분의 불가피성과 타당성을 검토하여야 한다. 기본재산처분허가신청서의 내용을 면밀히 심사하여 처분의 불가피성과 타당성을 검토하고, 법인의 재산이 손실 또는 유출되는 경우가 없는지 확인한다.

둘째, 이사회 의결의 적법성을 확인하여야 한다. 이사회 소집 통지일시 및 소집일시, 장소, 의사정족수, 의결정족수, 회의목적과 부의안건 등 이사회 소집의 적법성을 확인하고, 이사회 회의록에 처분의 구체적 내용이 포함되고 참석이사 전원의 기명 등 결의의 성립 등에 흠이 없는지 확인한다(회의록 각 면과 면 사이에 참석이사의 인감을 간인하고 인감증명서 첨부).

셋째, 처분의 구체성을 확인한다. 처분대상 재산의 구체적인 내용을 확인하여야 한다. 처분 재산목록은 2월 이내에 발행된 등기부등본 등 관련 증빙서류로 확인한다. 등기부등본의 경우 표제부(재산의 표시), 갑구(소유권, 가압류, 가처분 등 사항), 을구(저당권, 지상권, 전세권 등의 제한물권설정사항)를 정밀하게 확인한다. 처분 재산목록에 대한 감정평가서는 「감정평가 및 감정평가사에 관한 법률」 제21조에 의한 감정평가사무소 또는 동법 제29조에 의한 감정평가법인이 작성한 것이어야 한다. 「감정평가 및 감정평가사에 관한 법률」 제9조 및 동법 시행규칙 제4조에 따라 제공되는 토지 및 가격에 대한 정보확인서(지가확인서)도 가능하다.

의료법인이 기본재산을 변경하려면 시・도지사의 허가를 받아야 하며, 허가를 얻지 아니하면 기본재산 처분의 효력이 없다.

6.4 변경등기의 보고에 관한 사항

6.4.1 변경등기사항

법인등기사항 중에 변경이 있는 때에는 3주간 내에 변경등기를 하여야 한다. 법인이 분사무소를 설치한 때에는 주사무소 소재지에서는 3주간 내에 분사무소를 설치한 것을 등기하고, 그 분사무소 소재지에서는 동 기간 내에 주사무소 등기사항을 등기하고 다른 분사무소 소재지에서는 동 기간 내에 그 분사무소를 설치한 것을 등기하여야 한다. 사무소의 소재지는 정관 기재사항으로 분사무소 설치시 소재지에 대해 정관 변경하여야 한다.

법인이 그 사무소를 이전하는 때에는 구소재지에서는 3주간 내에 이전등기를 하고 신소재지에서는 동 기간 내에 등기하여야 한다.

6.4.2 변경등기 보고

의료법인은 변경등기, 분사무소 설치등기, 사무소 이전등기를 한 때에는 각 등기를 한 날부터 7일 이내에 해당 등기보고서를 주무관청에 제출하여야 한다. 이 경우 주무관청은 「전자정부법」 제36조 제1항에 따른 행정정보의 공동 이용을 통하여 법인등기사항증명서를 확인하여야 한다.

6.5 재산의 증가 보고에 관한 사항

6.5.1 재산증가 보고의 범위

의료법인이 매수, 기부채납이나 그 밖의 방법으로 재산을 취득한 경우 재산증가 보고를 하여야 한다.

6.5.2 재산의 증가 보고

의료법인은 재산을 취득한 경우에는 재산을 취득한 날부터 7일 이내에 그 법인의 재산에 편입시키고, 재산증가보고서에 다음의 서류를 첨부하여 주무관청에 제출하여야 한다.

- 취득사유서 1부
- 취득한 재산의 종류, 수량 및 금액을 기재한 서류 1부
- 재산 취득을 확인할 수 있는 서류(부동산 재산증가의 경우는 건물과 토지의 등기부등본 확인으로 첨부서류 갈음) 또는 금융기관의 증명서 1부

법인이 기본재산을 늘리거나 줄일 때에는 지체 없이 정관 변경 절차를 이행하여야 한다.

6.6 임원선임의 보고에 관한 사항

의료법인은 임원을 선임한 경우에는 선임한 날부터 7일 이내에 별지 제5호 서식의 임원선임보고서에 선임된 자에 관한 다음의 서류를 첨부하여 주무관청에 제출하여야 한다.

- 임원선임을 의결한 이사회의 회의록 1부
- 이력서(가로 3.5센티미터, 세로 4.5센티미터의 사진 첨부) 1부
- 취임승낙서(인감증명서 첨부) 1부
- 신 · 구 임원대비표 1부

재임되는 경우에는 임원선임을 의결한 이사회 회의록 및 취임승낙서만을 첨부하여 제출할 수 있다.

임원의 선임절차는 반드시 정관이 정하는 바에 따라야 한다. 이사회 소집의 적법성 및 정관이 규정한 의결정족수를 확인하고, 이사회 회의록에 임원선임 의결의 구체적 내용이 포함되고 참석이사 전원의 기명 · 인감날인 등 결의의 성립 등에 흠결이 없는지 확인(회의록의 각 면과 면 사이에 참석이사의 인감을 날인하고 인감증명서 첨부)하여야 한다.

6.7 사업실적 및 사업계획 보고에 관한 사항

6.7.1 사업실적 및 사업계획 보고

법인은 매 사업연도가 끝난 후 3개월 이내에 다음 서류를 주무관청에 제출하여야 한다.

- 다음 사업연도의 사업계획 및 수입 · 지출 예산서 1부
- 해당 사업연도의 사업실적 및 수입 · 지출 결산서 1부
- 해당 사업연도 말 현재의 재산목록 1부

6.7.2 사업계획 변경에 관한 사항

의료법인이 정관이 정하는 바에 의하여 주요 사업 변경에 관하여 주무관청의 승인을 요할 경우에는 이사회의 의결을 거쳐 주무관청에 제출하여야 한다. 예산 등을 수반할 경우 추정 손익계산서 등을 첨부하여야 한다.

6.8 서류 및 장부의 비치에 관한 사항

의료법인은 「민법」 제55조에 규정된 것 외에 다음 서류와 장부를 비치하여야 한다.

번 호	서류명	보존기간
①	재산목록(설립한 때 및 매년 3월 이내 작성)	영구
②	정관	〃
③	임원 및 직원의 명부와 이력서	〃
④	이사회 회의록	〃
⑤	재산대장 및 부채대장	〃
⑥	보조금을 받은 경우에는 보조금 관리대장	〃
⑦	수입·지출에 관한 장부 및 증빙서류	10년
⑧	업무일지	3년
⑨	주무관청 및 관계기관과 주고받은 서류	3년

6.9 의료법인의 부대사업에 관한 사항

6.9.1 의료법인의 부대사업 범위

의료법인은 그 법인이 개설하는 의료기관에서 의료업무 외에 다음의 부대사업을 할 수 있다.

1. 의료인과 의료관계자 양성이나 보수교육
2. 의료나 의학에 관한 조사 연구

3. 「노인복지법」 제31조 제2호에 따른 노인의료복지시설의 설치 · 운영
4. 「장사 등에 관한 법률」 제25조 제1항에 따른 장례식장의 설치 · 운영
5. 「주차장법」 제19조 제1항에 따른 부설주차장의 설치 · 운영
6. 의료업 수행에 수반되는 의료정보시스템 개발 · 운영사업 중 대통령령으로 정하는 사업
   - 전자의무기록을 작성 · 관리하기 위한 시스템의 개발 · 운영사업
   - 전자처방전을 작성 · 관리하기 위한 시스템의 개발 · 운영사업
   - 영상기록을 저장 · 전송하기 위한 시스템의 개발 · 운영사업
7. 환자 또는 의료법인이 개설한 의료기관 종사자 등의 편의를 위하여 보건복지부령으로 정하는 사업
   - 휴게음식점 영업, 일반음식점 영업, 제과점 영업, 위탁급식 영업
   - 소매업 중 편의점, 슈퍼마켓, 자동판매기 영업 및 서점
   - 의류 등 생활용품 판매업 및 식품판매업(건강기능식품 판매업은 제외, 의료법인이 직접 영위하는 경우는 제외)
   - 산후조리업
   - 목욕장업
   - 의료기기 임대 · 판매업(의료법인이 직접 영위하는 경우는 제외)
   - 숙박업, 여행업 및 외국인환자유치업
   - 수영장업, 체력단련장업 및 종합체육시설업
   - 장애인보조기구의 제조 · 개조 · 수리업
   - 의료법인이 개설하는 의료기관의 건물을 임대하는 사업
     ① 이용업 및 미용업, ② 안경 조제 · 판매업, ③ 은행업, ④ 의원급 의료기관 개설 · 운영(의료관광호텔에 부대시설로 설치하는 경우로서 진료과목이 의료법인이 개설하는 의료기관과 동일하지 아니한 경우로 한정)

상기 부대사업 중 제4호, 제5호 및 제7호의 부대사업은 타인에게 임대 또는 위탁하여 운영할 수 있으며, 나머지 부대사업은 의료법인이 직접 영위하여야 한다. 의료법인에서 해당 의료기관에서 근무하는 직원들을 위해 「영유아보육법」상 직장어린이집을 운영하는 것은 가능(일반 어린이집은 운영 불가)하며, 부대사업으로 별도 신고는 불필요하다.

6.9.2 의료법인의 부대사업 신고

부대사업을 하려는 의료법인은 「의료법 시행규칙」 별지 제22호 서식의 신고서에 다음의 서류를 첨부하여 사전에 의료기관의 소재지를 관할하는 시·도지사에게 제출하여야 한다.

- 의료기관 개설허가증 사본
- 부대사업의 내용을 적은 서류
- 부대사업을 하려는 건물의 평면도 및 구조설명서

부대사업 신고를 받은 시·도지사는 「의료법 시행규칙」 별지 제23호 서식의 신고증명서를 발급하여야 한다. 의료기관 내에 설치된 시중 은행 현금인출기의 경우 은행에 별도의 장소 임대료를 받지 않는 경우는 부대사업이 아닌 단순 편의시설의 설치로 보아 신고 없이 운영가능하다.

6.9.3 의료법인의 부대사업 변경

의료법인이 부대사업 신고사항을 변경하려는 경우에는 「의료법 시행규칙」 별지 제22호 서식의 변경신고서에 다음의 서류를 첨부하여 사전에 의료기관의 소재지를 관할하는 시·도지사에게 제출하여야 한다.

- 기 발급받은 부대사업 신고증명서
- 변경사항을 증명하는 서류

부대사업 변경신고를 받은 시·도지사는 부대사업 신고증명서에 변경한 사항을 기재한 후 발급하여야 한다. 의료법인이 임대차를 통해 휴게음식점, 편의점 등의 부대사업을 하는 경우 단순히 임대차 계약기간 갱신 또는 연장의 경우에는 별도의 변경 신고는 불필요하다.

7 의료법인 지도 감독

7.1 법인 사무의 검사 · 감독에 관한 사항

주무관청은 의료법인을 감독하는 데에 필요하다고 인정될 때에는 의료법인에 관계되는 서류, 장부, 참고자료를 제출할 것을 명하거나, 소속 공무원에게 의료법인의 사무 및 재산 상황을 검사하게 할 수 있다.

의료법인의 사무 및 재산 상황을 검사하는 공무원은 그 권한을 증명하는 증표를 지니고 관계인에게 제시하여야 한다.

7.2 법인 설립허가 취소에 관한 사항

7.2.1 법인 설립허가 취소

보건복지부장관 또는 시 · 도지사는 의료법인이 다음에 해당할 때에는 그 설립허가를 취소할 수 있다.

- 법인의 목적 이외의 사업을 하거나 정관으로 정하지 아니한 사업을 한 때
- 설립된 날부터 2년 안에 의료기관을 개설하지 아니한 때
- 의료법인이 개설한 의료기관이 「의료법」 제64조에 따라 개설허가를 취소당한 때
- 보건복지부장관 또는 시 · 도지사가 감독을 위하여 내린 명령을 위반한 때
- 「의료법」 제49조 제1항에 따른 부대사업 외의 사업을 한 때
- 설립허가의 조건에 위반하거나 기타 공익을 해하는 행위를 한 때

또는 이해관계인이나 검사의 청구에 의하여 청산인을 해임할 수 있다.

제85조(해산등기) ① 청산인은 파산의 경우를 제하고는 그 취임 후 3주간 내에 해산의 사유 및 연월일, 청산인의 성명 및 주소와 청산인의 대표권을 제한한 때에는 그 제한을 주된 사무소 및 분사무소소재지에서 등기하여야 한다.

② 제52조의 규정은 전항의 등기에 준용한다.

제86조(해산신고) ① 청산인은 파산의 경우를 제하고는 그 취임 후 3주간 내에 전조 제1항의 사항을 주무관청에 신고하여야 한다.

② 청산중에 취임한 청산인은 그 성명 및 주소를 신고하면 된다.

제87조(청산인의 직무) ① 청산인의 직무는 다음과 같다.

1. 현존사무의 종결
2. 채권의 추심 및 채무의 변제
3. 잔여재산의 인도

② 청산인은 전항의 직무를 행하기 위하여 필요한 모든 행위를 할 수 있다.

제88조(채권신고의 공고) ① 청산인은 취임한 날로부터 2월 내에 3회 이상의 공고로 채권자에 대하여 일정한 기간 내에 그 채권을 신고할 것을 최고하여야 한다. 그 기간은 2월 이상이어야 한다.

② 전항의 공고에는 채권자가 기간 내에 신고하지 아니하면 청산으로부터 제외될 것을 표시하여야 한다.

③ 제1항의 공고는 법원의 등기사항의 공고와 동일한 방법으로 하여야 한다.

제89조(채권신고의 최고) 청산인은 알고 있는 채권자에게 대하여는 각각 그 채권신고를 최고하여야 한다. 알고 있는 채권자는 청산으로부터 제외하지 못한다.

제90조(채권신고기간내의 변제금지) 청산인은 제88조 제1항의 채권신고기간 내에는 채권자에 대하여 변제하지 못한다. 그러나 법인은 채권자에 대한 지연손해배상의 의무를 면하지 못한다.

제91조(채권변제의 특례) ① 청산중의 법인은 변제기에 이르지 아니한 채권

에 대하여도 변제할 수 있다.

② 전항의 경우에는 조건 있는 채권, 존속기간의 불확정한 채권 기타 가액의 불확정한 채권에 관하여는 법원이 선임한 감정인의 평가에 의하여 변제하여야 한다.

제92조(청산으로부터 제외된 채권) 청산으로부터 제외된 채권자는 법인의 채무를 완제한 후 귀속권리자에게 인도하지 아니한 재산에 대하여서만 변제를 청구할 수 있다.

제93조(청산중의 파산) ① 청산중 법인의 재산이 그 채무를 완제하기에 부족한 것이 분명하게 된 때에는 청산인은 지체 없이 파산선고를 신청하고 이를 공고하여야 한다.

② 청산인은 파산관재인에게 그 사무를 인계함으로써 그 임무가 종료한다.

③ 제88조 제3항의 규정은 제1항의 공고에 준용한다.

제94조(청산종결의 등기와 신고) 청산이 종결한 때에는 청산인은 3주간 내에 이를 등기하고 주무관청에 신고하여야 한다.

제95조(해산, 청산의 검사, 감독) 법인의 해산 및 청산은 법원이 검사, 감독한다.

PART

2

회계의 기초

1 회계의 사회적 의미와 분류

1.1 회계의 정의와 역할

회계는 기업과 관련된 다수의 회계정보이용자들이 그들에게 필요한 합리적 판단이나 의사결정을 할 수 있도록 기업에 관한 유용한 정보를 제공하는 과정이다. 즉, 다수의 회계정보이용자에게 유용한 정보를 제공함으로써 사회 전체적으로 가장 이상적인 결과를 가져오게 된다. 보다 구체적으로 살펴보면 회계는 [그림 1-1]과 같은 사회적 역할을 수행한다고 볼 수 있다.

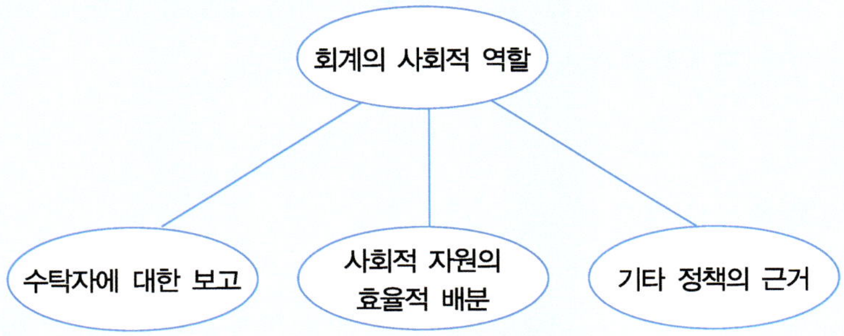

[그림 1-1] **회계의 사회적 역할**

1.1.1 수탁자에 대한 보고

경영자는 주주나 채권자로부터 자본을 수탁받고, 수탁받은 자본을 효율적이고 효과적으로 운영할 책임이 있다. 이러한 책임을 '수탁책임(stewardship responsibility)'이라고 한다. 한편, 경영자는 수탁받은 자본을 효율적으로 운영해야 하며 관련된 결과를 수탁자에게 보고할 의무가 있는데 이를 회계의 '수탁책임의 보고기능'이라고 한다.

1.1.2 사회적 자원의 효율적 배분

사회적 자원은 한정되어 있기 때문에 사회적인 부를 극대화하기 위해서는 생산성이 높은 기업에 제한된 사회적 자원을 투입해야 한다. 즉, 투자자들은 그들의 한정된 자원을 생산성이 높은 기업에 투자함으로써 그들의 부를 극대화할 것이다. 여기에서 회계는 기업의 생산성을 평가하는 데 유용할 정보를 제공할 수 있으며 이를 통해 투자자들이 한정된 그들의 경제적 자원을 효율적으로 배분하는 데 도움을 줄 수 있다.

1.1.3 기타 통제정책의 근거

노사간의 임금협상, 기업에 세금부과, 공공요금 책정 등에서 회계정보는 유용하게 사용될 수 있다. 즉, 노사간의 임금협상이나 국가의 사회적 통제를 합리화하기 위해서는 일정한 근거에 바탕을 두어야 하는데 이러한 근거에 회계정보가 주요하게 이용되고 있다.

1.2 회계정보이용자

회계가 대상으로 하는 기업과 관련된 회계정보이용자는 아래의 [그림 1-2]와 같이 다양한데 이들은 서로 다른 의사결정을 위해 기업의 회계정보를 이용한다. 즉, 투자자, 채권자, 경영자, 정부 및 규제기관, 정보중개인, 기타

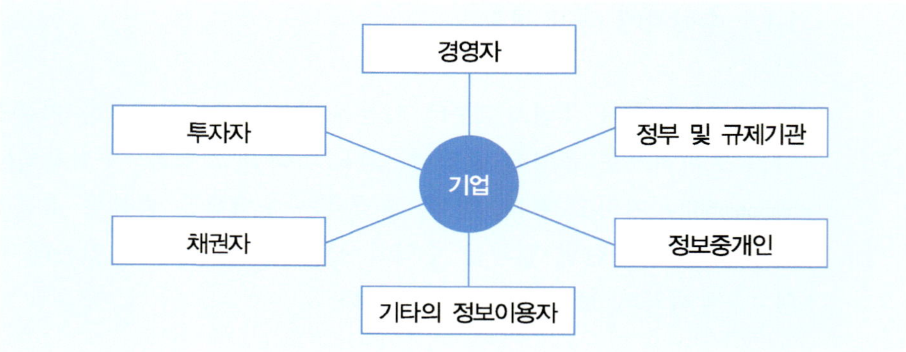

[그림 1-2] 기업의 회계정보이용자들

의 정보이용자 등 회계정보이용자들은 그들의 다양한 의사결정을 위해 기업에 대한 회계정보를 필요로 하게 된다.

1.2.1 투자자

투자자는 회계정보의 주된 이용자이며 개인투자자와 기관투자자 모두를 포함한다. 어떤 주식이나 채권을 구입할지 여부와 기존 증권(주식이나 채권)을 계속 보유할지 아니면 처분할지에 대한 의사결정을 하며 이러한 의사결정과정에서 회계정보를 이용한다.

1.2.2 채권자

채권자는 기업에 자금을 대여하여 법적 채권을 가진 자를 말한다. 채권자는 기업의 재무상태와 경영성과를 분석하여 대여한 자금의 이자지급능력과 원금회수가능성을 평가한다. 따라서 기업의 회계정보는 채권자의 자금대여 여부, 자금대여기간, 이자율 등을 산정하는 과정에서 중요한 영향을 미칠 수 있다.

1.2.3 경영자

경영자는 회계정보의 제공자인 동시에 이용자에 해당한다. 경영자는 경영계획을 수립하거나 기업을 통제하는 과정에서 회계정보를 필요로 한다. 예를 들면, 매출순이익률, 총자산이익률을 기초로 기업의 목표를 설정하거나 기업 내의 각 부문의 성과를 평가하는 과정에서 회계정보를 면밀히 분석하고 적극적으로 활용한다.

1.2.4 정부 및 규제기관

정부 및 규제기관은 조세정책을 수립하여 세수(예 : 법인세, 부가가치세, 소득세, 취득세 등)를 확보하거나 공공요금(예 : 전기요금, 전화요금, 지하철 요금 등)의 책정 등과 같이 공공의 복리를 증진시킬 목적으로 기업의 회계정보를 이용한다.

1.2.5 정보중개인

정보중개인은 재무분석가, 신용평가기관 등과 같이 기업의 정보를 수집하고 분석하여 이해하기 쉬운 형태의 정보로 회계정보이용자에게 제공한다. 현대사회에서는 다양하고 광범위한 회계정보로 인하여 이를 알기 쉽고 적절하게 분석하는 전문적인 기술이 필요하다. 따라서 현대사회에서 정보중개인의 역할은 커지고 있으며 이들에 의한 회계정보의 수요도 증대하고 있다.

1.2.6 기타의 정보이용자

기타의 정보이용자로 종업원, 공급자, 고객 등이 있다. 종업원은 임금인상의 가능성과 직장의 성장성 및 안정성 등에 대한 정보를 얻기 위해 회계정보를 요구하고 있다. 또한 공급자는 기업에 제공한 제품 또는 용역의 대가를 결정하거나 대금의 회수가능성을 평가하는 과정에서 회계정보를 필요로 한다. 뿐만 아니라 고객은 본인들이 구입한 제품의 보증기간, 하자보수가능성 등을 평가하기 위해 기업의 회계정보를 통하여 기업의 존속가능성에 대한 정보를 얻게 된다.

1.3 회계의 분류

기업의 회계정보를 이용하는 정보이용자는 투자자, 채권자, 경영자, 정부 및 규제기관, 정보중개인, 기타의 정보이용자 등으로 구성되어 있는데 이들은 크게 기업의 내부정보이용자와 외부정보이용자로 분류할 수 있다.

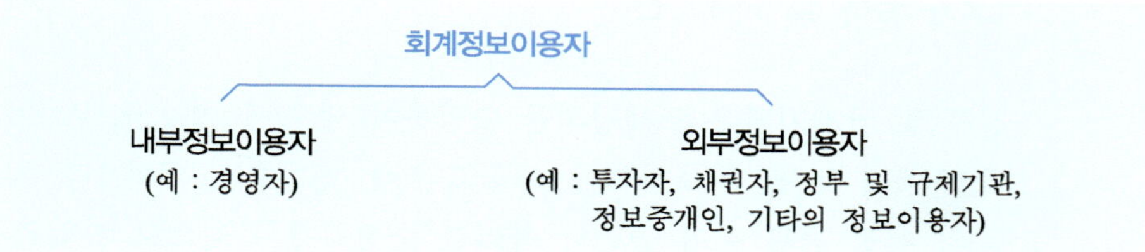

[그림 1-3] 회계정보이용자의 분류

[그림 1-3]을 보면 경영자는 회계정보를 기업의 내부에서 이용하는 데 반해 투자자, 채권자, 정부 및 규제기관, 정보중개인, 기타의 정보이용자 등은 회계정보를 기업의 외부에서 이용하고 있다. 회계는 기업의 회계정보를 이용하는 보고대상에 따라 아래의 〈표 1-1〉과 같이 재무회계와 원가·관리회계로 구분된다.

〈표 1-1〉 **재무회계와 원가·관리회계**

구 분	재무회계	원가·관리회계
목적	회계정보이용자의 의사결정에 유용한 정보제공	
보고대상	외부정보이용자	내부정보이용자
보고수단	재무제표	다양함
작성원칙	GAAP	없음
작성범위	범위가 넓고 객관적임	범위가 좁고 주관적임

1.3.1 재무회계

기업의 외부정보이용자(예 : 투자자, 채권자, 정부 및 규제기관, 정보중개인, 기타의 정보이용자 등)의 합리적인 판단과 의사결정에 유용한 정보를 제공할 것을 목적으로 하는 회계이다. 재무회계는 다음과 같은 특성을 지니고 있다.

첫째, 재무회계는 '재무제표'라는 보고수단을 활용하여 기업의 회계정보를 외부정보이용자에게 제공한다. 재무제표(financial statements)는 기업의 경제적 자원과 그 자원에 대한 청구권 및 이들의 변동을 일정한 양식에 따라 나타낸 것이다. 재무제표는 [그림 1-4]와 같이 재무상태표, 포괄손익계

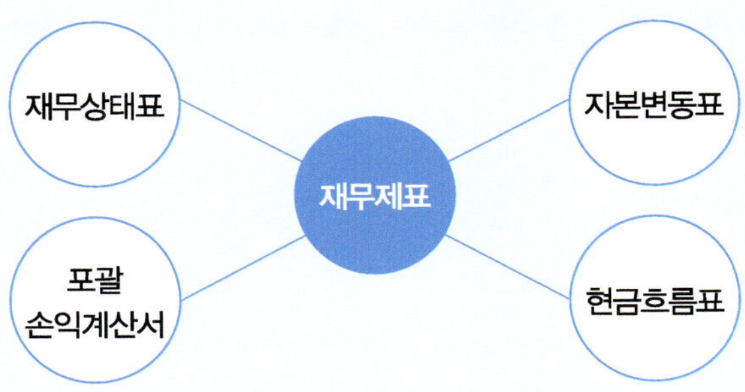

[그림 1-4] **재무제표**

산서, 현금흐름표, 자본변동표가 있다.

둘째, 재무제표는 보고대상이 다양하기 때문에 재무제표의 이해가능성을 높이고 기업간의 비교가능성을 제고하고자 '일반적으로 인정된 회계원칙(GAAP : generally accepted accounting principle)'에 따라 작성된다. 마지막으로, 재무회계는 다양한 외부정보이용자의 각기 다른 의사결정을 목적으로 작성되므로 작성범위가 전체적이며 포괄적이기 때문에 '일반목적재무보고(general purpose of financial reporting)'라고도 한다.

1.3.2 원가 · 관리회계

기업의 내부정보이용자인 경영자의 합리적인 판단과 의사결정에 유용한 정보를 제공할 것을 목적으로 하는 회계이다. 원가 · 관리회계는 다음과 같은 특성을 지니고 있다.

첫째, 원가 · 관리회계는 내부정보이용자인 경영자의 관리적 의사결정에 유용한 정보를 제공할 것을 목적으로 하기 때문에 일정한 보고수단이나 작성원칙은 존재하지 않는다.

둘째, 원가 · 관리회계는 경영자의 관리적 의사결정과 관련된 정보를 제공하기 때문에 재무회계보다 작성범위가 좁고 주관성이 강하며 미래 추정적인 정보를 담고 있는 경우가 많다.

2 복식부기원리

2.1 거래의 의의

기업은 이익창출을 위해 재고자산의 구입, 건물의 매입, 상품의 매출 등과 같은 다양한 경영활동을 수행한다. 이러한 경영활동들에 의하여 기업의 재무상태와 경영성과는 변동하게 된다. 이와 같이 경제적 사건들은 기업의 재산상태에 영향을 주게 되며 재산상태에 영향을 주는 경제적 사건을 '거래'라고 한다. 즉, 기업의 경영활동에서 자산, 부채, 자본, 수익, 비용 등에 영향을 미치는 사건을 거래라고 한다.

그런데 일상적인 생활에서 거래라고 말하는 것들이 회계에서는 거래가 아닌 경우도 있다. 예를 들면, 임대차계약, 상품의 매매계약, 근로계약, 원재료의 주문, 담보설정 등은 일상생활에서 거래라고 말하지만 기업의 재산상태를 변동시키지 않기 때문에 회계상 거래가 아니다. 한편, 일상생활에서는 거래가 아니지만 기업의 재산상태를 변동시켜 회계상 거래인 경우도 있다. 예를 들면, 화재, 상품의 도난·분실·파손 등이 이에 해당한다. 따라서 아래의 [그림 2-1]과 같이 회계상 거래와 일상생활에서의 거래가 반드시 일치하지는 않는다.

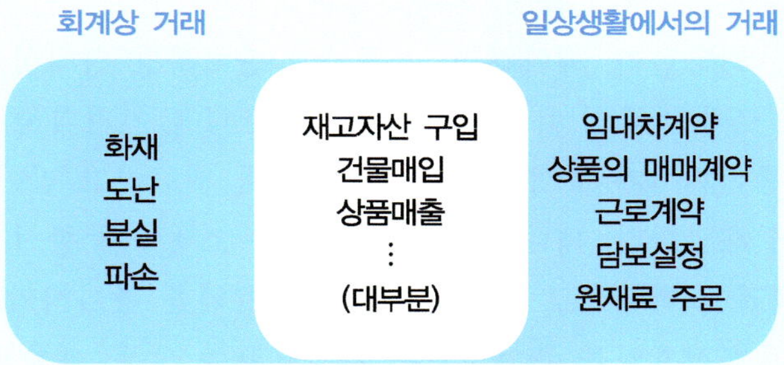

[그림 2-1] **회계와 일상생활에서의 거래관계**

2.2 거래요소의 결합관계

거래에 의해 기업의 재산상태는 영향을 받게 되는데 이는 결국 기업의 자산, 부채, 자본, 수익 및 비용에 영향을 미치게 된다. 즉, 거래는 자산의 증감, 부채의 증감, 자본의 증감, 수익과 비용의 발생이라는 8가지 요소에 영향을 미치게 되며 이를 거래의 8요소라고 한다. 아래에서는 거래의 요소와 이들간의 결합관계에 대해 살펴본다.

2.2.1 자산

자산은 과거의 결과로 기업이 통제하고 있는 미래 경제적효익이 기업에 유입될 것으로 기대되는 자원을 말한다. 즉, 자산은 다음과 같은 세 가지 특징을 지니고 있다.

1. 미래 경제적효익의 유입
2. 미래 경제적효익에 대한 통제력
3. 과거 사건의 결과

(1) 미래 경제적효익의 유입
여기에서 자산이 갖는 미래 경제적효익이란 현금이 기업에 유입될 잠재력을 말한다. 예를 들면, 자동차판매회사가 가지고 있는 판매용 자동차는 자산에 해당한다. 왜냐하면, 자동차를 판매하고 판매대가를 매입자로부터 받음으로써 현금의 유입이라는 경제적효익을 가져다줄 수 있기 때문이다. 또한 통신회사가 고객에게 통신서비스를 제공하고 받아야 할 매출채권도 자산에 해당한다. 왜냐하면, 통신회사가 고객에게 통신요금을 받음으로써 매출채권이 현금으로 전환되어 경제적효익을 증가시키기 때문이다. 위와 같이 경제적효익을 증가시키는 자산으로는 상품, 매출채권, 대여금, 건물, 토지 등이 있다.

(2) 미래 경제적효익에 대한 통제력
자산이 되기 위해서는 미래 경제적효익에 대한 기업의 통제력이 있어야 한다. 예를 들면, 경부고속도로는 기업의 물류비와 물류시간을 감소시킴으로써 기업에 경제적효익의 유입을 가져올 수 있다. 그러나 경부고속도로는 특정한 기업에 의해 통제가 가능하지 않기 때문에 특정 기업의 자산에 해당하지는 않는다. 이와 같이 각종 채권과 부동산을 포함한 많은 종류의 자산은 소유권 등과 같은 법률적 권리에 의해 통제가 가능하다. 따라서 일반적으로 경제적효익에 대한 통제력은 법률적 권리의 결과이다. 그러나 법률적 권리는 경제적효익에 대한 통제력의 필수적인 요소는 아니다. 예를 들어, 기업이 개발활동의 결과로 취득한 핵심기술을 독점적으로 보유함으로써 발생하는 미래의 경제적효익을 통제할 수 있다면 이러한 핵심기술은 법률적 권리가 없더라도 자산의 정의에 충족될 수 있다.

한편, 특허권, 저작권 등과 같은 물리적 형태가 없는 무형의 자원도 미래에 그로 인하여 경제적효익을 창출하고 기업에 귀속되어 기업이 통제할 수 있다면 자산에 해당할 수 있다.

(3) 과거 사건의 결과

기업의 자산은 과거의 거래로 인해 발생한다. 즉, 미래에 발생할 것으로 예상되는 거래나 사건 자체만으로는 자산이 창출되지 않는다. 예를 들어, 재고자산을 구입하고자 하는 의도 자체는 미래의 경제적효익의 유입을 발생시키지 못하기 때문에 자산의 정의를 충족시키지 못한다.

2.2.2 부채

부채는 과거 사건에 의하여 발생하였으며 경제적효익을 갖는 자원이 기업으로부터 유출됨으로써 이행될 것으로 기대되는 현재의 의무이다. 즉, 부채는 다음과 같은 세 가지 특징을 지니고 있다.

1. 현재의 의무
2. 미래 경제적효익의 유출
3. 과거 사건의 결과

(1) 현재의 의무

부채가 되기 위해서는 기업이 기본적으로 현재의 의무를 부담하고 있어야 한다. 여기에서 의무는 구속력 있는 계약이나 법규에 따라 강제화할 수 있어야 한다. 따라서 단순히 미래에 특정 자산을 취득하겠다는 경영진의 약속만으로는 현재의무가 발생하지 않는다. 이러한 현재의 의무로는 매입채무, 차입금 등이 있다.

(2) 미래 경제적효익의 유출

기업이 거래상대방의 요구에 따라 현재의무를 이행하기 위해서는 일반적으로 미래 경제적효익을 갖는 자원의 희생을 요구하게 된다. 예를 들어, 기업이 은행으로부터 1억원을 차입하였다면 이러한 차입금은 부채에 해당한다. 왜냐하면, 차입금 1억원을 상환하기 위해서는 현금 지급 등과 같은 자원의 희생이 필수적으로 수반되기 때문이다.

(3) 과거 사건의 결과
부채는 거래로 인해 발생한다. 예를 들어, 상품의 구입이라는 거래가 발생하는 경우 매입채무가 생기게 되며 은행으로부터 대출이라는 사건이 발생하는 경우에는 차입금이라는 결과가 생기게 된다.

2.2.3 자본

자본은 기업의 자산에서 모든 부채를 차감한 후의 잔여지분을 말한다. 즉, 자본은 아래와 같이 기업이 통제할 수 있는 미래 경제적효익의 합인 자산에서 모든 현재의 의무인 부채를 차감하여 산정하게 된다.

자산 − 부채 = 자본

위의 자본은 주주의 출연(또는 배분)으로 증가(또는 감소)하거나 기업의 영업활동으로 인하여 증가(또는 감소)할 수 있다. 즉, 기업의 자본은 주주가 출자하는 경우에 증가하고 주주에게 배당금을 지급하는 경우에 감소한다. 또한 자본은 기업이 설립된 이후에 영업활동을 수행하는 과정에서 발생한 이익(수익에서 비용을 차감한 금액)이 존재하는 경우에 증가하며 손실인 경우에는 감소하게 된다.

2.2.4 수익

수익은 주주의 출연을 제외하고 영업활동으로 인하여 증가한 기업의 순자산을 말한다. 이러한 수익에는 기업의 정상영업활동으로 발생한 매출액, 수수료수익, 이자수익, 배당금수익, 로열티수익, 임대료수익뿐만 아니라 비정상영업활동으로 발생한 차익인 유·무형자산평가이익, 유가증권평가이익 등도 포함된다.

2.2.5 비용

비용이란 주주에 대한 분배를 제외하고 영업활동으로 인하여 감소한 기업의 순자산을 말한다. 즉, 비용은 수익을 창출하기 위해 소비된 경제적 자원을 의미한다. 이러한 비용에는 기업의 정상영업활동에서 발생한 매출원가, 급여, 감가상각비 등뿐만 아니라 비정상적인 영업활동에서 발생한 차손인 재해손실, 유・무형자산처분손실, 외화환산손실 등도 이에 해당된다.

2.2.6 회계등식

기업 재산의 증감 및 변화에 영향을 미치는 거래가 발생하면 이를 일정한 원칙에 따라 장부에 반영해야 한다. 즉, 자산, 부채, 자본, 수익, 비용의 증감 및 변동을 장부에 기록해야 한다. 우선 자본은 자산에서 부채를 차감하여 아래의 식 (1)과 같이 계산된다.

자산 − 부채 = 자본 ………………………………………………………… 식 (1)

위의 식 (1)에서 부채를 우변으로 이동시키면 다음의 식 (2)가 되며 이를 '회계등식(accounting equation)'이라고 한다.

자산 = 부채 + 자본 ………………………………………………………… 식 (2)

위의 식 (2)는 등식이기 때문에 동일한 금액을 좌변과 우변에 더하거나 빼도 등식은 성립하게 된다. 또한 좌변 또는 우변에서만 동액이 증가하거나 감소하더라도 등식은 변동이 없게 된다. 한편, 식 (2)는 자산, 부채 및 자본 등 재무상태의 계정과목만 표시한 것이며 수익, 비용 등의 포괄손익계산서의 계정과목은 표시되어 있지 않다. 왜냐하면, 경영성과인 수익과 비용은 자본에 별도로 표시되는 것이 아니라 순액으로 자본에 포함되기 때문이다.

따라서 자본을 주주의 출자 또는 분배로 인하여 증감한 금액과 영업활동으로 인하여 증감한 금액(당기의 수익에서 비용을 차감한 금액)을 구분하여 표현하면 다음의 식 (3)과 같다.

자산 = 부채 + 자본 + 수익 − 비용 ·· 식 (3)

위의 식 (3)에서 비용을 좌변으로 이동시키면 다음의 식 (4)와 같이 된다. 아래의 식 (4)에서 좌변을 차변이라고 하며 우변을 대변이라고 한다. 또한 모든 거래는 차변 항목과 대변 항목이 결합하여 발생하는데 반드시 아래의 등식 (4)를 따른다.

자산 + 비용 = 부채 + 자본 + 수익 ·· 식 (4)

즉, 위의 회계등식에 따라 거래의 8요소를 조합한 표를 나타내면 다음과 같다.

차 변	대 변
자산의 증가	자산의 감소
부채의 감소	부채의 증가
자본의 감소	자본의 증가
비용의 발생	수익의 발생

위의 표에서 자산과 비용이 증가하는 경우에는 차변에 기록하고, 감소하는 경우에는 대변에 기록한다. 한편, 부채, 자본 및 수익이 증가하는 경우에는 대변에 기록하며, 감소하는 경우에는 차변에 기록한다. 즉, 위와 같이 어떤 거래가 발생하는 경우 차변 또는 대변 항목들이 변동을 하는데 이러한 변동사항을 회계등식에 맞추어 장부에 기록하는 것을 복식부기라고 한다. 이러한 복식부기에서는 어떤 거래가 발생하는 경우 차변과 대변에 동시에 동일한 금액이 이중적으로 기록이 되며 이를 '대차평균의 원리'라고 한다.

2.3 계정

2.3.1 정의

거래가 발생하면 기업의 자산, 부채, 자본의 증감 및 수익, 비용이 발생하게 된다. 이러한 재무제표의 거래요소들을 구체적인 항목으로 나누어 기록할 필요성이 있다. 즉, 자산, 부채, 자본, 수익 및 비용을 현금, 매출채권, 건물, 매입채무, 차입금, 매출액, 이자수익, 매출원가, 이자비용 등과 같이 각 항목별로 설정된 거래기록의 단위로 구분하는 것이 필요하며 이를 '계정(account)'이라고 한다. 이러한 계정은 아래의 [그림 2-2]와 같이 재무상태표 계정과 포괄손익계산서 계정으로 구분된다. 재무상태표 계정에는 자산계정, 부채계정 및 자본계정이 있으며 포괄손익계산서 계정에는 수익계정과 비용계정이 있다.

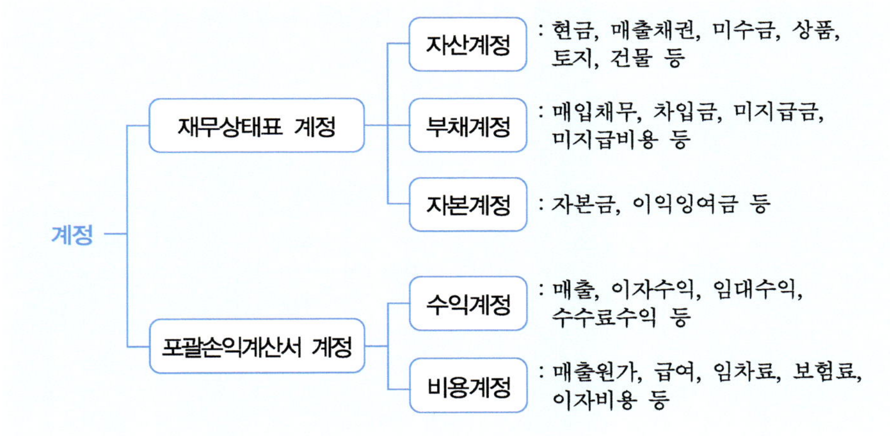

[그림 2-2] **계정의 분류**

2.3.2 기입방법

(1) 양식

계정의 형식에는 여러 가지가 있으며 일반적으로 사용하는 방법은 T계정 양식이다. [그림 2-3]과 같이 T계정에서 맨 위에는 계정명칭을 기입하며,

계정의 좌변은 차변(debit), 우변은 대변(credit)이라고 한다.

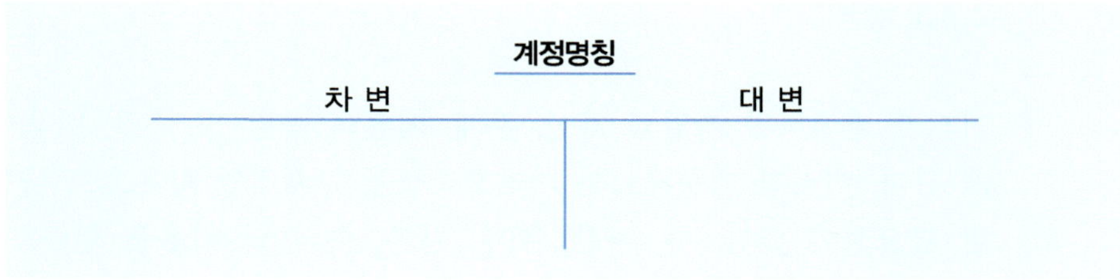

[그림 2-3] **계정의 양식**

(2) 재무상태표 계정

재무상태표 계정은 [그림 2-4]와 같이 자산, 부채 및 자본 계정이 있다. 자산(예 : 현금, 매출채권, 대여금, 상품, 건물, 토지 등)계정이 증가한 경우에는 차변에, 감소한 경우에는 대변에 기입한다. 한편, 부채(예 : 매입채무, 차입금, 미지급금, 미지급비용 등)와 자본(예 : 자본금, 이익잉여금 등) 계정이 증가한 경우에는 대변에, 감소한 경우에는 차변에 기입하게 된다.

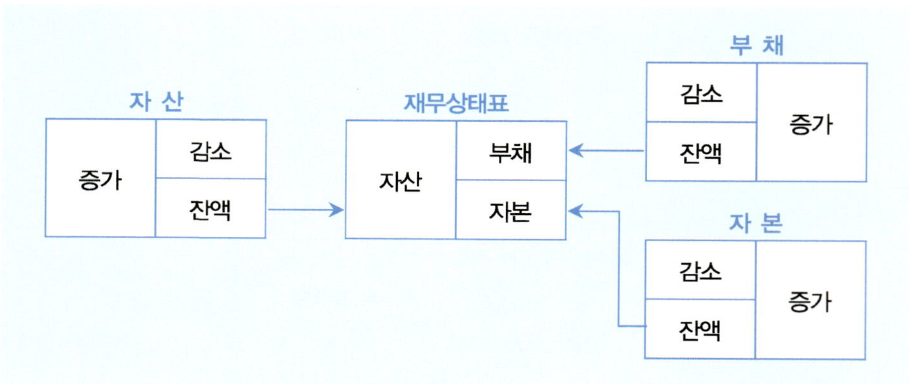

[그림 2-4] **재무상태표 계정의 기입방법**

(3) 포괄손익계산서 계정

포괄손익계산서 계정은 [그림 2-5]와 같이 수익과 비용 계정이 있다. 수익(예 : 매출, 임대수익, 이자수익 등)계정이 발생한 경우에는 대변에, 소멸한 경우에는 차변에 기입한다. 한편, 비용(예 : 매출원가, 급여, 보험료, 임차료, 이자

비용, 광고선전비 등)계정이 발생한 경우에는 차변에, 소멸한 경우에는 대변에 기입한다.

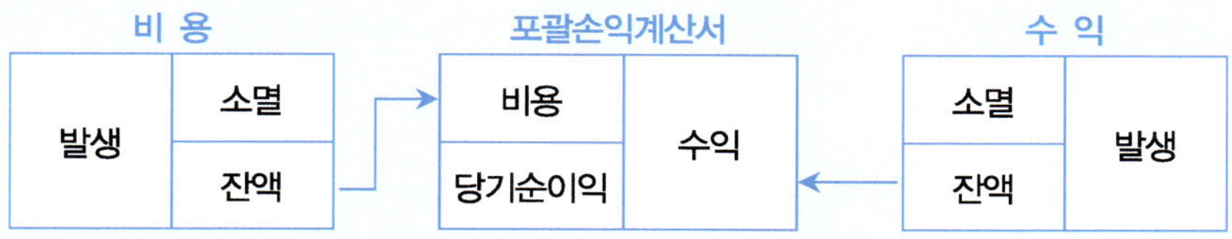

[그림 2-5] **포괄손익계산서 계정의 기입방법**

2.4 회계장부

회계장부(accounting book)는 기업의 재무상태와 경영성과를 파악하기 위해 기업의 경영활동을 기록하는 장부를 말한다. 이러한 회계장부는 아래의 [그림 2-6]과 같이 크게 주요장부와 보조장부로 구분될 수 있다.

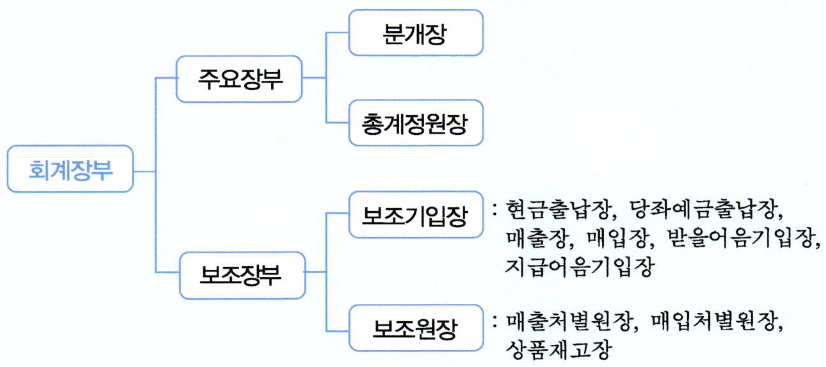

[그림 2-6] **회계장부**

주요장부는 기업의 모든 거래를 총괄적으로 기록하는 장부로서 분개장과 총계정원장이 있다. 한편, 보조장부는 주요장부를 제외한 나머지 장부를 말하며 보조기입장과 보조원장이 있다. 즉, 주요장부에 기록된 현금, 당좌예금, 매출, 매입, 받을어음, 지급어음 등의 변동을 상세히 기록하는 보조기입장과 매출처별원장, 매입처별원장, 상품재고장 등과 같이 총계정원장의 내역을 보충적으로 기록하는 보조원장이 있다.

2.5 보고기간

기업의 경영성과와 재무상태를 파악하기 위해서는 일정한 기간을 구분해야 한다. 이와 같은 기간을 보고기간이라고 하며 보고기간은 1년 이상이어서는 안 된다. 즉, 기업의 재무상태와 경영성과는 적어도 1년마다 파악해야 한다. 보고기간이 시작되는 시점을 기초라고 하며 끝나는 시점을 기말이라고 한다. 또한 보고하고자 하는 해당 기간을 당기라고 하고, 이전 기간을 전기라고 하며, 다음 기간을 차기라고 한다. 기초가 1월 1일이고 기말이 12월 31일인 경우의 보고기간을 나타내면 다음의 [그림 2-7]과 같다.

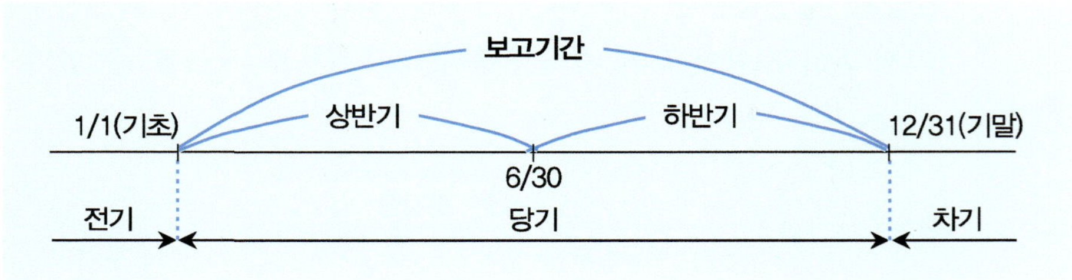

[그림 2-7] 보고기간

3 회계순환과정

3.1 의의

거래가 발생하면 이를 장부에 기록하고 재무제표를 작성하게 된다. 이러한 과정은 매 보고기간마다 반복적으로 수행되고 있는데 이를 '회계순환과정(accounting cycle)'이라고 한다. 회계순환과정을 크게 구분하면 다음과 같이 기중 거래의 기록과 결산과정으로 나눌 수 있다.

1. 거래의 기록
   ① 거래의 분개
   ② 거래의 전기
2. 결산
   ① 수정전 시산표 작성
   ② 기말수정분개
   ③ 수정후 시산표 작성
   ④ 장부마감
   ⑤ 포괄손익계산서와 재무상태표 작성

기중에 거래가 발생하면 관련된 내용을 분개장에 기록해야 한다. 이때 거래를 어느 계정에 얼마의 금액으로 어떻게 기록할 것인가를 결정해야 하는데 이러한 절차를 '분개(journalizing)'라고 한다. 즉, 분개란 회사의 자산, 부채, 자본의 증감 및 수익, 비용의 발생을 회계등식에 따라 체계적으로 기록하는 것을 말한다. 한편, 분개장에 기록된 거래들은 재무제표를 작성하기 위해서 각각의 계정별로 총괄하여 옮겨 적어야 하는데 이를 '전기(posting)'라고 하며 이들 계정이 설정된 장부를 '원장(ledger)' 또는 '총계정원장(general ledger)'이라고 한다.

기중에 거래를 분개장에 기록하고 총계정원장에 전기를 끝낸 이후에 당기중에 발생한 거래를 정리하고 재무상태와 경영성과를 확정짓는 과정을 거치는데 이를 '결산(closing)'이라고 한다. 결산과정은 크게 수정전 시산표 작성, 기말수정분개, 수정후 시산표 작성, 장부마감 및 포괄손익계산서와 재무상태표의 작성 등 5단계로 이루어진다. 기중 거래의 기록과 결산의 과정을 다음의 〈사례 3-1〉을 통해 구체적으로 살펴보도록 한다.

사례 3-1

다음은 종현상사의 20×1년 1월 1일부터 20×1년 12월 31일까지의 거래를 나타낸 것이다.

1월 1일 현금 ₩3,000,000을 출자하여 영업을 시작하다.
2월 1일 은행에서 ₩1,200,000을 차입하다.
2월 23일 상품 ₩1,000,000을 매입하고 대금 중 ₩500,000은 현금으로 지급하고 잔액은 외상으로 하다.
2월 28일 2월 23일에 구입한 상품 중 50%를 ₩1,000,000에 외상매출하다.
5월 21일 매입채무 ₩250,000을 현금으로 지급하다.
5월 28일 종업원급여 ₩200,000을 현금으로 지급하다.
7월 1일 건물 ₩500,000을 현금으로 구입하다.
7월 1일 채권 ₩500,000을 현금을 주고 구입하다.
8월 1일 화재보험에 가입하고 1년분 보험료 ₩120,000을 현금으로 지급하다.
9월 1일 건물에 대한 1년분 임대료 ₩240,000을 현금으로 받다.
11월 20일 매출채권 ₩500,000을 현금으로 받다.
12월 12일 광고선전비 ₩10,000을 현금으로 지급하다.

3.2 거래의 기록

3.2.1 거래의 분개

일자별 발생거래를 분개(회계처리)하면 다음과 같다.

- 1월 1일

  현금이라는 자산이 증가(차변)하고 자본금이라는 자본이 증가(대변)하였다.

  (차) 현　　금　　3,000,000　　(대) 자 본 금　　3,000,000

• 2월 1일

현금이라는 자산이 증가(차변)하고 차입금이라는 부채가 증가(대변)하였다.

(차) 현 금	1,200,000	(대) 차 입 금	1,200,000

• 2월 23일

상품이라는 자산이 증가(차변)하고 현금이라는 자산의 감소(대변)와 매입채무라는 부채의 증가(대변)가 발생하였다.

(차) 상품(또는 매입)	1,000,000	(대) 현 금	500,000
		매 입 채 무	500,000

• 2월 28일

매출채권이라는 자산이 증가(차변)하고 매출이라는 수익이 증가(대변)하였다.

(차) 매 출 채 권	1,000,000	(대) 매 출	1,000,000

• 5월 21일

매입채무라는 부채가 감소(차변)하고 현금이라는 자산이 감소(대변)하였다.

(차) 매 입 채 무	250,000	(대) 현 금	250,000

• 5월 28일

현금이라는 자산이 감소(대변)하고 종업원급여라는 비용이 증가(차변)하였다.

(차) 종업원급여	200,000	(대) 현 금	200,000

• 7월 1일

현금이라는 자산이 감소(대변)하고 건물이라는 자산이 증가(차변)하였다.

(차) 건 물	500,000	(대) 현 금	500,000

• 7월 1일

현금이라는 자산이 감소(대변)하고 채권이라는 자산이 증가(차변)하였다.

(차) 채 권	500,000	(대) 현 금	500,000

• 8월 1일

현금이라는 자산이 감소(대변)하고 보험료라는 비용이 증가(차변)하였다.

(차) 보 험 료	120,000	(대) 현 금	120,000

• 9월 1일

현금이라는 자산이 증가(차변)하고 임대수익이라는 수익이 증가(대변)하였다.

(차) 현　　금　240,000　(대) 임 대 수 익　240,000

- 11월 20일

현금이라는 자산이 증가(차변)하고 매출채권이라는 자산이 감소(대변)하였다.

(차) 현　　금　500,000　(대) 매 출 채 권　500,000

- 12월 12일

현금이라는 자산이 감소(대변)하고 광고선전비라는 비용이 증가(차변)하였다.

(차) 광고선전비　100,000　(대) 현　　금　100,000

3.2.2 거래의 전기

기업들은 자산, 부채, 자본, 수익 및 비용의 각 항목들에 대한 구체적인 계정을 설정하고 각 계정의 증감을 분개장에서 총계정원장에 다음의 [그림 3-1]과 같은 순서로 전기한다.

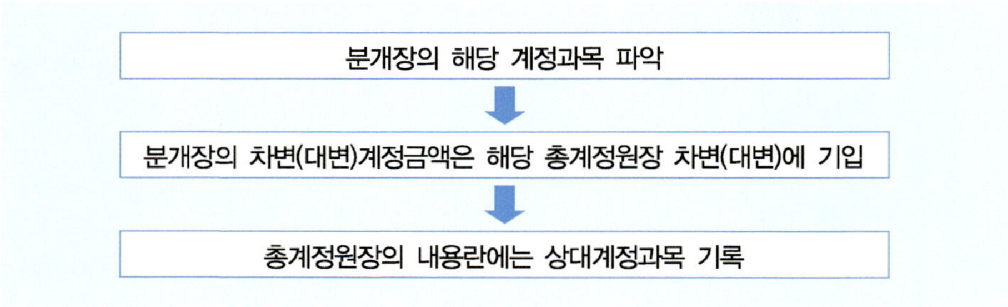

[그림 3-1] **총계정원장에 전기하는 방법**

즉, 분개장의 해당 계정과목을 파악하여 분개장의 차변(대변)계정금액은 해당 총계정원장의 차변(대변)에 기입하고 총계정원장의 내용란에는 분개장에 기록된 해당 분개의 상대계정과목을 기록한다. 〈사례 3-1〉의 거래를 총계정원장에 전기하면 다음과 같다.

현 금

일자	계정	금액	일자	계정	금액
1/1	자 본 금	3,000,000	2/23	상품(또는 매입)	500,000
2/1	차 입 금	1,200,000	5/21	매 입 채 무	250,000
9/1	임 대 수 익	240,000	5/28	종업원급여	200,000
11/20	매 출 채 권	500,000	7/1	건 물	500,000
			7/1	채 권	500,000
			8/1	보 험 료	120,000
			12/12	광고선전비	100,000
				기말잔액	2,770,000
		4,940,000			4,940,000

상품(또는 매입)

일자	계정	금액	일자	계정	금액
2/23	현 금	500,000		기말잔액	1,000,000
	매입채무	500,000			
		1,000,000			1,000,000

매출채권

일자	계정	금액	일자	계정	금액
2/28	매 출	1,000,000	11/20	현 금	500,000
				기말잔액	500,000
		1,000,000			1,000,000

건 물

일자	계정	금액	일자	계정	금액
7/1	현 금	500,000		기말잔액	500,000
		500,000			500,000

채 권

일자	계정	금액	일자	계정	금액
7/1	현 금	500,000		기말잔액	500,000
		500,000			500,000

차입금

일자	계정	금액	일자	계정	금액
	기말잔액	1,200,000	2/1	현 금	1,200,000
		1,200,000			1,200,000

매입채무

일자	계정	금액	일자	계정	금액
5/21	현 금	250,000	2/23	상 품	500,000
	기말잔액	250,000		(매입채무)	
		500,000			500,000

자본금

일자	계정	금액	일자	계정	금액
	기말잔액	3,000,000	1/1	현 금	3,000,000
		3,000,000			3,000,000

매 출

일자	계정	금액	일자	계정	금액
	당기총액	1,000,000	2/28	매출채권	1,000,000
		1,000,000			1,000,000

임대수익

일자	계정	금액	일자	계정	금액
	당기총액	240,000	9/1	현 금	240,000
		240,000			240,000

종업원급여

5/28	현 금	200,000	당기총액	200,000
		200,000		200,000

보험료

8/1	현 금	120,000	당기총액	120,000
		120,000		120,000

광고선전비

12/12	현 금	100,000	당기총액	100,000
		100,000		100,000

3.3 결산

3.3.1 수정전 시산표 작성

일정기간 동안 발생한 모든 거래가 분개장에서 총계정원장의 각 계정에 정확하게 전기되었는지를 조사하기 위해 작성하는 표를 시산표(trial balance)라고 한다. 즉, 분개장에서 총계정원장으로 올바르게 전기된 경우에는 대차평균의 원리에 따라 시산표의 모든 계정의 차변합계와 대변합계는 일치하게 된다. 시산표에는 잔액시산표, 합계시산표 및 합계잔액시산표 등 세 가지 종류가 있다.

(1) 잔액시산표

잔액시산표는 총계정원장의 각 계정의 잔액만을 모아서 하나의 표로 만든 것이다. 즉, 총계정원장의 각 계정의 차변잔액을 시산표의 차변에 기입하고 각 계정의 대변잔액을 시산표의 대변에 기입하게 된다. 〈사례 3-1〉의 총계정원장을 토대로 잔액시산표를 작성하면 다음과 같다.

잔액시산표

차 변	계정과목	대 변
2,770,000	현 금	
1,000,000	상 품	
500,000	매출채권	
500,000	건 물	
500,000	채 권	
	차 입 금	1,200,000
	매입채무	250,000
	자 본 금	3,000,000
	매 출	1,000,000
	임대수익	240,000
200,000	종업원급여	
120,000	보 험 료	
100,000	광고선전비	
5,690,000		5,690,000

(2) 합계시산표

합계시산표는 총계정원장 각 계정의 증가와 감소 금액의 총액을 모아서 하나의 표로 만든 것이다. 즉, 총계정원장 각 계정의 차변합계액은 시산표의 차변에 기입하고 대변합계액은 시산표의 대변에 기입한다. 〈사례 3-1〉의 총계정원장을 토대로 합계시산표를 작성하면 다음과 같다.

합계시산표

차 변	계정과목	대 변
4,940,000	현 금	2,170,000
1,000,000	상 품	
1,000,000	매출채권	500,000
500,000	건 물	
500,000	채 권	
	차 입 금	1,200,000
250,000	매입채무	500,000
	자 본 금	3,000,000
	매 출	1,000,000
	임대수익	240,000
200,000	종업원급여	
120,000	보 험 료	
100,000	광고선전비	
8,610,000		8,610,000

(3) 합계잔액시산표

합계잔액시산표는 합계시산표와 잔액시산표를 하나의 표로 작성한 것이다. 〈사례 3-1〉의 총계정원장을 토대로 합계잔액시산표를 작성하면 다음과 같다.

합계잔액시산표

차 변		계정과목	대 변	
잔 액	합 계		합 계	잔 액
2,770,000	4,940,000	현 금	2,170,000	
1,000,000	1,000,000	상 품		
500,000	1,000,000	매출채권	500,000	
500,000	500,000	건 물		
500,000	500,000	채 권		
		차 입 금	1,200,000	1,200,000
	250,000	매입채무	500,000	250,000
		자 본 금	3,000,000	3,000,000
		매 출	1,000,000	1,000,000
		임대수익	240,000	240,000
200,000	200,000	종업원급여		
120,000	120,000	보 험 료		
100,000	100,000	광고선전비		
5,690,000	8,610,000		8,610,000	5,690,000

3.3.2 기말수정분개

결산과정에서 아직 발생기준에 따라 작성되지 않은 자산, 부채, 자본, 수익 및 비용을 추가적으로 인식해야 되는데 이를 '기말수정분개(adjusting entries)'라고 한다. 이러한 기말수정분개에는 다음과 같이 세 가지가 있다.

1. 매출원가의 산정
2. 감가상각비 계상
3. 손익의 결산정리

(1) 매출원가의 산정

수정전 시산표상의 상품(또는 매입)계정은 매출원가를 반영하기 전의 금액이다. 따라서 시산표상의 금액을 토대로 기말수정을 통하여 당기의 매출된 상품의 원가를 산정해야 한다. 매출원가는 다음과 같이 기초상품재고액에 당기매입액을 가산하고 기말상품재고액을 차감하여 결정한다.

매출원가 = 기초상품재고액 + 당기매입액 − 기말상품재고액

만약, 〈사례 3-1〉에서 기초상품재고액이 없으며 기말상품재고액이 ₩500,000이라면 매출원가는 ₩500,000(=₩0+₩1,000,000−₩500,000)이 된다. 한편, 매출원가를 산정하기 위한 기말수정분개는 다음과 같다.

(차)	기 말 상 품	500,000	(대) 기 초 상 품	0
	매 출 원 가	500,000	당 기 상 품(또는 매입)	1,000,000

따라서 수정전 시산표에 매출원가 산정과 관련된 기말수정분개를 반영한 수정후 시산표를 작성하면 다음과 같다. 즉, 수정전 시산표의 당기매입상품 ₩1,000,000은 수정분개를 통해 매출원가 ₩500,000과 기말상품 ₩500,000으로 수정되었다.

수정전 시산표

⋮		⋮	
상품(매입)	1,000,000		
⋮		매출	1,000,000
⋮		⋮	

+기말수정분개 →

수정후 시산표

⋮		⋮	
상품(기말)	500,000		
매출원가	500,000	⋮	
⋮		매출	1,000,000
⋮		⋮	

(2) 감가상각비 계상

기업은 영업활동을 수행하기 위해서 건물, 기계장치, 비품 등을 사용한다. 이러한 자산들은 한정된 수명을 가지고 있기 때문에 일정한 기간 동안에 사용할 수 있다. 따라서 위의 자산들은 그 자산을 취득하는 시점이 아니라 수명(내용연수) 동안 비용으로 인식하는 것이 타당하다. 이와 같이 그 자산

의 취득원가를 사용할 기간 동안에 비용으로 배분하는 것을 '감가상각(depreciation)'이라고 한다. 예를 들어, 〈사례 3-1〉에서 건물의 내용연수가 5년인 경우 매년마다 동일한 금액을 감가상각비로 장부에 계상한다고 가정하면 20×1년 건물의 감가상각비는 ₩50,000(=₩500,000÷5년×1/2)이 된다. 왜냐하면, 종현상사는 기계장치를 20×1년 7월 1일에 취득하였으므로 연상각액 ₩100,000의 50%만을 상각해야 하기 때문이다.

한편, 위의 감가상각비에 대한 기말수정분개를 나타내면 다음과 같다. 즉, 감가상각비라는 비용이 ₩50,000 증가(차변)하였으며 동시에 건물이 ₩50,000 감소(대변)하였다. 다만, 건물에서 ₩50,000을 직접적으로 차감하지 않고 감가상각누계액이라는 계정과목을 사용하여 간접적으로 감소시키고 있다.

(차) 감가상각비	50,000	(대) 감가상각누계액	50,000

위의 감가상각누계액은 자산의 차감적 항목으로 수정후 시산표에서는 아래와 같이 대변에 나타나지만 재무상태표에 표시할 때에는 해당 자산에서 차감하여 표시한다. 즉, 재무상태표에 표시되는 건물의 가액은 ₩450,000(=₩500,000−₩50,000)이 된다. 위와 같이 자산의 취득원가에서 감가상각누계액을 차감한 금액을 장부금액(book value)이라고 한다.

수정전 시산표

	⋮		⋮
건물	500,000		
	⋮		⋮

+기말수정분개 →

수정후 시산표

	⋮		⋮
건물	500,000		
감가상각비	50,000	감가상각누계액	50,000
	⋮		⋮

(3) 손익의 결산정리

당기에 현금으로 주고받은 수익 또는 비용에는 차기에 귀속되는 수익 또는 비용이 있을 수 있다. 한편, 실제로 당기에는 현금으로 주고받은 금액이 없으나 당기의 수익 또는 비용에 속하는 것도 있다. 이와 같이 수정전 시산표에 나타난 수익과 비용은 회계상 기간손익을 계산하기 위한 정확한 수익과 비용에 해당하지 않을 수 있기 때문에 이들 금액을 조정하는 회계처리를 해야 하는데 이러한 것을 '손익의 결산정리'라고 한다. 손익의 결산정리는 아래의 [그림 3-2]와 같이 발생과 이연이 있다.

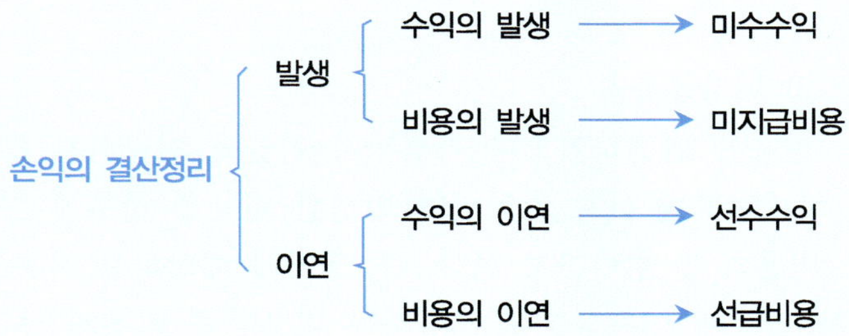

[그림 3-2] **손익의 결산정리**

1) 미수수익

수익은 발생하였으나 기말까지 현금을 수취하지 못하여 아무런 회계처리를 하지 않은 경우에 발생한 수익은 장부에 기록해야 하는데 이를 '수익의 발생'이라고 한다. 즉, 당기의 수익에 속하나 미수분이 있는 경우에 미수분에 해당하는 수익만큼을 수익계정의 대변에 기입함과 동시에 자산계정의 차변에 미수수익으로 기록한다. 이러한 미수수익의 항목으로는 미수이자, 미수수수료, 미수임대료 등이 있다. 〈사례 3-1〉에서 채권에 대한 이자를 20×2년 6월 30일에 ₩100,000을 수취하기로 되어 있다면 20×1년의 이자수익은 ₩50,000(=₩100,000×6/12)이 되며 이에 대한 기말수정분개를 하면 다음과 같다.

(차) 미수수익(미수이자) 50,000 (대) 이 자 수 익 50,000*

* ₩100,000×6/12=₩50,000

즉, 20×2년 6월 30일에 채권에 대한 이자 ₩100,000을 수취하지만 이 중 ₩50,000(=₩100,000×6/12)은 20×1년에 발생한 것이므로 ₩50,000을 20×1년의 이자수익으로 계상하고 동액만큼 미수수익(미수이자)으로 처리해야 한다. 위의 사항을 수정후 시산표에 반영하면 다음과 같다.

수정전 시산표

⋮		⋮	
미수수익	0	이자수익	0
⋮		⋮	

+기말수정분개 →

수정후 시산표

⋮		⋮	
미수수익	50,000	이자수익	50,000
⋮		⋮	

2) 미지급비용

비용은 발생하였으나 기말까지 현금을 지급하지 않았기 때문에 아무런 회계처리를 하지 않았다면 발생한 비용을 장부에 기록해야 하는데 이를 '비용의 발생'이라고 한다. 즉, 당기에 해당하는 비용으로서 미지급분이 있는 경우에 미지급분에 해당하는 비용만큼 비용계정의 차변에 기록하고 부채의 계정과목인 미지급비용으로 대변에 기입하게 된다. 이러한 미지급비용의 항목으로는 미지급이자, 미지급수수료, 미지급임차료 등이 있다. 〈사례 3-1〉에서 당기에 발생한 종업원에 대한 급여 ₩10,000을 20×2년 1월 30일에 지급하기로 되어 있다면 20×1년 추가로 장부에 기입해야 할 종업원급여는 ₩10,000이 되며 이에 대한 기말수정분개를 나타내면 다음과 같다.

(차) 종업원급여	10,000	(대) 미지급비용(미지급급여)	10,000

즉, 20×2년 1월 30일에 종업원에 대한 급여 ₩10,000을 지급하지만 이 금액은 20×1년에 발생한 것이므로 ₩10,000을 20×1년의 종업원급여로 계상하고 동액만큼 미지급비용(미지급급여)으로 처리해야 한다. 위의 사항을 수정후 시산표에 반영하면 다음과 같다.

수정전 시산표

⋮		⋮	
종업원급여	0	미지급비용	0
⋮		⋮	

+기말수정분개 →

수정후 시산표

⋮		⋮	
종업원급여	10,000	미지급비용	10,000
⋮		⋮	

3) 선수수익

당기에 해당하는 수익으로서 이미 현금으로 받은 금액 중에서 차기의 수익에 속하는 부분에 대해서는 당기의 수익에서 차감하는 동시에 부채인 선수수익으로 계상해야 한다. 즉, 선수수익에 해당하는 금액만큼 수익을 소멸시키고 동시에 부채계정을 대변에 기입함으로써 관련된 선수수익을 차기로 이월시키는데 이를 '수익의 이연'이라고 한다. 이러한 선수수익에는 선수이익, 선수수수료, 선수임대료 등이 있다. 〈사례 3-1〉에서 9월 1일에 건물에 대한 1년분 임대료 ₩240,000을 현금으로 받고 수정전 시산표에는 수익으로 기입하였다. 그러나 아래의 [그림 3-3]과 같이 당기에 임대료 ₩240,000을 수취하였다 하더라도 당기분 임대수익은 ₩80,000(=₩240,000×4/12)이며 나머지 ₩160,000(=₩240,000×8/12)은 차기의 임대수익이다.

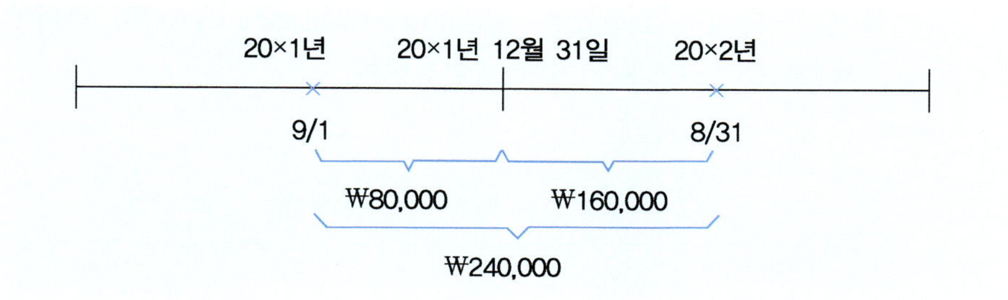

[그림 3-3] **임대수익의 귀속연도**

따라서 당기에 현금으로 수취한 임대료 ₩240,000 중 ₩160,000은 임대수익에서 차감하여 선수수익(선수임대료)으로 아래와 같이 대체시켜야 한다.

(차) 임 대 수 익 160,000 (대) 선수수익(선수임대료) 160,000*

* ₩240,000×8/12

한편, 위의 사항을 수정후 시산표에 반영하면 다음과 같다.

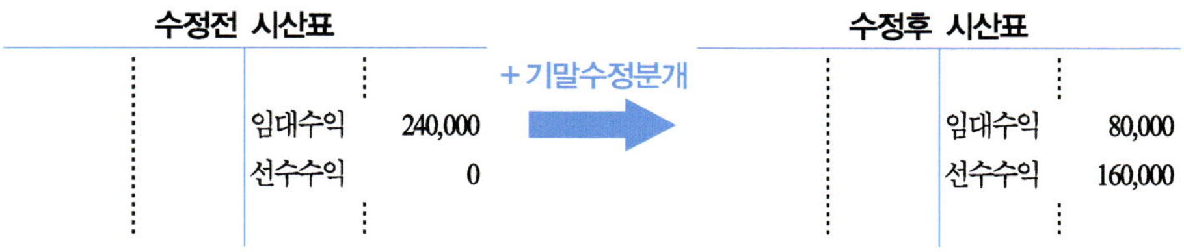

4) 선급비용

당기에 현금으로 지급하여 비용으로 기록한 금액 중 차기의 비용에 해당하는 부분이 있는 경우에는 차기에 속하는 비용을 당기의 비용에서 차감하고 자산의 계정과목인 선급비용으로 기록하는데 이를 '비용의 이연'이라고 한다. 이러한 선급비용에는 선급보험료, 선급이자, 선급임차료 등이 있다. 〈사례 3-1〉에서 8월 1일 화재보험에 가입한 후 1년분 보험료 ₩120,000을 현금으로 지급하고 수정전 시산표에는 비용으로 기입하였다. 그러나 당기에 보험료 ₩120,000을 지급하였다 하더라도 아래의 [그림 3-4]와 같이 당기분 보험료는 ₩50,000(=₩120,000×5/12)이며 나머지 ₩70,000(=₩120,000×7/12)은 차기의 보험료이다.

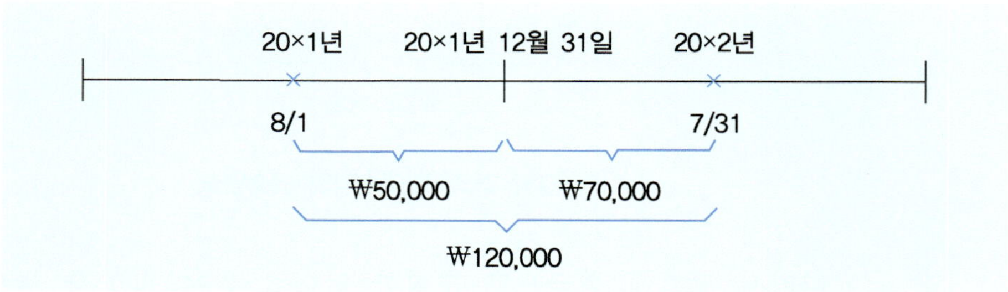

[그림 3-4] **보험료의 귀속연도**

따라서 당기에 현금으로 지급한 보험료 ₩120,000 중 ₩70,000은 보험료에서 차감하여 선급비용(선급보험료)으로 아래와 같이 대체시켜야 한다.

(차) 선급비용(선급보험료)	70,000	(대) 보 험 료	70,000*

* ₩120,000×7/12

한편, 위의 사항을 수정후 시산표에 반영하면 다음과 같다.

수정전 시산표

⋮		⋮
선급보험료	0	
보험료	120,000	
⋮		⋮

+기말수정분개 →

수정후 시산표

⋮		⋮
선급보험료	70,000	
보험료	50,000	
⋮		⋮

3.3.3 수정후 시산표 작성

아래의 [그림 3-5]와 같이 수정전 시산표에서 기말수정분개를 반영하면 수정후 시산표가 도출된다.

수정전 시산표 + 기말수정분개 = 수정후 시산표

[그림 3-5] **수정후 시산표의 도출**

〈사례 3-1〉의 수정전 시산표에서 위에서 언급한 기말수정분개를 반영한 수정후 시산표를 도출하면 다음과 같다.

수정후 시산표

현 금	2,770,000	차 입 금	1,200,000
상 품	500,000	매 입 채 무	250,000
매 출 채 권	500,000	미지급비용(미지급급여)	10,000
건 물	500,000	선수수익(선수임대료)	160,000
채 권	500,000	감가상각누계액	50,000
선급비용(선급보험료)	70,000		
미수수익(미수이자)	50,000		
		자 본 금	3,000,000
매 출 원 가	500,000		
종업원급여	210,000	매 출	1,000,000
보 험 료	50,000	임 대 수 익	80,000
광고선전비	100,000	이 자 수 익	50,000
감가상각비	50,000		
	5,800,000		5,800,000

3.3.4 장부마감

(1) 포괄손익계산서 계정

수익과 비용은 당기의 경영성과를 나타내기 때문에 차기의 경영성과에 영향을 미쳐서는 아니 된다. 따라서 당기의 수익과 비용 계정은 차기로 이월시키지 않고 이를 집합시켜 자본의 이익잉여금계정에 대체하고 차기의 수익과 비용은 '0'에서 출발해야 한다. 즉, 수익과 비용 계정은 하나의 보고기간이 종료되면 이익잉여금에 집합된 뒤 '0'으로 되는데 이러한 절차를 '마감(closing)'이라고 한다. 〈사례 3-1〉에서 수익과 비용 계정을 마감하면 다음과 같다.

(차) 매 출	1,000,000	(대) 매 출 원 가	500,000
임 대 수 익	80,000	종업원급여	210,000
이 자 수 익	50,000	보 험 료	50,000
		광고선전비	100,000
		감가상각비	50,000
		이익잉여금	220,000

(2) 재무상태표 계정

재무상태표 계정의 마감은 별도의 회계처리 없이 총계정원장의 최종잔액에 차기이월이라고 기입하는 것으로 종료된다. 왜냐하면 재무상태표 계정은 포괄손익계산서 계정과는 다르게 차기에 '0'에서부터 시작되는 것이 아니라 전기의 최종잔액에서부터 시작되기 때문에 전기의 최종잔액을 그대로 차기로 이월시키면 되기 때문이다.

3.3.5 포괄손익계산서와 재무상태표 작성

수정후 시산표를 이용하여 〈사례 3-1〉의 포괄손익계산서와 재무상태표를 작성하면 다음과 같다.

포괄손익계산서

매 출 원 가	500,000	매 출	1,000,000
종업원급여	210,000	임 대 수 익	80,000
보 험 료	50,000	이 자 수 익	50,000
광고선전비	100,000		
감가상각비	50,000		
당기순이익	220,000		
	1,130,000		1,130,000

재무상태표

현　　금	2,770,000	차 입 금	1,200,000
상　　품	500,000	매 입 채 무	250,000
매 출 채 권	500,000	미지급비용(미지급급여)	10,000
건　　물	500,000	선수수익(선수임대료)	160,000
감가상각누계액	(50,000)		
채　　권	500,000	자 본 금	3,000,000
선급비용(선급보험료)	70,000	이익잉여금	220,000
미수수익(미수이자)	50,000		
	4,840,000		4,840,000

종합예제

다음은 대한병원의 3월중 거래이다.

1일 : 현금 ₩384,000을 출연하여 의료법인을 설립하다.*
3일 : 의료설비를 ₩210,000에 취득하다. 이에 필요한 자금은 단기차입하다.
4일 : 의료서비스를 제공하고 그 대금 ₩4,800은 외상으로 하다.
6일 : 위 4일의 의료미수금 ₩4,800을 현금 회수하다.**
7일 : 위 3일의 의료설비 구입을 위한 차입금 ₩210,000을 상환하다.
10일 : 3월분 수도광열비(전기 · 가스 · 수도요금) ₩1,800을 지급하다.
14일 : 3월분 급여 ₩7,500을 지급하다.
17일 : 3월분 의료용 소모품 ₩1,920을 외상으로 매입하다.
25일 : 의료설비를 추가로 ₩48,000에 현금 매입하다.
30일 : 의료서비스 ₩24,000을 제공하고 현금을 받다.

* 의료법인에서 일반기업의 '자본금'에 해당하는 것은 '기본금'계정을 사용한다.
** 일반기업의 '매출채권'에 해당하는 것은 '의료미수금'계정을 사용한다. '매출'에 해당하는 것은 '의료수익'계정을 사용한다.

풀이

1일 :	(차) 현　　금	384,000	(대) 기 본 금	384,000
3일 :	(차) 의 료 설 비	210,000	(대) 차 입 금	210,000
4일 :	(차) 의료미수금	4,800	(대) 의 료 수 익	4,800
6일 :	(차) 현　　금	4,800	(대) 의료미수금	4,800
7일 :	(차) 차 입 금	210,000	(대) 현　　금	210,000
10일 :	(차) 수도광열비	1,800	(대) 현　　금	1,800
14일 :	(차) 급　　여	7,500	(대) 현　　금	7,500

17일 : (차) 소 모 품 비 1,920 (대) 미지급비용 1,920
25일 : (차) 의 료 설 비 48,000 (대) 현 금 48,000
30일 : (차) 현 금 24,000 (대) 의 료 수 익 24,000

시산표 (단위 : 원)

현 금	140,700	미지급비용	1,920
의료미수금	4,800	기 본 금	384,000
의 료 설 비	258,000	의 료 수 익	28,800
수도광열비	1,800		
급 여	7,500		
소 모 품 비	1,920		
	414,720		414,720

손익계산서 (단위 : 원)

의 료 수 익	28,800
수도광열비	(1,800)
급 여	(7,500)
소 모 품 비	(1,920)
당기순이익	17,580

재무상태표 (단위 : 원)

현 금	140,700	미지급비용	1,920
의료미수금	4,800	기 본 금	384,000
의 료 설 비	258,000	이익잉여금	17,580
	403,500		403,500

4 재무제표

4.1 재무보고를 위한 개념체계

4.1.1 목적

'재무보고를 위한 개념체계'의 목적은 재무제표의 작성과 표시에 기초가 되는 개념을 정립하여 회계정보의 외부이용자에게 다음의 [그림 4-1]과 같은 도움을 주기 위함이다.

첫째, 한국회계기준위원회가 새로운 회계기준을 제정하고 기존의 회계기준을 개정하는 데 도움을 준다. 둘째, 재무제표 작성자가 회계기준을 적용하여 재무제표를 작성하는 데 도움을 준다. 셋째, 재무제표가 회계기준에 따라 적정하게 작성되고 있는지에 대해 감사인이 의견을 형성하는 데 도움을 준다. 넷째, 재무제표의 이용자가 재무제표에 포함된 회계정보를 해석하는 데 도움을 준다.

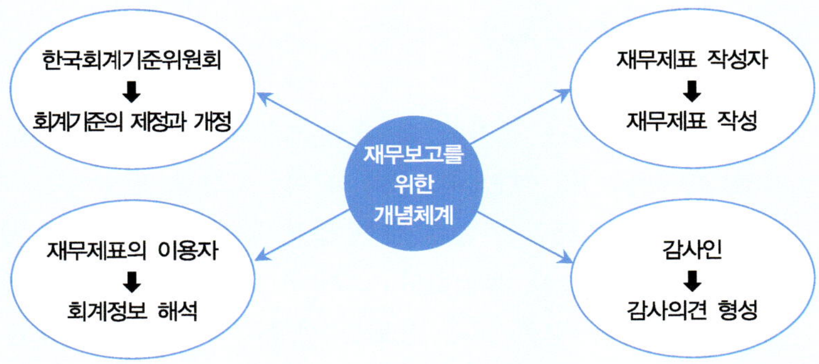

[그림 4-1] **재무보고를 위한 개념체계의 목적**

그러나 이러한 개념체계는 특정한 재무제표 요소의 측정과 공시에 관한 기준을 정하는 것이 아니므로 특정한 회계기준에 우선하지는 않는다.

4.1.2 개념체계의 구조

재무보고를 위한 개념체계는 아래의 [그림 4-2]와 같이 재무보고의 목적, 유용한 재무정보의 질적특성, 재무제표의 기본가정, 재무제표 요소의 인식 및 측정, 재무제표의 작성과 제공으로 구성되어 있다.

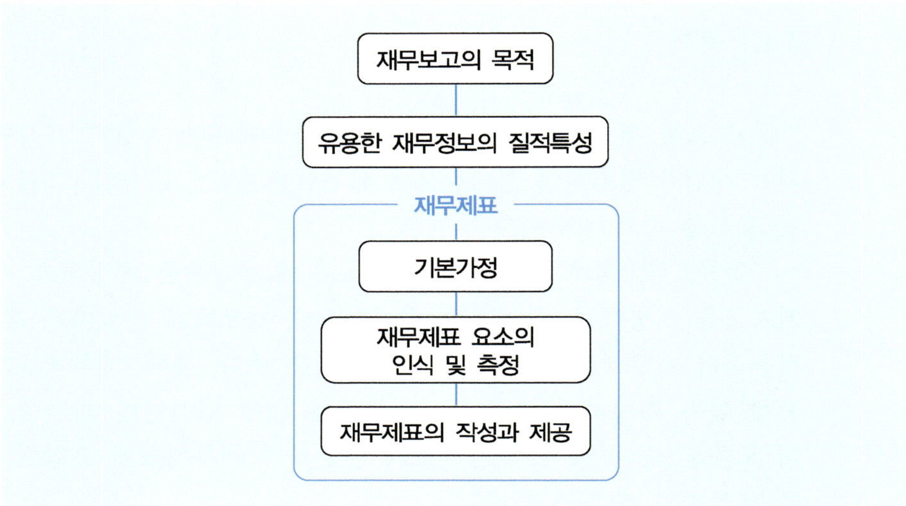

[그림 4-2] **개념체계의 구조**

4.1.3 재무보고의 목적

재무보고의 목적은 투자자 및 채권자가 의사결정을 할 때 유용한 재무정보를 제공하는 것이다. 즉, 미래 순현금흐름을 전망하는 데 도움을 주는 정보, 경영자의 책임 이행에 대한 정보 등과 같이 기업의 재무상태와 재무성과에 대한 정보를 제공한다. 그러나 일반 경제적 상황, 정치적 사건, 산업의 전망 등과 같은 모든 정보는 제공하지 않으며 제공할 수도 없다.

4.1.4 유용한 재무정보의 질적특성

재무정보의 질적특성은 재무보고의 목적을 달성하기 위한 유용한 재무정보가 갖추어야 할 속성을 말한다. 재무정보의 질적특성은 다음의 [그림

4-3]과 같이 유용한 재무정보가 필수적으로 갖추어야 할 근본적 질적특성과 재무정보의 유용성을 보강시키는 보강적 질적특성으로 구성되어 있다. 근본적 질적특성으로는 목적적합성, 충실한 표현이 있으며 보강적 질적특성으로는 비교가능성, 검증가능성, 적시성, 이해가능성이 있다. 한편, 재무정보의 보고에는 원가가 소요되며 해당 정보에 대한 보고효익이 그 원가를 초과할 때 그 정보는 정당성을 가지게 된다. 따라서 재무보고로 제공될 수 있는 정보에 대한 포괄적 제약요인으로 원가의 제약이 있다.

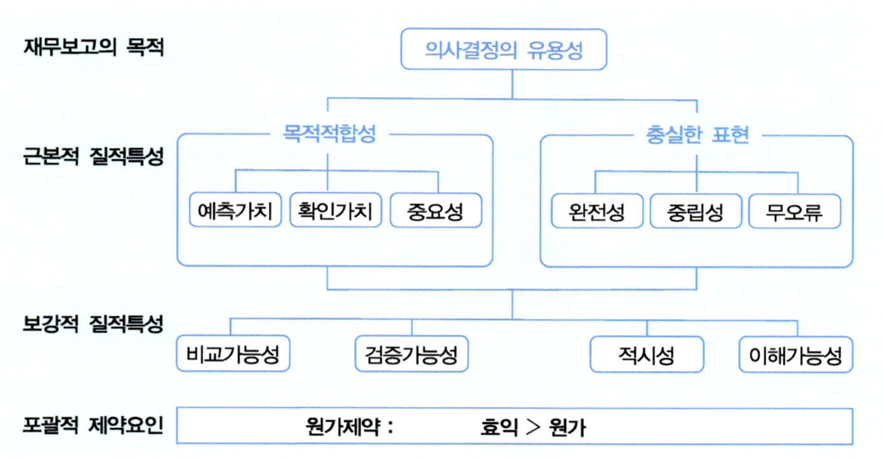

[그림 4-3] 유용한 재무정보의 질적특성

(1) 목적적합성(relevance)

목적적합성이란 회계정보이용자의 의사결정과 관련이 있어야 한다는 것이다. 즉, 목적적합한 재무정보는 정보이용자의 의사결정에 차이가 나도록 할 수 있으며 재무정보에 예측가치(predictive value)와 확인가치(confirmatory value)가 있다면 그 재무정보는 목적적합한 재무정보라고 할 수 있다. 여기에서 예측가치는 정보이용자가 재무정보를 이용하여 미래 결과를 예측할 수 있는 능력을 말하며 확인가치는 과거의 평가를 확인하거나 변경시키는 정보의 능력을 말한다. 이러한 재무정보의 예측가치는 확인가치와 상호관련성이 있다. 즉, 예측가치를 가지는 재무정보는 확인가치를 갖는 경우가 많다. 예를 들어, 당해 연도의 수익에 대한 정보는 미래 연도의 수익을 예측할 수 있기 때문에 예측가치를 가질 뿐만 아니라 과거 연도에 행한 당해 연도 수익에 대한 예측치와 비교할 수도 있기 때문에 확인가치도 가질 수 있다.

한편, 정보가 누락되거나 잘못 기재된 경우 특정 기업의 재무정보에 근거한 정보이용자의 의사결정에 영향을 줄 수 있는 중요성(materiality)은 재무정보로 제공되기 위한 최소한의 요건이기 때문에 재무정보의 목적적합성에 포함된다.

(2) 충실한 표현(faithful representation)

재무보고는 경제적 현상을 글과 숫자로 표현한 것이기 때문에 재무정보가 유용하기 위해서는 경제적 현상을 충실하게 표현해야 한다. 즉, 경제적 현상은 완전하고 중립적이며 오류가 없어야 한다. 완전한 서술은 정보이용자가 경제적 현상을 이해하는 데 필요한 모든 정보를 재무보고에 포함해야 한다는 것이다. 중립적 서술은 정보이용자가 재무정보를 유리하거나 불리하게 받아들일 가능성을 높이기 위해 편파적이 되거나, 편중되거나, 강조되거나, 경시되거나 그 밖의 방식으로 조작되지 않아야 함을 의미한다. 한편, 오류가 없다는 것은 경제적 현상의 기술에 오류나 누락이 없고 재무정보를 생산하는 데 사용되는 절차의 선택과 적용이 절차상으로 오류가 없어야 함을 의미한다.

(3) 비교가능성(comparability)

비교가능성은 정보이용자가 항목간의 유사점과 차이점을 식별하고 이해할 수 있는 재무정보의 질적특성을 의미한다. 즉, 한 기업의 재무상태 또는 재무성과를 연도별로 비교할 수 있는 기간별 비교가능성과 여러 기업의 재무상태와 재무성과를 비교할 수 있는 기업간 비교가능성을 의미한다.

(4) 검증가능성(verifiability)

검증가능성은 합리적인 판단력이 있는 독립된 서로 다른 관찰자가 동일한 경제적 사건을 유사한 방법으로 측정하는 경우 반드시 완전히 일치하지는 못하더라도 유사한 결과에 도달할 수 있다는 것을 의미한다. 예를 들어, 서로 다른 관찰자가 주식의 공정가치를 측정할 때 거의 일치하는 의견을 제시한 경우 주식의 공정가치의 정보는 검증가능성이 있다.

(5) 적시성(timeliness)

적시성은 의사결정에 영향을 미칠 수 있도록 의사결정자가 정보를 제때 이용가능하게 하는 것을 의미한다. 적시성 있는 재무정보가 모두 유용성이 높은 정보는 아니지만 일반적으로 재무정보는 오래될수록 유용성이 낮아진다.

(6) 이해가능성(understandability)

정보가 유용하기 위해서는 재무보고에 포함된 정보를 정보이용자가 쉽게 이해할 수 있어야 한다. 일반적으로 정보를 명확하고 간결하게 분류하고 특징지으며, 표시하면 이해가능성이 높아진다. 그러나 이러한 재무정보의 이해가능성은 사업활동과 경제활동에 대해 합리적인 지식이 있고 부지런히 정보를 검토하고 분석하는 정보이용자를 전제로 하고 있다.

(7) 원가의 제약

원가는 재무보고로 제공될 수 있는 정보에 대한 포괄적인 제약요인이다. 재무정보의 작성 및 보고에는 원가가 소요되며 해당 정보를 보고하는 것이 정당화되기 위해서는 해당 정보의 효익이 그 원가를 초과해야 한다. 즉, 원가의 제약은 특정 정보에서 예상되는 효익이 그 정보를 작성하고 보고하기 위해 투입되는 원가보다 커야 함을 의미하여 특정 재무정보의 제공 여부를 판단하는 포괄적인 제약요인이 된다.

4.1.5 재무제표의 기본가정

재무제표는 일반적으로 기업이 계속기업이며 예상가능한 기간 동안 영업을 계속할 것이라는 가정하에 작성된다. 따라서 기업은 그 경영활동을 청산하거나 중요하게 축소할 의도나 필요성을 갖고 있지 않다는 가정을 적용하며 만약 이러한 의도나 필요성이 있다면 재무제표는 계속기업을 가정한 기준과는 다른 기준을 적용하여 작성해야 한다. 예를 들어, 계속기업을 가정하지 않는 경우에는 자산과 부채의 청산가치를 적용하여 측정해야 할 것이다.

4.1.6 재무제표 요소의 정의, 인식 및 측정

(1) 정의

재무제표는 거래나 그 밖의 사건의 재무적 영향을 경제적 특성에 따라 대분류하여 나타낸다. 이러한 대분류를 재무제표의 요소라고 한다. 아래의 [그림 4-4]와 같이 재무상태표에서 재무상태의 측정과 직접 관련된 요소는 자산, 부채 및 자본이며, 포괄손익계산서에서 성과의 측정과 직접 관련된 요소는 수익과 비용이다. 한편, 자본변동표나 현금흐름표는 일반적으로 재무상태표 요소의 변동과 포괄손익계산서 요소의 합으로 구성되어 있기 때문에 별도로 식별하지 않는다.

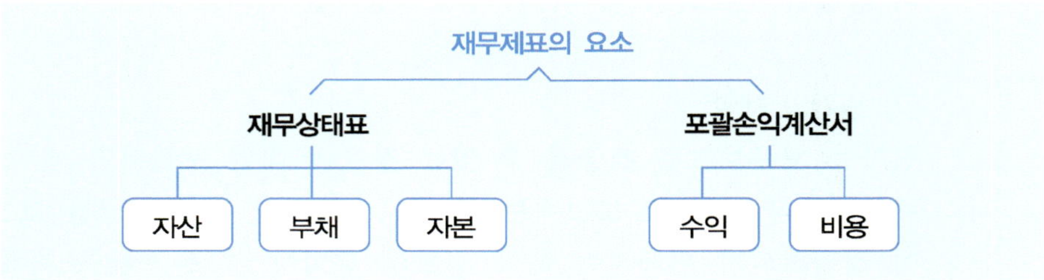

[그림 4-4] **재무제표의 요소**

이러한 재무제표의 요소는 재무상태표와 포괄손익계산서에 표시될 때 소분류의 과정을 거치게 된다. 예를 들어, 자산과 부채는 기업이 영위하는 사업의 성격과 기능에 따라 회계정보이용자의 의사결정에 가장 유용하도록 해당 정보를 분류한다. 자산, 부채, 자본, 수익 및 비용의 정의는 다음과 같다.

구 분	정 의
1. 자산	과거 사건의 결과로 기업이 통제하고 있는 미래 경제적효익이 기업에 유입될 것으로 기대되는 자원
2. 부채	과거 사건에 의하여 발생하였으며 경제적효익을 갖는 자원이 기업으로부터 유출됨으로써 이행될 것으로 기대되는 현재의무
3. 자본	기업의 자산에서 모든 부채를 차감한 후의 잔여지분
4. 수익	지분참여자에 의한 출연과 관련된 것을 제외하고 자산의 유입이나 증가 또는 부채의 감소에 따라 자본의 증가를 초래하는 특정 회계기간 동안에 발생한 경제적효익의 증가
5. 비용	지분참여자에 대한 분배를 제외하고 자산의 유출이나 소멸 또는 부채의 증가에 따라 자본의 감소를 초래하는 특정 회계기간 동안에 발생한 경제적효익의 감소

한편, 수익에서 비용을 차감한 것을 총포괄손익이라고 하는데 총포괄손익은 당기순손익과 기타포괄손익으로 구성된다. 즉, 총포괄손익은 자본의 변동 중 기업과 지분참여자와의 거래를 제외한 것을 말하며 다음과 같이 표현할 수 있다.

기초자본 ± 지분참여자와의 거래 ± 총포괄손익 = 기말자본
총포괄손익 = 당기순손익 ± 기타포괄손익

수익과 비용의 대부분 항목은 당기순손익을 구성한다. 그러나 다음의 것은 기타포괄손익으로 분류한다.

1. FVOCI금융자산 재측정손익
2. 자산의 재평가이익
3. 확정급여제도의 재측정요소
4. 해외사업장환산외환차이
5. 현금흐름위험회피의 위험회피수단의 평가손익(효과적인 부분)
6. 관계기업의 기타포괄손익(관계기업 지분)

(2) 인식

인식은 재무제표의 정의에 부합하고 인식기준을 충족하는 항목을 재무상

태표나 포괄손익계산서에 반영하는 과정을 말한다. 즉, 인식은 특정 항목을 재무상태표나 포괄손익계산서에 언제 반영할 것인지를 결정하는 과정이다. 또한 이 과정은 해당 항목을 서술하는 계정명칭과 화폐금액으로 기술하고 그 금액을 재무상태표 또는 포괄손익계산서 총계에 산입하는 것을 포함한다.

일반적으로 재무제표 요소의 정의에 부합하는 항목이 다음 기준을 모두 충족한다면 재무제표에 인식되어야 한다.

구 분	내 용
1. 미래 경제적효익의 발생가능성	그 항목과 관련된 미래 경제적효익이 기업이 유입되거나 기업으로부터 유출될 가능성이 높음
2. 측정의 신뢰성	그 항목의 원가 또는 가치를 신뢰성 있게 측정할 수 있음

첫 번째 요건은 미래 경제적효익의 유입 또는 유출 가능성이다. 여기에서 미래 경제적효익은 미래의 현금유입에 대한 잠재력이다. 자산의 경우에는 미래 경제적효익의 유입가능성이 높아야 하며 부채는 미래 경제적효익의 유출가능성이 높아야 한다. 이와 같은 미래 경제적효익의 발생가능성 개념은 영업활동이 수행되는 기업환경의 특성을 반영하는 불확실성을 고려하고자 하는 것이다. 예를 들어, 기업이 보유한 특정한 매출채권과 관련된 회수가능성이 높다면 해당 매출채권을 자산으로 인식하는 것이 타당하며 그 매출채권에 어느 정도의 대손발생가능성이 존재한다면 예상되는 경제적효익의 감소를 비용으로 인식하여야 한다. 한편, 미래 경제적효익의 유입과 유출에 대한 불확실성 정도의 평가는 재무제표를 작성할 때 이용가능한 증거에 기초하여야 한다.

다음으로 어떤 항목의 재무제표에 인식하기 위해서는 그 항목이 신뢰성 있는 측정에 의한 원가 또는 가치를 가지고 있어야 한다. 즉, 재무제표를 작성하는 많은 경우에 원가 또는 가치를 합리적으로 추정하는데 이러한 합리적 추정은 재무제표의 신뢰성을 훼손하지는 않는다. 따라서 합리적인 추정을 할 수 없는 경우에는 해당 항목을 재무제표에 인식할 수 없다. 예를 들어, 소송으로부터 예상되는 배상금이 자산의 정의에 부합하고 인식을 위한 발생가능성 기준을 충족한다 하더라도 신뢰성 있게 측정할 수 없는 경우에는 이를 자산과 수익으로 인식할 수 없다. 이와 같은 배상금의 존재는 단지 주석, 설명 자료 또는 부속명세서에서만 공시할 수 있을 뿐이다.

(3) 측정

측정은 재무상태표와 포괄손익계산서에 인식되고 평가되어야 할 재무제표 요소의 화폐금액을 결정하는 과정이다. 이러한 측정은 특정한 측정기준의 선택과정을 포함한다. 재무제표를 작성하기 위해서는 다수의 측정기준이 다양한 방법으로 결합되어 사용되는데 이러한 측정기준의 예는 다음과 같다.

구 분	내 용
1. 역사적원가	자산(또는 부채)을 취득(또는 부담)한 시점에서 지불(또는 수취)한 금액
2. 현행원가	자산(또는 부채)을 현재 시점에서 취득(또는 이행)할 경우 지불해야 할 금액
3. 실현가능(이행)가치	자산(또는 부채)을 현재 시점에서 처분(또는 상환)할 경우 수취(또는 지급)할 것으로 예상되는 금액
4. 현재가치	자산(또는 부채)이 창출할 것으로 기대되는 미래 순현금유입액(또는 미래 순현금유출액)의 현재가치

재무제표를 작성할 때 기업이 가장 보편적으로 채택하고 있는 측정기준이 역사적원가이다. 역사적원가는 자산을 취득 당시에 지급한 현금 또는 현금성자산이나 그 밖의 대가의 공정가치로 기록하고 부채를 부담하는 의무의 대가로 수취한 금액으로 기록하는 방법이다. 이와 같은 역사적원가는 일반적으로 현행원가, 실현가능(이행)가치, 현재가치 등 다른 측정기준과 함께 사용된다.

현행원가는 자산을 동일하거나 또는 동등한 자산을 현재 시점에서 취득할 경우에 그 대가로 지불하여야 할 현금이나 현금성자산의 금액으로 평가하고 부채를 현재 시점에서 그 의무를 이행하는 데 필요한 현금이나 현금성자산의 할인하지 아니한 금액으로 평가하는 방법이다.

실현가능(이행)가치는 자산을 정상적으로 처분하는 경우 수취할 것으로 예상되는 현금이나 현금성자산의 금액으로 평가하고 부채를 정상적인 영업과정에서 상환하기 위해 지급될 것으로 예상되는 현금이나 현금성자산의 할인하지 아니한 금액으로 평가하는 방법이다.

현재가치는 자산을 정상적인 영업과정에서 그 자산이 창출할 것으로 기대되는 미래 순현금유입액의 현재할인가치로 평가하고 부채를 정상적인 영업과정에서 상환할 때 필요할 것으로 예상되는 미래 순현금유출액의 현재할인가치로 평가하는 방법이다.

4.2 재무제표의 작성과 제공

4.2.1 재무제표의 특징

(1) 목적과 종류

재무제표의 목적은 다양한 정보이용자의 경제적 의사결정에 유용한 기업의 재무상태, 재무성과와 재무상태 변동에 관한 정보를 제공하는 것이다. 이러한 재무제표에는 아래의 [그림 4-5]와 같이 재무상태표, 포괄손익계산서, 현금흐름표, 자본변동표 및 주석(유의적인 회계정책의 요약 및 그 밖의 설명으로 구성) 등이 포함되며 이러한 각각의 재무제표는 전체 재무제표에서 동등한 비중으로 표시된다.

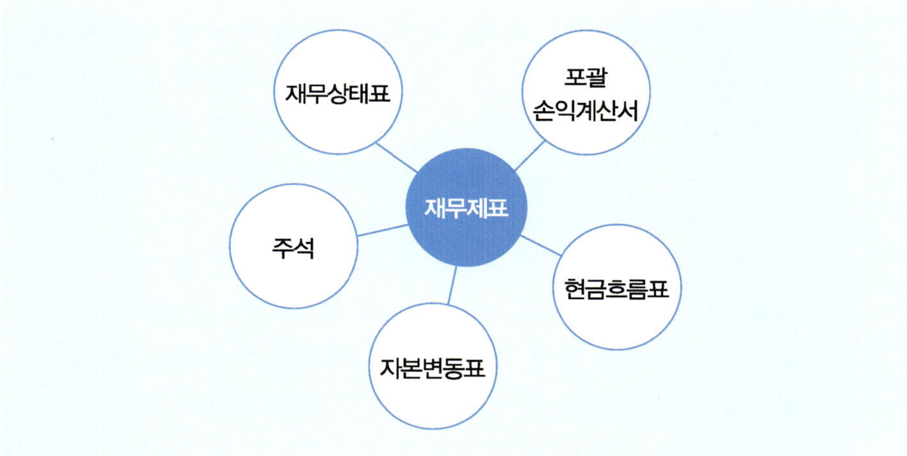

[그림 4-5] 재무제표의 종류

(2) 공정한 표시와 한국채택국제회계기준의 준수

재무제표는 기업의 재무상태, 재무성과 및 현금흐름을 공정하게 표시해야 한다. 공정한 표시를 위해서는 개념체계에서 정한 자산, 부채, 자본, 수익 및 비용에 대한 정의와 인식요건에 따라 거래, 그 밖의 사건과 상황의 효과를 충실하게 표현해야 한다. 한편, 한국채택국제회계기준에 따라 작성된 재무제표는 공정하게 표시된 재무제표로 본다. 한국채택국제회계기준을 준수하여 재무제표를 작성한 기업은 그러한 준수사실을 주석으로 명시적이고 제한 없이 기재해야 하며 그러한 재무제표가 국제회계기준을 준수하여 작성되었음을 주석으로 공시할 수 있다.

(3) 계속기업

경영자는 재무제표를 작성할 때 해당 기업의 계속기업으로서의 존속가능성을 평가해야 한다. 왜냐하면 경영자가 기업을 청산하거나 경영활동을 중단할 의도를 가지고 있지 않은 경우에는 계속기업을 전제로 재무제표를 작성해야 하기 때문이다. 이를 위해 경영자는 적어도 보고기간말부터 향후 12개월 기간에 대하여 이용가능한 모든 정보를 고려하여 계속기업의 가정이 적절한지의 여부를 평가해야 한다. 이 경우 미래의 기대수익성, 부채상환계획, 대체적 자본조달의 잠재적 원천 등과 같은 다양한 요소를 고려할 필요가 있다.

(4) 발생기준

기업은 현금흐름의 정보를 제외하고는 발생기준 회계를 사용하여 재무제표를 작성해야 한다. 기업이 발생기준 회계를 적용하는 경우 각 재무제표의 요소는 '개념체계'의 정의와 인식요건을 충족할 때 자산, 부채, 자본, 수익 및 비용을 인식한다.

(5) 중요성과 통합표시

재무제표의 요소 중 유사한 항목은 중요성 분류에 따라 재무제표에 구분하여 표시한다. 한편, 상이한 성격이나 기능을 가진 항목은 구분하여 표시하되 중요하지 않은 항목은 성격이나 기능이 유사한 항목과 통합하여 표시할 수 있다. 또한 개별적으로 중요하지 않은 항목은 다른 항목과 통합하고 중요하지 않은 정보이기 때문에 그 항목에 대한 공시는 필요하지 않다.

(6) 상계

자산과 부채, 수익과 비용은 원칙적으로 상계하지 않는다. 즉, 자산과 부채, 수익과 비용은 구분하여 표시한다. 재무제표 요소의 상계를 원칙적으로 금지하는 이유는 발생한 거래, 그 밖의 사건과 상황을 이해하고 기업의 미래 현금흐름을 분석할 수 있는 재무제표이용자의 능력을 저해하기 때문이다. 그러나 다음은 상계표시가 허용된다.

구 분	예
1. 수익의 측정	수익을 측정할 때 받거나 받을 대가의 공정가치에서 매매할인이나 수량할인을 차감하여 표시
2. 비유동자산의 처분손익	투자자산과 영업용 자산을 처분하고 받는 처분대금에서 그 자산의 장부금액과 관련된 처분비용을 차감하여 표시
3. 충당부채와 관련된 지출을 보전받는 경우	당해 지출과 보전받는 금액을 상계하여 표시
4. 외환차손	차익과 차손을 상계하여 표시
5. FVPL금융상품에서 발생한 손익	차익과 차손을 상계하여 표시

(7) 보고빈도

재무제표는 적어도 1년마다 작성해야 한다. 그런데 보고기간 종료일을 변경하여 재무제표의 보고기간이 1년을 초과하거나 미달하는 경우에는 재무제표의 해당 기간, 보고기간이 1년을 초과하거나 미달하게 된 이유, 재무제표에 표시된 금액이 완전하게 비교가능하지 않다는 사실 등을 주석으로 공시해야 한다.

(8) 비교정보 및 표시의 계속성

당기 재무제표에 보고되는 모든 금액에 대해 전기 비교정보를 표시해야 한다. 이 경우 당기 재무제표를 이해하는 데 목적적합하다면 서술형 정보의 경우에도 비교정보를 공시해야 한다.

한편, 사업내용의 유의적인 변화, 재무제표를 검토한 결과 다른 표시나 분류방법이 더 적절한 것이 명백한 경우, 한국채택국제회계기준에서 표시방법의 변경을 요구한 경우 등을 제외하고는 매기 동일하게 재무제표항목을 표시하고 분류해야 한다. 즉, 기업은 변경된 표시방법이 재무제표이용자에게 신뢰성 있고 더욱 목적적합한 정보를 제공하며 변경된 구조가 지속적으로 유지될 가능성이 높아 비교가능성을 저해하지 않을 것으로 판단할 때에만 재무제표의 표시방법을 변경한다.

4.2.2 재무상태표

(1) 의의

재무상태표(statement of financial position)는 특정 시점 현재 기업의 자산, 부채 및 자본의 잔액을 나타낸 재무제표이다. 재무상태표를 통해 기업의 재무구조, 유동성, 부채상환능력 등을 평가할 수 있다.

(2) 형식

재무상태표는 아래의 〈표 4-1〉과 같이 계정식과 보고식이 있다. 계정식은 재무상태표의 차변에 자산계정을, 대변에 자본과 부채 계정을 배열하여 작성하는 방법을 말한다. 한편, 보고식은 실무에서 많이 사용하는 방법으로 재무상태표의 상단에 자산을, 하단에 자본과 부채를 차례로 배열하는 방법이다.

〈표 4-1〉 **재무상태표의 형식**

계정식 재무상태표

××회사			20××년 ×월 ×일
자산		자본	
비유동자산	×××	납입자본	×××
		이익잉여금	×××
유동자산	×××	기타자본요소	×××
		자본총계	×××
		부채	
		비유동부채	×××
		유동부채	×××
		부채총계	×××
자산총계	×××	부채와 자본총계	×××

보고식 재무상태표

××회사	20××년 ×월 ×일
자산	
비유동자산	×××
유동자산	×××
자산총계	×××
자본	
납입자본	×××
이익잉여금	×××
기타자본구성요소	×××
자본총계	×××
부채	
비유동부채	×××
유동부채	×××
부채총계	×××
부채와 자본총계	×××

(3) 유동과 비유동의 구분

재무상태표를 작성할 때 재무상태를 이해하는 데 목적적합한 경우 재무상태에 항목, 제목 및 중간합계를 추가하여 표시할 수 있다. 한편, 원칙적으로 자산과 부채는 유동과 비유동으로 구분하여 표시하는데 이를 '유동·비유동법'이라고 한다. 여기에서 자산은 다음의 경우에 유동자산으로 분류한다.

1. 기업의 정상영업주기 내에 실현될 것으로 예상하거나 정상영업주기 내에 판매하거나 소비할 의도가 있음
2. 주로 단기매매목적으로 보유하고 있음
3. 보고기간 후 12개월 이내에 실현될 것으로 예상함
4. 현금이나 현금성자산으로서 교환이나 부채상환 목적으로의 사용에 대한 제한기간이 보고기간 후 12개월 이상이 아님

여기에서 영업주기는 영업활동을 위한 자산의 취득시점부터 그 자산이 현금이나 현금성자산으로 실현되는 시점까지 소요되는 기간을 말하며 정상영업주기를 명확하게 식별할 수 없는 경우에는 그 기간이 12개월인 것으로 가정한다. 또한 위에서 유동자산은 주로 단기매매목적으로 보유하고 있는 자산(예 : 현금 및 현금성자산, 재고자산, 매출채권 등)과 비유동 금융자산의 유동성 대체부분을 포함한다. 한편, 부채는 다음의 경우에 유동부채로 분류한다.

1. 정상영업주기 내에 결제될 것으로 예상하고 있음
2. 주로 단기매매목적으로 보유하고 있음
3. 보고기간 후 12개월 이내에 결제하기로 되어 있음
4. 보고기간 후 12개월 이상 부채의 결제를 연기할 수 있는 무조건의 권리를 가지고 있지 않음

위의 유동·비유동법과는 달리 신뢰성 있고 더욱 목적적합한 정보를 제공하는 경우에는 모든 자산과 부채는 유동성의 순서에 따라 표시하는데 이를 '유동성 배열법'이라고 한다. 또한 유동성을 표시할 때 자산과 부채의 일부는 유동·비유동법으로, 나머지는 유동성 배열법으로 표시하는 것

도 허용된다.

(4) 별도 구분항목

한국채택국제회계기준의 특징 중 하나는 재무제표를 작성할 때 엄격한 계정의 분류나 표시가 없다는 것이다. 그러나 적어도 다음에 해당하는 금액을 나타내는 항목은 표시를 해야 한다.

구 분	별도 구분항목
자산	1. 유형자산 2. 투자부동산 3. 무형자산 4. 금융자산 5. 지분법에 따라 회계처리한 투자자산 6. 생물자산 7. 재고자산 8. 매출채권 및 기타채권 9. 현금 및 현금성자산 10. 당기법인세와 관련한 자산 11. 이연법인세자산 12. 매각예정으로 분류된 처분자산집단에 포함된 자산
부채	1. 매입채무 및 기타채무 2. 충당부채 3. 금융부채 4. 당기법인세와 관련한 부채 5. 이연법인세부채 6. 매각예정으로 분류된 처분자산집단에 포함된 부채
자본	1. 자본에 표시된 비지배지분 2. 지배기업의 소유주에게 귀속되는 납입자본과 적립금

위의 한국채택국제회계기준에서 예시하고 있는 항목들을 반영한 재무상태표를 유동·비유동법에 의한 보고식으로 나타내면 다음의 〈표 4-2〉와와 같다.

〈표 4-2〉 유동 · 비유동법에 의한 보고식 재무상태표

(단위 : 천원)

	20×7년 12월 31일	20×6년 12월 31일
자산		
비유동자산		
유형자산	×××	×××
영업권	×××	×××
기타무형자산	×××	×××
관계기업투자	×××	×××
지분상품에 대한 투자	×××	×××
	×××	×××
유동자산		
재고자산	×××	×××
매출채권	×××	×××
기타유동자산	×××	×××
현금및현금성자산	×××	×××
	×××	×××
자산총계	×××	×××
자본 및 부채		
지배기업의 소유주에게 귀속되는 자본		
납입자본	×××	×××
이익잉여금	×××	×××
기타자본구성요소	×××	×××
	×××	×××
비지배지분	×××	×××
자본총계	×××	×××
비유동부채		
장기차입금	×××	×××
이연법인세	×××	×××
장기충당부채	×××	×××
비유동부채합계	×××	×××
유동부채		
매입채무와 기타미지급금	×××	×××
단기차입금	×××	×××
유동성장기차입금	×××	×××
당기법인세부채	×××	×××
단기충당부채	×××	×××
유동부채합계	×××	×××
부채총계	×××	×××
자본 및 부채 총계	×××	×××

4.2.3 포괄손익계산서

(1) 의의

포괄손익계산서(statement of profit or loss and other comprehensive income)는 일정기간 동안 발생한 모든 수익에서 비용을 차감한 기업의 재무성과에 대한 정보를 제공하는 재무제표이다. 포괄손익계산서는 기업의 미래 현금흐름, 수익창출능력 등을 예측하는 데 유용한 정보를 제공한다.

(2) 형식

포괄손익계산서는 아래의 〈표 4-3〉과 같이 계정식과 보고식이 있다. 계정식은 포괄손익계산서의 차변에 비용계정을, 대변에 수익계정을 배열하여 작성하는 방법을 말한다. 한편, 보고식은 실무에서 많이 사용하는 방법으로 포괄손익계산서의 상단에 수익을, 하단에 비용을 차례로 배열하는 방법이다. 보고식 포괄손익계산서는 당기순손익과 기타포괄손익을 구분하여 표시하는 두 개의 보고서와 함께 표시하는 단일의 포괄손익계산서로 구분된다.

〈표 4-3〉 **포괄손익계산서의 형식**

계정식 포괄손익계산서

××회사　　　　20×1. ×. ×.~20×1. ×. ×.

비용	×××	수익	×××
총포괄손익	×××		
	×××		×××

보고식 포괄손익계산서

단일의 포괄손익계산서

수익	×××
비용	(×××)
당기순손익	×××
기타포괄손익	×××
총포괄손익	×××

두 개의 보고서

손익계산서		**포괄손익계산서**	
수익	×××	당기순손익	×××
비용	×××	기타포괄손익	×××
당기순손익	×××	총포괄손익	×××

(3) 별도 구분항목

재무상태표와 마찬가지로 포괄손익계산서를 작성할 때에도 엄격한 계정의 분류나 표시가 없다. 따라서 기업의 선택에 따라 수익과 비용을 통합하거나 구분하여 표시할 수 있다. 그러나 적어도 다음에 해당하는 금액을 나타내는 항목은 표시를 해야 한다.

구 분	별도 구분항목
당기순손익	1. 수익 2. 금융원가 3. 지분법 적용대상인 관계기업과 공동기업의 당기순손익에 대한 지분 4. 법인세비용 5. 중단영업의 합계를 표시하는 단일금액 6. 비지배지분과 지배기업의 소유주에 귀속되는 당기순손익
기타포괄손익	기타포괄손익의 각 구성요소 (1) 당기손익으로 재분류되지 않는 항목 : ① 자산의 재평가이익, ② 확정급여제도의 재측정요소 (2) 당기손익으로 재분류되는 항목 : ① FVOCI금융자산 재측정손익, ② 해외사업장환산외환차이, ③ 현금흐름위험회피의 위험회피수단의 평가손익, ④ 관계기업의 기타포괄손익에 대한 지분
총포괄손익	비지배지분과 지배기업의 소유주에 귀속되는 총포괄손익

기업의 재무성과를 이해하는 데 보다 목적적합한 경우 항목, 제목 및 중간합계를 추가하여 표시할 수 있다. 또한 기타포괄손익의 구성요소는 ① 관련 법인세를 차감한 순액으로 표시하거나, ② 기타포괄손익의 구성요소와 관련된 법인세효과 반영 전 금액으로 표시하고 각 항목들에 관련된 법인세효과를 단일금액으로 합산하여 표시할 수도 있다.

(4) 비용의 구분과 영업손익의 표시

포괄손익계산서를 작성할 때 신뢰성 있고 더욱 목적적합한 정보를 제공할 수 있는 방법을 적용하여 당기손익으로 인식한 비용의 분석내용을 표시한다. 이러한 비용의 분석방법은 크게 ① 성격별로 분류하거나 ② 기능별로 분류한다. 성격별로 분류하면 당기손익에 포함된 비용을 그 성격별(예 : 감가상각비, 원재료의 구입, 운송비, 종업원급여, 광고선전비 등)로 통합하며 기능별로 재배분하지 않는다. 이러한 방법은 비용을 기능별로 분류할 필요가 없기 때문에 적용이 간단하다는 장점이 있다. 한편, 비용을 매출원가, 물류원가, 관리활동원가 등과 같은 기능별로 분류하면 성격별 분류보다 재무제표이용자에게 더욱 목적적합한 정보를 제공할 수 있지만 비용을 기능별로 배분하는 데 상당한 정도의 판단이 개입될 수 있다.

한편, 기업은 수익에서 매출원가 및 판매비와 관리비(물류원가 등)를 차감한 영업손익을 포괄손익계산서에서 구분하여 표시해야 한다. 이때 영업손익 산출에 포함된 주요항목과 그 금액을 포괄손익계산서 본문에 표시하거나 주석으로 공시한다. 기능별 또는 성격별 단일의 포괄손익계산서를 보고식으로 나타내면 다음의 〈표 4-4〉와 같다.

〈표 4-4〉 보고식으로 나타낸 기능별 또는 성격별 단일의 포괄손익계산서

기능별 손익계산서 (단위 : 천원)

	20×7년	20×6년
수익(revenue)	×××	×××
매출원가	(×××)	(×××)
매출총이익	×××	×××
기타수익(other income)	×××	×××
물류원가	(×××)	(×××)
관리비	(×××)	(×××)
기타비용	(×××)	(×××)
금융원가	(×××)	(×××)
관계기업의 이익에 대한 지분	×××	×××
법인세비용차감전순이익	×××	×××
법인세비용	(×××)	(×××)
계속영업이익	×××	×××
중단영업손실	−	(×××)
당기순이익	×××	×××
기타포괄손익 :		
당기손익으로 재분류되지 않는 항목		
자산재평가차익	×××	×××
확정급여제도의 재측정요소	(×××)	(×××)
관계기업의 기타포괄손익에 대한 지분	×××	×××
당기손익으로 재분류되지 않는 항목과 관련된 법인세	(×××)	(×××)
	×××	×××
후속적으로 당기손익으로 재분류될 수 있는 항목		
해외사업장환산외환차이	×××	×××
FVOCI금융자산	(×××)	×××
현금흐름위험회피	(×××)	(×××)
당기손익으로 재분류될 수 있는 항목과 관련된 법인세	×××	(×××)
	(×××)	×××
법인세비용차감후기타포괄손익	(×××)	×××
총포괄이익	×××	×××

성격별 손익계산서 (단위 : 천원)

	20×7년	20×6년
수익(revenue)	×××	×××
기타수익(other income)	×××	×××
제품과 재공품의 변동	(×××)	(×××)
기업이 수행한 용역으로서 자본화되어 있는 부분	×××	×××
원재료와 소모품의 사용액	(×××)	(×××)
종업원급여	(×××)	(×××)
감가상각비와 기타상각비	(×××)	(×××)
유형자산손상차손	(×××)	–
기타비용	(×××)	(×××)
금융원가	(×××)	(×××)
관계기업의 이익에 대한 지분	×××	×××
법인세비용차감전순이익	×××	×××
법인세비용	(×××)	(×××)
계속영업이익	×××	×××
중단영업손실	–	(×××)
당기순이익	×××	×××
기타포괄손익 :		
당기손익으로 재분류되지 않는 항목 :		
자산재평가차익	×××	×××
지분상품 투자자산	(×××)	×××
확정급여제도의 재측정요소	(×××)	×××
관계기업의 기타포괄손익에 대한 지분	×××	(×××)
당기손익으로 재분류되지 않는 항목과 관련된 법인세	×××	(×××)
	×××	×××
후속적으로 당기손익으로 재분류될 수 있는 항목 :		
해외사업장환산외환차이	×××	×××
현금흐름위험회피	(×××)	(×××)
당기손익으로 재분류될 수 있는 항목과 관련된 법인세	(×××)	(×××)
	×××	×××
법인세비용차감후기타포괄손익	×××	×××
총포괄이익	(×××)	×××

4.2.4 현금흐름표

(1) 의의

현금흐름표(statement of cash flow)는 일정기간 동안 기업의 현금유입과 유출에 대한 정보를 제공하는 재무제표이다. 즉, 현금흐름표는 일정기간 동안 기업의 영업활동, 투자활동 및 재무활동으로 인한 현금의 유입과 유출에 대한 정보를 나타낸 표이다.

(2) 형식

영업활동으로 인한 현금흐름을 직접법과 간접법을 이용하여 작성하면 〈표 4-5〉와 같다.

〈표 4-5〉 **직접법과 간접법을 이용한 현금흐름표**

직접법에 의한 현금흐름표		(단위 : 원)
		20×2
영업활동현금흐름		
고객으로부터의 유입된 현금	×××	
공급자와 종업원에 대한 현금유출	(×××)	
영업으로부터 창출된 현금	×××	
이자지급	(×××)	
법인세의 납부	(×××)	
영업활동순현금흐름		×××
투자활동현금흐름		
종속기업 X의 취득에 따른 순현금흐름	(×××)	
유형자산의 취득	(×××)	
설비의 처분	×××	
이자수취	×××	
배당금수취	×××	
투자활동순현금흐름		(×××)
재무활동현금흐름		
유상증자	×××	
장기차입금	×××	
리스부채의 지급	(×××)	
배당금지급	(×××)	
재무활동순현금흐름		(×××)
현금및현금성자산의 순증가		×××
기초 현금및현금성자산		×××
기말 현금및현금성자산		×××

간접법에 의한 현금흐름표 (단위 : 원)

		20×2
영업활동현금흐름		
법인세비용차감전순이익	×××	
가감 :		
감가상각비	×××	
외화환산손실	×××	
투자수익	(×××)	
이자비용	×××	
	×××	
매출채권 및 기타채권의 증가	(×××)	
재고자산의 감소	×××	
매입채무의 감소	(×××)	
영업에서 창출된 현금	×××	
이자지급	(×××)	
법인세의 납부	(×××)	
영업활동순현금흐름		×××
투자활동현금흐름		
종속기업 X의 취득에 따른 순현금흐름	(×××)	
유형자산의 취득	(×××)	
설비의 처분	×××	
이자수취	×××	
배당금수취	×××	
투자활동순현금흐름		(×××)
재무활동현금흐름		
유상증자	×××	
장기차입금	×××	
리스부채의 상환	(×××)	
배당금지급	(×××)	
재무활동순현금흐름		(×××)
현금및현금성자산의 순증가		×××
기초 현금및현금성자산		×××
기말 현금및현금성자산		×××

4.2.5 자본변동표

(1) 의의

자본변동표(statement of changes in equity)란 일정시점 현재의 기업의 자본의 크기와 일정기간 동안 자본의 변동에 관한 정보를 나타낸 표이다. 즉, 납입자본, 이익잉여금, 기타자본구성요소의 기초잔액, 당기변동내역, 기말잔액을 일목요연하게 나타낸 표이다.

(2) 형식

자본변동표를 나타내면 다음의 〈표 4-6〉과 같다.

〈표 4-6〉 **자본변동표**

(단위 : 천원)

	납입 자본	이익 잉여금	해외사업장 환산	지분상품에 대한 투자	현금흐름 위험회피	재평가 잉여금	총 계	비지배 지분	총자본
20×6년 1월 1일 현재 잔액	×××	×××	(×××)	×××	×××	–	×××	×××	×××
회계정책의 변경	–	×××	–	–	–	–	×××	×××	×××
재작성된 금액	×××	×××	(×××)	×××	×××	–	×××	×××	×××
20×6년 자본의 변동									
배당	–	(×××)	–	–	–	–	(×××)	–	(×××)
총포괄손익	–	×××	×××	×××	(×××)	×××	×××	×××	×××
20×6년 12월 31일 현재 잔액	×××	×××	×××	×××	(×××)	×××	×××	×××	×××
20×7년 자본의 변동									
유상증자	×××	–	–	–	–	–	×××	–	×××
배당	–	(×××)	–	–	–	–	(×××)	–	(×××)
총포괄손익	–	×××	×××	(×××)	(×××)	×××	×××	×××	×××
이익잉여금으로 대체	–	×××	–	–	–	(×××)	–	–	–
20×7년 12월 31일 현재 잔액	×××	×××	×××	×××	(×××)	×××	×××	×××	×××

4.2.6 주석

주석은 재무상태표, 포괄손익계산서, 현금흐름표 및 자본변동표에 추가하는 정보를 말한다. 즉, 주석은 재무제표의 작성근거와 구체적인 회계정책에 대한 정보 등으로 한국채택국제회계기준에서 요구하는 정보이지만 재무제표 어느 곳에도 표시되지 않는 정보이다. 이러한 주석은 재무제표에 포함되며 실무적으로 적용가능한 한 체계적인 방법으로 표시해야 한다.

PART

3

의료기관 재무제표의 작성과 계정

1 의료기관 재무제표의 일반적 작성기준

1.1 회계의 일반원칙

① 회계처리 및 보고는 신뢰할 수 있도록 객관적인 자료와 증거에 의하여 공정하게 처리하여야 한다.
② 재무제표의 양식 및 과목과 회계용어는 이해하기 쉽도록 간단·명료하게 표시하여야 한다.
③ 중요한 회계방침과 회계처리기준·과목 및 금액에 관하여는 그 내용을 재무제표상에 충분히 표시하여야 한다.
④ 회계처리에 관한 기준 및 추정은 기간별 비교가 가능하도록 매기 계속하여 적용하고 정당한 사유 없이 이를 변경하여서는 아니 된다.
⑤ 회계처리와 재무제표 작성에 있어서 과목과 금액은 그 중요성에 따라 실용적인 방법에 의하여 결정하여야 한다.
⑥ 회계처리과정에서 2 이상의 선택가능한 방법이 있는 경우에는 재무적 기초를 견고히 하는 관점에 따라 처리하여야 한다.
⑦ 회계처리는 거래의 실질과 경제적 사실을 반영할 수 있어야 한다.

1.2 재무제표 및 부속명세서 작성원칙

재무제표는 재무상태표, 손익계산서, 기본금변동계산서, 현금흐름표 및 주기와 주석으로 한다.

① 재무제표는 「재무제표 세부 작성방법(보건복지부 고시)」과 「의료기관 회계기준 규칙」에 따라 작성하되 「재무제표 세부 작성방법」 및 동 규칙에 정하지 아니한 사항에 대해서는 「의료기관 회계기준 규칙」에 반하지 않는 범위 내에서 「기업회계기준」과 일반적으로 공정·타당하다고 인정되는 회계 관행에 따라 처리한다.
② 재무제표는 당해 회계연도분과 직전 회계연도분을 비교하는 형식으로

작성하여야 한다.

③ 재무제표의 양식은 보고식을 원칙으로 한다.

④ 기타 필요한 명세서는 부속명세서를 작성하여야 한다.

⑤ 재무제표에는 이를 이용하는 자에게 충분한 회계정보를 제공하도록 중요한 회계방침 등 필요한 사항에 대하여는 다음의 방법에 따라 주기 및 주석을 하여야 한다.

- 주기는 재무제표상의 해당 과목 다음에 그 회계사실의 내용을 간단한 자구 또는 숫자로 괄호 안에 표시하는 방법으로 한다.
- 주석은 재무제표상의 해당 과목 또는 금액에 기호를 붙이고 난외 또는 별지에 동일한 기호를 표시하여 그 내용을 간결·명료하게 기재하는 방법으로 한다.
- 동일한 내용의 주석이 2 이상의 과목에 관련되는 경우에는 주된 과목에 대한 주석만 기재하고, 다른 과목의 주석은 기호만 표시함으로써 이를 갈음할 수 있다.

2 의료기관 재무제표의 세부 작성기준

2.1 재무상태표

2.1.1 재무상태표 작성기준

① 재무상태표는 자산, 부채 및 자본으로 구분한다.

② 자산, 부채 및 자본은 총액에 의하여 기재함을 원칙으로 하고, 자산의 항목과 부채 또는 자본의 항목을 상계함으로써 그 전부 또는 일부를 재무상태표에서 제외하여서는 아니 된다.

③ 자산과 부채는 1년을 기준으로 하여 유동자산 또는 비유동자산, 유동부채 또는 비유동부채로 구분하는 것을 원칙으로 한다.

④ 재무상태표에 기재하는 자산과 부채의 항목배열은 유동성 배열법에 의함을 원칙으로 한다.

⑤ 가지급금 또는 가수금 등의 미결산 항목은 그 내용을 나타내는 적절한 과목으로 기재하여야 한다.

2.1.2 자산의 계정과목 구분

자산은 유동자산과 비유동자산으로 구분한다.

(1) 유동자산

유동자산은 당좌자산, 재고자산, 기타유동자산으로 구분한다.

① 당좌자산은 현금 및 현금성자산, 국고보조금, 단기금융상품, 단기매매증권, 의료미수금, 단기대여금, 대손충당금, 미수금, 미수수익, 선급금, 선급비용, 선급제세, 본지점, 이연법인세자산 및 기타의 당좌자산으로 구분한다.

- 의료미수금은 진료행위로 인하여 발생한 외상매출금과 받을어음으로 한다. 입원환자 재원기간 중 발생한 미수금은 재원미수금, 퇴원환자로부터 발생한 미수금은 퇴원미수금, 외래환자로부터 발생한 미수금은 외래미수금, 기타의료수익의 미수금은 기타의료수익미수금으로 구분한다. 의료미수금은 보험자단체 등의 청구미수금과 환자본인부담금미수액을 포함한다. 재원미수금 등은 환자종류에 따라 건강보험미수금, 의료급여미수금, 자동차보험미수금, 산재보험미수금, 일반환자미수금 및 건강검진미수금 등으로 구분할 수 있다.
- 미수금은 의료미수금을 제외한 미수채권 등을 말한다.

② 재고자산은 약품, 진료재료, 급식재료, 저장품, 의료부대물품으로 구분한다.

(2) 비유동자산

비유동자산은 투자자산, 유형자산, 무형자산, 기타비유동자산으로 구분한다.

① 투자자산은 장기금융상품, 투자유가증권, 장기대여금, 장기대여금대손충당금, 퇴직보험예치금, 보증금 및 기타투자자산으로 구분한다.

② 유형자산은 토지, 건물, 구축물, 기계장치, 의료장비, 차량운반구, 공기구비품, 건설 중인 자산, 기타유형자산, 감가상각누계액 및 국고보조금으로 구분한다. 이 경우 유형자산 과목별로 감가상각방법, 내용연수 등을 주석으로 기재하여야 한다. 유형자산의 인식시점 이후에는 원가모형이나 재평가모형 중 하나를 회계정책으로 선택하여 유형자산 분류별로 동일하게 적용한다.

③ 무형자산은 영업권 및 산업재산권으로 구분한다.

□ 유동자산

(1) 당좌자산	**현금과 비교적 단기간 내에 현금화할 수 있는 유동자산**
1. 현금 및 현금성자산	가. 현금 및 타인발행수표 등 통화대용증권과 당좌예금·보통예금 및 현금등가물을 포괄 나. 현금등가물은 큰 거래비용 없이 현금전환이 용이하고 이자율 변동에 따른 가치변동위험이 중요하지 않은 유가증권 및 단기금융상품으로서 취득 당시 만기가 3월 내에 도래하는 것
2. 단기금융상품	금융기관이 취급하는 정기예금·정기적금·사용이 제한된 예금 및 기타 정형화된 상품 등으로 단기자금운용목적으로 소유 또는 기한이 1년 내 도래하는 것
3. 단기매매증권	시장성 있는 회사채·국공채 등과 같은 유가증권으로 단기자금운용목적으로 소유한 것
4. 의료미수금	가. 진료행위로 인하여 발생된 의료미수금, 받을어음, 부도어음 등 나. 의료미수금은 입원 중 발생하여 계상되는 재원미수금, 퇴원환자진료비·외래환자진료비·기타의료수익 중 미회수금액(청구분 및 본인부담금) 다. 재원미수금, 퇴원미수금, 외래미수금은 환자종류에 따라 보험, 급여(보호), 자보, 산재, 일반, 건강진단 등으로 분류
5. 단기대여금	회수기간이 1년 이내 도래하는 대여금(임직원에게 대여한 1년 이내 회수가능한 채권 등)
6. 대손충당금	매출채권의 징수불능에 대비하여 설정한 평가성충당금
7. 미수금	의료미수금을 제외한 미수채권
8. 미수수익	이자, 임대료 등 당기에 속하는 수익 중 미수액
9. 선급금	의료장비 등의 발주를 위해 선급한 금액 ※ 병원을 둘 이상 운영하는 법인이 본원과 분원 간에 전도해 준 전도금(선급금)은 결산시 정산하여 해당 금액으로 처리

10. 선급비용	선급된 비용 중 1년 내에 비용으로 되는 것으로서 선급보험료 · 선급이자 · 선급리스료 등
11. 선급제세	의료수익이나 이자수익 중 원천징수된 세금과 중간예납한 세금 등
12. 본지점	
13. 이연법인세 자산	자산 · 부채가 회수 · 상환되는 미래기간의 과세소득을 감소시키는 효과를 가지는 일시적 차이 등
14. 기타의 당좌자산	기타 다른 계정에 속하지 아니하는 당좌자산
15. 국고보조금	자산취득을 위한 국고보조금에 대한 예금(현금) 차감계정
(2) 재고자산	**진료나 병원운영을 위해 보관 중인 유형의 자산**
1. 약품	가. 진료목적으로 보유하고 있는 일반약품, 주사약품, 마취약품, 마약, 소독약품, 약국재료 등 나. 약품매입시 또는 대금결제시의 에누리 · 할인 · 할증 · 판매장려금 등은 약품매입액에서 차감하여 계상 다. 약국재료는 조제를 위한 약포장지 · 약병 · 연고튜브 · 약조제기기 · 실험정보실재료 등 간접재료
2. 진료재료	가. 진료목적으로 보유하고 있는 각종재료와 진료용구로서 1년 이내에 사용되는 재료 나. 진료재료는 방사선재료, 검사재료, 수술재료, 치과재료, 의료소모품, 혈액, 동위원소재료 등으로 분류 - 방사선재료 : 진단방사선과의 방사선필름 · 현상약품 · 조영제 · 필름봉투 등 - 검사재료 : 임상검사과 · 병리과 · 기능검사실 등의 시약 · 초자류 등 - 수술재료 : 수술시 환자체내에 삽입되는 심장판막 · 인공정체 · 인공관절 등 - 치과재료 : 치과에서 치료시 사용하는 금 · 지경 · 석고 · 은 · 질렉스 · 징크세멘 · 수은 등 - 의료소모품 : 중앙공급실에서 공급하는 수술이나 처치용 소모품(붕대 · 거즈 등) 및 내구성 의료용소도구(청진기, 혈압계, 감자류 등) - 동위원소재료 : 핵의학과의 동위원소(1년 내 사용분) · 필름 · 시약 · 장갑 · 컵 등
3. 급식재료	급식을 위한 채소류 · 육류 · 생선류 · 미곡류 등의 재료와 급식용구(접시, 수저 등)
4. 저장품	가. 약품, 진료재료 및 급식재료 이외의 사무 · 수선 · 청소 · 냉난방을 위한 저장품

계정과목	내용
	나. 사무용 · 관리용 사무용품(장부 · 각종서식 · 인쇄물 · 문방구류), 기계부품 등 수선용부품, 냉난방을 위한 유류, 인쇄물, 청소용구 · 청소용품 등 환경용품, 직원복리를 위한 제복 · 포상용 상품 등의 저장품으로 구분
5. 의료부대물품	의료부대수익을 위하여 보유하고 있는 장의용품, 매점용품 등
(3) 기타유동자산	
1. 기타유동자산	기타 다른 계정에 속하지 아니하는 유동자산
□ 비유동자산	
(1) 투자자산	투자목적으로 보유하는 자산
1. 장기금융상품	유동자산에 속하지 않는 자산으로서 금융상품 중 만기일이 1년 후에 도래하는 자산
2. 투자유가증권	투자목적으로 보유하는 유동자산에 속하지 않는 자산
3. 장기대여금	회수기간이 1년을 초과하는 장기성대여금
4. 장기대여금 대손충당금	장기대여금의 징수불능에 대비하여 설정한 평가성충당금
5. 퇴직보험 예치금	국민연금전환금과 퇴직보험예치금의 합이 퇴직급여충당금을 초과한 금액
6. 보증금	전세보증금 · 전신전화가입보증금 · 영업보증금 등
7. 삭제	
8. 기타 투자자산	콘도회원권 · 골프회원권 · 임차자산개량비 등의 투자자산
(2) 유형자산	
1. 토지	병원이 보유하는 업무용 · 비업무용 토지
2. 건물	병원이 보유하는 병동 · 관리동 · 직원숙소와 같은 일체의 건물과 전기 · 기관 · 난방 · 승강기 · 급배수 · 위생 · 기송관 등의 부속설비
3. 구축물	굴뚝 · 문 · 울타리 · 옹벽 · 도로 · 정원 등과 같이 건물 및 부속설비 이외의 공작물이나 토목설비로서 토지에 고정되어 있는 시설
4. 기계장치	전기설비 · 기계설비 · 냉동설비 · 주방설비(싱크대, 전기밥솥 등) · 세탁설비 등의 기계장치

2.1.3 부채의 계정과목 구분

부채는 유동부채와 비유동부채로 구분한다.

(1) 유동부채

유동부채는 매입채무, 단기차입금, 미지급금, 선수금, 예수금, 미지급비용, 미지급제세, 유동성장기부채, 선수수익, 예수보증금, 단기부채성충당금, 임직원단기차입금, 이연법인세부채 및 기타의 유동부채로 구분한다.

(2) 비유동부채

비유동부채는 장기차입금, 외화장기차입금, 금융리스미지급금, 장기성매입채무, 퇴직급여충당금, 이연법인세부채 및 임대보증금으로 구분한다.

(3) 고유목적사업준비금

고유목적사업준비금을 결산서에 인식하는 경우 해당 고유목적사업준비금은 유동부채 및 비유동부채와는 별도로 구분하여 표시한다.

□ 유동부채

1. 매입채무	약품 등 재고자산매입대가의 미지급금
2. 단기차입금	금융기관으로부터 차입한 1년 이내에 상환할 부채
3. 미지급금	일반적 상거래 이외의 거래에서 발생한 1년 이내에 지급할 금액
4. 선수금	일반적 상거래에서 발생한 선수금
5. 예수금	거래상대방 또는 병원직원으로부터 원천징수하여 납부시까지 예수하고 있는 제세와 예수금
6. 미지급비용	발생된 비용 중 미지급한 금액(미지급급여 · 미지급집세 · 미지급이자 등)
7. 미지급제세	당기소득에 대해 납부할 법인세 등 기타 제세의 미지급액
8. 유동성 장기부채	장기부채 중 1년 이내에 상환할 부채
9. 선수수익	현금으로 수령하였으나 차기 이후에 속하는 것(선수임차료 · 선수이자 · 선수수수료 등)
10. 예수보증금	업무상 일시적으로 보관하는 보증금(입원보증금 · 하자보증금 등)
11. 단기부채성충당금	1년 이내에 사용되는 부채성충당금(임직원의 상여금지급충당금 · 연월차수당충당금 등)
12. 임직원단기차입금	임원이나 직원으로부터 일시적으로 차입한 금액(가수금)
13. 이연법인세부채	자산 · 부채가 회수 · 상환되는 미래기간의 과세소득을 증가시키는 효과를 가지는 일시적 차이 등
14. 기타의 유동부채	기타 다른 계정에 속하지 아니하는 유동부채

□ **비유동부채**

1. 장기차입금	상환기일이 1년 이후에 도래하는 차입금
2. 외화장기차입금	외화표시차입금으로서 상환기일이 1년 이후에 도래하는 차입금
3. 금융리스 미지급금	상환기일이 1년 이후에 도래하는 금융리스 미지급금
4. 장기성 매입채무	지급기일이 1년 이후에 도래하는 매입채무
5. 퇴직급여충당금	임직원이 일시에 퇴직할 경우에 지급할 금액으로 국민연금 퇴직전환금, 퇴직보험 예치금을 차감하는 형식으로 기재
6. 이연법인세부채	자산·부채가 회수·상환되는 미래기간의 과세소득을 증가시키는 효과를 가지는 일시적 차이 등
7. 삭제	
8. 임대보증금	임대계약 등을 확실히 하기 위하여 1년 이상 보관하는 보증금

□ **고유목적사업준비금**

법인의 고유목적사업 또는 기부금에 지출하기 위하여 설정한 준비금

□ **의료발전준비금**

고유목적사업준비금의 사용

2.1.4 자본의 계정과목 구분

① 법인병원 등은 자본을 기본금, 자본잉여금, 기타포괄손익누계액 및 이익잉여금(결손금)으로 구분한다.
- 기본금은 법인기본금과 기타기본금으로 구분한다.
- 자본잉여금은 자본보존목적의 기타자본잉여금으로 한다.
- 기타포괄손익누계액은 재평가잉여금과 해외사업환산손익 등으로 구분한다.
- 이익잉여금(결손금)은 차기이월잉여금(결손금) 및 당기순이익(순손실)으로 구분한다.

② 개인병원은 자본금이라는 개념이 없고 총자산에서 총부채를 차감하면 자본이 되므로 이를 구분하지 아니한다.

□ **기본금(기본재산)**

1. 법인기본금	병원설립을 위하여 출연한 금액
2. 기타기본금	병원증축 등을 위해 출연한 금액 중 미등기금액 또는 이익잉여금의 기본금대체액(정부로부터 받는 출연금 포함)

□ **자본잉여금**

1. 자산재평가적립금	
2. 기타자본잉여금	자본보존목적의 자본잉여금

□ **기타포괄손익누계액**

1. 재평가잉여금	재평가되는 유형자산의 공정가치와 장부금액의 차이
2. 해외사업환산손익	해외사업소의 외화자산 및 부채의 환산과정에서 발생하는 환산손익

□ **이익잉여금(결손금)**

1. 차기이월잉여금(결손금)	차기로 이월될 잉여금(결손금)
2. 당기순이익(순손실)	

2.2 손익계산서

2.2.1 손익계산서 작성기준

① 모든 수익과 비용은 그것이 발생한 기간에 정당하게 배분되도록 처리하여야 한다. 다만, 수익은 실현시기를 기준으로 계상하고 미실현수익은 당기의 손익계산에 산입하지 아니함을 원칙으로 한다.

② 수익과 비용은 그 발생원천에 따라 명확하게 분류하고 각 수익항목과 이에 관련되는 비용항목을 대응 표시하여야 한다.

③ 수익과 비용은 총액에 의하여 기재함을 원칙으로 하고 수익항목과 비용항목을 직접 상계함으로써 그 전부 또는 일부를 손익계산서에서 제외하여서는 아니 된다.

④ 손익계산서는 의료이익(의료손실), 법인세차감전순이익(순손실), 법인세비용, 고유목적사업준비금설정전 당기순이익(손실), 고유목적사업준비금전입액, 고유목적사업준비금환입액 및 당기순이익(순손실)으로 구분표시하여야 한다.

2.2.2 수익의 계정과목 구분

수익과목은 의료수익과 의료외수익으로 구분한다.

(1) 의료수익

① 의료수익은 입원수익, 외래수익 및 기타의료수익으로 구분하며 의료수익감면을 차감한 후의 수익을 계상한다. 이 경우 의료수익감면에 대한 세부내역을 주석으로 기재하여야 한다.

② 의료수익감면은 진료비에누리(또는 진료비할인), 연구용환자감면 및 자선환자감면 등으로 구분한다.

- 진료비에누리는 일정한 요건에 적합한 환자에 대하여 사전에 약정한 할인율에 따라 진료비의 일부 또는 전부를 감액하여 주는 것을 말한다.
- 진료비할인은 진료비가 청구되어 의료미수금으로 계상되었으나 환자의 지불능력부족 등의 이유로 진료비의 일부 또는 전부를 감액하여 주는 것을 말한다.
- 연구용환자나 자선환자에 대해 진료비를 일부 또는 전부를 감면해주는 경우, 환자로부터 수납한 진료비만을 수익으로 계상한다.

(2) 의료외수익

의료외수익은 의료부대수익, 이자수익, 배당금수익, 임대료수익, 단기매매증권처분이익, 단기매매증권평가이익, 연구수익, 외환차익, 외화환산이익, 투자자산처분이익, 유형자산처분이익, 대손충당금환입, 기부금수익, 잡이익, 자산수증이익, 채무면제이익 및 보험차익 등으로 구분한다.

① 의료부대수익은 주차장직영수익, 매점직영수익, 일반식당직영수익, 영안실직영수익 및 기타 시설직영수익 등으로 구분할 수 있다. 이 경우 의료부대수익에 대한 세부내역을 주석으로 기재하여야 한다.

② 임대료수익은 임대한 병원시설에 따라 영안실임대수익 및 매점임대수익 등으로 구분할 수 있다.

③ 연구수익은 연구가 1년 이상 진행되는 경우 진행기준에 따라 인식한다.

□ **의료수익**

계정과목	내용
1. 입원수익	① 입원환자 진료에 따른 제반 의료수익 ② 환자종류별로 보험·급여·산재·일반·자보수익 등으로 구분가능 ③ 사전에 정한 할인율에 따라 특정기관 및 개인에게 진료비를 에누리 또는 할인해 준 금액, 극빈환자 등을 위한 자선진료에 따른 무료 또는 감면액, 연구용환자에 대한 진료비감면액을 차감하여 계상
2. 외래수익	① 외래환자진료에 따른 제반 의료수익 ② 환자종류별로 구분가능 ③ 진료비의 에누리 등은 입원수익과 같은 방법으로 차감하여 계상
3. 기타의료수익	
- 건강진단수익	종합건강진단·신체검사·건강상담·예방접종 등에 따른 제반수익
- 수탁검사수익	타 병원으로부터 검사·촬영 등을 의뢰받아 발생한 수익
- 직원급식수익	병원의 주방시설을 이용하여 병원직원 및 내방객 등에게 식사를 제공하여 발생한 수익
- 제증명료수익	진단서 등의 발급에 따른 수익
- 구급차 운영수익	환자에게 구급차를 제공하여 발생한 수익
- 기타수익	기타 다른 계정에 속하지 아니하는 의료수익(단, 금액적으로 중요한 경우 독립된 계정과목을 설정)

□ **의료외수익**

계정과목	내용
1. 의료부대수익	① 병원이 주된 의료사업 이외의 영안실·매점·슈퍼마켓 등의 부대사업을 직영하여 발생한 수익 ② 시설직영수익 금액이 큰 경우에는 독립과목으로 계상
2. 이자수익	제예금·국공채 등의 이자 및 어음매입할인료 등의 수익
3. 배당금수익	투자한 회사로부터의 배당금수익
4. 임대료수익	병원건물 또는 시설(영안실, 식당 등)을 임대하여 발생한 수익
5. 단기매매증권 처분이익	① 투자자산인 투자주식·투자사채의 처분에 따른 이익 ② 매매수수료를 비롯한 처분에 소요된 비용은 처분가액에서 공제하여 계상
6. 단기매매증권 평가이익	투자자산인 투자주식·투자사채의 평가에 따른 이익
7. 연구수익	
- 연구중심병원 연구수익	① 연구중심병원으로 지정된 기관의 총연구수익 및 연구중심병원이 아닌 기관에서 수행한 수탁연구수익
- 수탁연구수익	② 의약품 등의 안전성·유효성을 심의하기 위하여 병원

	에서 실시되는 임상시험수익 등
- 임상시험수익 - 기타연구수익	③ 1년 이상 진행되는 연구의 경우 진행기준에 따라 연구수익을 인식하여야 함
8. 외환차익	외환의 매입 및 매각에 따라 발생하는 이익
9. 외화환산이익	연도말에 외화자산 또는 외화부채를 결산일 현재의 환율로 평가하여 발생하는 이익
10. 투자자산처분이익	투자자산의 처분시 처분가액이 장부가액(취득원가－감가상각누계액)보다 많아서 발생한 이익
11. 유형자산처분이익	유형자산의 처분시 처분가액이 장부가액(취득원가－감가상각누계액)보다 많아서 발생한 이익
12. 대손충당금환입	초과설정된 대손충당금의 환입에 따른 이익
13. 기부금수익	① 병원이 재화 및 용역의 제공 없이 제3자로부터 무상으로 받은 수입 등 ② 공공병원이 정부 등으로부터 결손보전 또는 운영비보조목적으로 받은 보조금
14. 잡이익	기타 다른 계정에 속하지 아니하는 의료외수익
15. 자산수증이익	의료장비 등의 재산을 무상으로 증여받은 경우 증여자산의 가액을 계상
16. 채무면제이익	채권자로부터 채무액을 변제받은 금액
17. 보험차익	보험에 든 재고자산과 유형자산의 멸실 등의 사고시 수령한 보험금액이 자산가액보다 많은 경우의 이익

2.2.3 비용의 계정과목 구분

비용과목은 의료비용과 의료외비용으로 구분한다.

(1) 의료비용

의료비용은 인건비, 재료비 및 관리운영비로 구분한다.

① 인건비는 급여, 제수당 및 퇴직급여로 구분한다.

② 재료비는 약품비, 진료재료비 및 급식재료비로 구분하며 약품, 진료재료 등의 매입조건이나 대금지불조건 등에 따라 발생하는 매입대금의 감액은 매입에누리(또는 매입할인)로 분류하고, 약품 등의 매입액에서 직접 차감하여 표시한다.

- 매입에누리는 일정기간의 거래수량이나 거래금액 또는 대금지불조건 등에 따라 약품 등의 매입대금 일부를 감액받는 것을 말한다.

- 매입할인은 약품, 진료재료 등의 매입과 관련하여 발생한 채무를 조기 변제함으로써 상대방으로부터 할인받는 금액을 말한다.

③ 관리운영비는 복리후생비, 여비교통비, 통신비, 전기수도료, 세금과공과, 보험료, 환경관리비, 지급임차료, 지급수수료, 수선비, 차량유지비, 교육훈련비, 도서인쇄비, 접대비, 행사비, 연료비, 선교비, 의료사회사업비, 소모품비, 자체연구비, 감가상각비, 무형자산상각비, 임차자산개량상각비, 광고선전비, 대손상각비, 피복침구비, 외주용역비, 잡비 및 의료분쟁비용 등으로 구분한다. 의료분쟁비용은 의료사고 보상금, 의료사고 처리수수료 등으로 구분할 수 있으며, 이에 대한 세부내역을 주석으로 기재하여야 한다.

(2) 의료외비용

의료외비용은 의료부대비용, 이자비용, 기타의 대손상각비, 기부금, 단기매매증권처분손실, 단기매매증권평가손실, 연구비용, 외환차손, 외화환산손실, 투자자산처분손실, 유형자산처분손실, 재고자산감모손, 고유목적사업비, 잡손실 및 재해손실 등으로 구분한다.

① 의료부대비용은 주차장직영비용, 매점직영비용, 일반식당직영비용, 영안실직영비용 및 기타 시설직영비용 등으로 구분할 수 있다. 이 경우 의료부대비용에 대한 세부내역을 주석으로 기재하여야 한다. 의료부대비용은 의료비용과 별도로 인건비, 재료비, 관리운영비 등으로 구분하고, 공통비용은 의료기관의 특성을 고려하여 합리적인 기준에 따라 배분한다.

- 인건비는 인력수, 총급여 및 투입시간 등의 기준으로 배분한다.
- 재료비는 재료의 투입량, 직접재료비, 사용면적(병실수), 사용인원 등의 기준으로 배분한다.
- 관리운영비는 매출액, 점유면적, 서비스시간, 사용인원, 관련 유형자산 가액 등의 기준으로 배분한다.

② 학교법인병원 · 국립대학교병원 및 서울대학교병원에서 법인에 전출한 이익금은 고유목적사업비로 처리한다. 이 경우 고유목적사업비의 세부사용내역을 주석으로 기재하여야 한다.

③ 연구비용은 연구가 1년 이상 진행되는 경우 진행기준에 따라 인식한다.

(3) 고유목적사업준비금

학교법인 · 국립대학교병원 · 서울대학교병원 또는 의료법인 등에서 이익금의 일부 또는 전부를 고유목적사업준비금으로 전입하기 위해 결산서에 반영하는 경우 해당 금액은 고유목적사업준비금전입액으로 처리하고, 고유목적사업준비금전입액은 의료비용 및 의료외비용과는 별도로 구분하여 표시한다. 이 경우 고유목적사업준비금의 세부사용내역을 주석으로 기재하여야 한다.

(4) 법인세비용

법인세비용은 「법인세법」 등의 법령에 의하여 당해 연도의 부담법인세와 법인세에 부가되는 세액합계에 당기이연법인세 변동액을 가감하여 법인세비용을 산출한다. 다만, 학교법인병원 · 국립대학교병원 및 서울대학교병원 이외의 병원은 법인세부담액을 법인세비용으로 계상할 수 있다.

□ 의료비용

(1) 인건비	
1. 급여	① 본봉 · 직책수당 등 명칭에 관계없이 근로의 대가로 지급하는 비용 ② 의사급여 · 간호직급여 · 약무직급여 · 의료기사급여 · 영양직급여 · 사무직급여 · 기술직급여 · 기능직급여 · 보조직급여 등으로 나누어 계상 ③ 의사급여에는 전문의와 전공의 급여, 간호직급여에는 간호사와 조산사, 간호조무사 급여, 약무직급여에는 약사와 한약사 급여, 의료기사직급여에는 의료기사 등의 급여, 영양직급여에는 영양사 · 조리사 등의 급여, 사무직급여에는 행정직원과 전산직원 급여, 기술직급여에는 의공, 전기, 기계, 열관리, 환경관리 등 면허보유 기술자의 급여, 기능직급여에는 운전기사 · 교환원 · 경비원 · 목공 · 보일러공 · 미화원 · 세탁원 등의 급여, 보조직급여에는 기사 및 기능사 자격이 없는 일용인력, 보조인력, 배식인력 등의 급여를 계상 ④ 대학병원에서 의료 활동의 대가로 임상교원에게 지급하는 본봉 · 진료수당 · 선택진료성과금 등의 급여 ⑤ 대학병원의 경우 고유목적사업비(전출금)는 임상교원의 급여를 차감한 전액을 계상

2. 제수당	급여 외 지급되는 각종수당
3. 퇴직급여	보수규정에 의한 퇴직급여계상액 또는 지급액(사학연금 또는 공무원연금 부담액 포함)
(2) 재료비	
1. 약품비	① 환자의 진료를 위하여 실제로 소모된 약품비 포함 ② 약품종류에 따라 일반약품비 · 주사약품비 · 마취약비 · 마약비 · 소독약품비 · 약국재료비 등으로 분류
2. 진료재료비	① 환자의 진료를 위하여 실제로 소모된 진료재료비 ② 진료재료의 종류에 따라 방사선재료비 · 검사재료비 · 수술재료비 · 치과재료비 · 의료소모품비 · 혈액비 · 동위원소재료비 · 기타재료비 등으로 분류
3. 급식재료비	환자 · 환자보호자 · 병원직원 등을 위한 급식에 소모된 급식재료와 급식용구
(3) 관리운영비	
1. 복리후생비	① 직원복지후생을 위한 복지후생적인 비용 ② 복리후생비는 그 성질에 따라 직원의료비, 병원이 부담하는 3대보험료(건강보험부담금 · 고용보험부담금 · 산재보험료), 국민연금부담금, 단체활동비, 축조의금, 당숙직비, 직원피복비 등으로 구분
2. 여비교통비	출장여비규정에 의한 국내외 출장여비 · 업무활동을 위한 시내교통비 · 통근버스임차료 · 의사 등의 부임여비 및 이와 유사한 성질의 교통비
3. 통신비	전신 · 전화 · Fax · 우편사서함 등 통신시설의 이용료 및 우편료
4. 전기수도료	전력료와 상 · 하수도료
5. 세금과공과	비용처리되는 재산세 · 종합토지세 · 주민세(균등할) · 사업소세 · 공동시설세 · 도시계획세, 인지 및 증지 비용, 대한병원협회 등 관련단체에 납부하는 회비 등의 공과금
6. 보험료	건물 및 의료장비에 대한 화재보험, 보증보험, 의료사고보험 등의 보험료(단, 차량보험은 제외)
7. 환경관리비	소독용역비, 오물수거비, 쓰레기종량제봉투비 등
8. 지급임차료	건물 · 시설 · 의료기기 등의 임차 및 리스비용
9. 지급수수료	법률 및 경영업무를 위한 자문수수료, 경영진단 · 회계감사 · 세무조정 등에 대한 수수료, 등기비용, 송금수수료, 기타 소송비
10. 수선비	① 유형자산의 수선유지를 위하여 외부수선업체에 지불한 금액과 수선을 위하여 소모된 수선용품비(단, 차량수선비는 차량비에 계상)

	② 유형자산의 종류에 따라 의료장비수선비 · 건물수선비 등으로 구분
11. 차량유지비	차량의 운영 및 유지에 드는 통행료 · 주차비 · 자동차세 · 차량면허세 · 책임 및 종합보험료 · 유류대 · 수선비 등
12. 교육훈련비	① 직원의 교육 및 훈련을 위한 각종 세미나 및 연수참가비 · 외부강사의 강사료 · 직원의 해외교육비용 · 예비군 및 민방위훈련비 등 ② 교육훈련비는 직종에 따라 의사교육훈련비 · 간호직원 교육훈련비 등으로 구분
13. 도서인쇄비	연구용도서를 포함한 도서 · 잡지 · 신문의 구입 및 구독비용, 복사비 및 제규정 · 사내보 · 예산서 · 처방전 · 장표 등의 인쇄비용
14. 접대비	업무와 관련하여 거래와 관계있는 자의 접대 및 사례비
15. 행사비	병원장 취임식, 체육대회 등 각종행사에 소요된 비용
16. 연료비	보일러 및 냉난방시설을 위한 가솔린, 중유, 가스 등의 비용(단, 차량유류대는 제외)
17. 선교비	원목활동을 위한 비용(원목실 운영지원비 등)
18. 의료사회사업비	부인암검진사업, 방역사업 및 의료계몽과 관련하여 발생하는 재료비, 출장비 등의 제반비용, 무의촌진료비, 채헌혈비 등(단, 연구용 및 자선진료감액은 해당 의료수익에서 차감하여 계상)
19. 소모품비	장부, 제용지, 볼펜, 제서식 등의 사무용품비와 감가상각대상은 아니나 1년 이상 사용하는 비품 중 금액이 적어 비용처리되는 소모품비
20. 자체연구비	병원의 자체연구활동과 직접 관련이 있거나 합리적이고 일관성 있는 기준에 따라 그러한 활동에 배부될 수 있는 모든 지출(연구용 동물구입비 및 의국운영비 포함)
21. 감가상각비	① 유형자산에 대한 감가상각계산액 ② 유형자산 종류에 따라 건물 · 구축물 · 기계장치 · 의료장비 · 차량운반구 · 공기구비품 등으로 구분
22. 무형자산상각비	창업비, 장기의 외화채권 또는 외화채무에서 발생한 임시거액의 평가차손(환율조정차)의 상각비 등
23. 임차자산개량상각비	타인명의 자산에 가산된 자본적 지출에 대한 상각비
24. 광고선전비	직원채용, 입찰, 기타 홍보를 위한 비용
25. 대손상각비	의료미수금 등 채권에 대한 대손충당금전입금과 불량채권의 대손처리비용
26. 피복침구비	환자에 제공된 피복침구의 소모금액, 환자 및 직원피복침구의 세탁에 따른 비누, 소독제 등의 비용(외주로 처리시는

	외주용역비에 계상. 직원피복비는 복리후생비로 분류)
27. 외주용역비	외부전문업체에 청소·세탁·시설관리·임상검사 등을 위탁하고 그 대가로 지불하는 비용
28. 잡비	각종 회의를 위한 다과비용 및 기타 상기 관리운영비에 해당되지 아니하는 비용
29. 의료분쟁 비용	의료사고 등 의료분쟁으로 인해 발생한 손해배상 또는 합의 비용 등의 금액

□ **의료외비용**

1. 의료부대비용	① 병원이 주된 의료사업 이외의 영안실·매점·슈퍼마켓 등의 부대사업을 직영하여 발생한 비용 ② 시설직영수익을 독립과목으로 계상한 경우에는 해당 비용도 독립과목으로 계상
2. 이자비용	장단기차입금 및 기타 채무에 대하여 지급한 이자 및 어음할인료
3. 기타의 대손상각비	일반적 매출채권(의료미수금) 외 채권의 대손발생액
4. 기부금	불우이웃돕기, 기타 외부기관에의 기부금 및 의연금 등
5. 단기매매증권 처분손실	유가증권 처분시 취득가액이 처분가액보다 낮아서 발생한 손실
6. 단기매매증권 평가손실	시장성 있는 유가증권의 시가가 현저히 저락하여 시가로 평가시 발생한 손실
7. 연구비용	
- 연구중심병원 연구비용 - 수탁연구비 - 임상시험비 - 기타연구비	① 연구중심병원으로 지정된 기관의 총연구비용 및 연구중심병원이 아닌 기관에서 수행한 수탁연구비용 등 ② 의약품 등의 안전성·유효성을 심의하기 위하여 의료기관에서 실시되는 임상시험으로 인해 발생한 비용 ③ 연구비용은 1년 이상 진행되는 연구의 경우 진행기준에 따라 연구비용을 인식하여야 한다.
8. 외환차손	외환채권의 회수 또는 외화부채의 변제시 환율변동에 따라 발생한 손실
9. 외화환산손실	외화부채의 결산기말 원화환산액이 장부가액보다 많을 때의 차액
10. 투자자산처분 손실	투자자산의 처분시 처분가액이 장부가액보다 낮아서 발생한 손실
11. 유형자산처분 손실	유형자산의 처분시 처분가액이 장부가액보다 낮아서 발생한 손실
12. 재고자산감모손	재고자산의 실사결과 실사된 재고량이 장부상 수량보다 부족하여 손실처리할 금액

13. 삭제	
14. 고유목적사업비	① 대학 및 학교법인의 고유목적사업을 위하여 전출한 금액 ② 대학병원의 경우 임상교원의 급여와 연구보조비를 차감한 잔액을 계상
15. 잡손실	기타 다른 계정에 속하지 아니하는 의료외비용
16. 재해손실	화재, 도난 등 우발적인 재해로 인한 손실
□ 법인세비용	
1. 법인세비용 (소득세 등)	법인세 등에 의거 당기과세소득에 대해 당기부담할 법인세 및 부가되는 세액합계에 당기이연법인세변동액을 가감·산출한 금액
□ 고유목적사업준비금전입액	
	법인의 고유목적사업인 연구용진료·건물증축·의료장비구입·대학운영 등을 위하여 준비금을 설정하여 결산서에 반영한 경우 준비금전입액
□ 고유목적사업준비금환입액	
	고유목적사업준비금 미사용분 및 의료발전준비금환입액

2.3 자산·부채의 평가

2.3.1 증여받은 자산의 평가

① 당해 자산의 취득을 위하여 통상적으로 소요되는 가액과 비교하여 현저하게 저렴한 가격으로 취득한 자산 또는 증여받은 자산은 취득하거나 증여받은 때의 시가로 평가한다.

② 증여받은 자산의 시가는 「부동산가격공시 및 감정평가에 관한 법률」에 의한 감정평가액에 의함을 원칙으로 하되, 토지의 경우는 동법 제3조의 규정에 의한 당해 토지의 공시지가(당해 토지의 공시지가가 없는 경우는 동법 제9조의 규정에 의하여 산정한 개별토지의 가격)에 의할 수 있다.

2.3.2 진료비청구액의 삭감

① 국민건강보험 등의 적용을 받아 진료비의 일부 또는 전부가 보험자단체에 의하여 지불되는 환자에 대하여 청구한 진료비의 일부가 삭감되

는 경우에는 보험자단체의 심사가 완료되어 수납할 금액이 확정된 시점을 기준으로 하여 이미 계상된 의료미수금과 의료수익을 상계처리한다. 이 경우 의료수익 삭감액에 대한 세부내역을 주석으로 기재하여야 한다.

② 삭감된 진료비 중 보험자단체에 이의신청하여 일부 또는 전부가 수납될 경우에는 수납된 시점에 의료수익이 수납액만큼 발생한 것으로 회계처리한다. 따라서 이의신청시는 회계처리하지 않으며 이의신청장부에 비망으로 기록한다.

2.3.3 국고보조금의 처리방법

① 국립대학교병원이나 지방공사의료원 등의 공공병원이 적자보전이나 운영비보조 등 다음과 같은 수익적 지출에 충당하기 위해 국고보조금을 받았다면 의료외수익 중 기부금수익으로 처리한다.

- 지방자치단체에서 지방공사의료원이 의료급여환자를 많이 진료하여 적자가 발생할 경우 건강보험수가와의 수가차액을 보조해 주는 경우
- 공공병원이 차관 등의 이자를 지불할 능력이 충분하지 않을 경우 지방자치단체에서 이자비용을 보조해 주는 경우
- 기타 공공병원의 운영적자를 지방자치단체에서 보조해 주는 경우

② 시설투자목적 등 자본적 지출에 충당할 목적으로 받은 국고보조금은 이를 취득자산에서 차감하는 형식으로 표시하고 당해 자산의 내용연수에 걸쳐 상각금액과 상계하며, 당해 자산을 처분하는 경우에는 그 잔액을 당해 자산의 처분손익에 차감 또는 부가한다.

2.4 기본금변동계산서

기본금변동계산서는 기본금, 자본잉여금, 기타포괄손익누계액, 이익잉여금(결손금), 이익잉여금처분액 및 차기이월이익잉여금(결손금)으로 구분한다.

2.5 현금흐름표

현금흐름표는 영업활동으로 인한 현금흐름, 투자활동으로 인한 현금흐름, 재무활동으로 인한 현금흐름, 현금의 증가, 기초의 현금 및 기말의 현금으로 구분한다.

2.6 주석

① 주석은 재무상태표, 손익계산서, 기본금변동계산서 및 현금흐름표에 표시된 개별 항목과 상호 연결시켜 표시한다.
② 주석은 일반적으로 다음 순서로 표시한다.
- 의료기관 회계기준을 준수하였다는 사실
- 의료기관 회계기준 규칙 제3조에 따른 회계 구분 내역
- 재무상태표, 손익계산서, 기본금변동계산서 및 현금흐름표에 표시된 항목에 대한 보충 정보

3 결산

결산시 작성하여야 하는 서류는 다음과 같다.

① 재무상태표와 그 부속명세서
② 손익계산서와 그 부속명세서
③ 기본금변동계산서(개인병원은 제외)
④ 현금흐름표
⑤ 주기와 주석

◆ 부록 의료기관 회계기준 규칙

[시행 2021. 3. 5.] [보건복지부령 제72호, 2021. 2. 1., 일부개정]

제1조(목적) 이 규칙은 「의료법」 제62조에 따라 의료기관의 개설자가 준수하여야 하는 의료기관 회계기준을 정함으로써 의료기관 회계의 투명성을 확보함을 목적으로 한다. 〈개정 2007. 7. 27.〉

제2조(의료기관 회계기준의 준수대상) ① 「의료법」 제62조 제2항에 따라 의료기관 회계기준을 준수해야 하는 의료기관의 개설자는 다음 각 호의 구분에 따른 병원급 의료기관(이하 "병원"이라 한다)의 개설자를 말한다. 〈개정 2007. 7. 27., 2011. 2. 10., 2021. 2. 1.〉

1. 2022년 회계연도 : 300병상(종합병원의 경우에는 100병상) 이상의 병원급 의료기관
2. 2023년 회계연도 : 200병상(종합병원의 경우에는 100병상) 이상의 병원급 의료기관
3. 2024년 회계연도 이후 : 100병상 이상의 병원급 의료기관

② 제1항에 따른 병상 수는 해당 병원의 직전 회계연도의 종료일을 기준으로 산정한다. 〈신설 2007. 7. 27.〉

[제목개정 2007. 7. 27.]

제3조(회계의 구분) ① 병원의 개설자인 법인(이하 "법인"이라 한다)의 회계와 병원의 회계는 이를 구분하여야 한다.

② 법인이 2 이상의 병원을 설치・운영하는 경우에는 각 병원마다 회계를 구분하여야 한다.

제4조(재무제표) ① 병원의 재무상태와 운영성과를 나타내기 위하여 작성하여야 하는 재무제표는 다음 각 호와 같다. 〈개정 2015. 12. 31.〉

1. 재무상태표
2. 손익계산서
3. 기본금변동계산서(병원의 개설자가 개인인 경우를 제외한다)
4. 현금흐름표

② 제1항의 규정에 의한 재무제표의 세부작성방법은 보건복지부장관이 정하여 고시한다. 〈개정 2008. 3. 3., 2010. 3. 19.〉

제5조(회계연도) 병원의 회계연도는 정부의 회계연도에 따른다. 다만, 「사립

학교법」에 따라 설립된 학교법인이 개설자인 병원의 회계연도는 동법 제30조의 규정에 의한 사립학교의 학년도에 따른다. 〈개정 2007. 7. 27.〉

제6조(계정과목의 표시) 제4조의 규정에 의한 재무제표는 이 규칙에서 정한 계정과목을 사용하여야 한다. 다만, 계정과목을 정하지 아니한 것은 그 성질이나 금액이 유사한 계정과목으로 통합하여 사용하거나 그 내용을 나타낼 수 있는 적절한 계정과목을 신설하여 사용할 수 있다.

제7조(재무상태표) ① 재무상태표는 재무상태표 작성일 현재의 자산・부채 및 자본에 관한 항목을 객관적인 자료에 따라 작성하여야 한다. 〈개정 2015. 12. 31.〉

② 제1항에 따른 재무상태표는 별지 제1호 서식에 따른다. 〈개정 2015. 12. 31.〉

[제목개정 2015. 12. 31.]

제8조(손익계산서) ① 손익계산서는 회계기간에 속하는 모든 수익과 이에 대응하는 모든 비용을 객관적인 자료에 따라 작성하여야 한다.

② 제1항의 규정에 의한 손익계산서는 별지 제2호 서식에 의한다.

제9조(기본금변동계산서) ① 기본금변동계산서는 기본금과 이익잉여금의 변동 및 수정에 관한 사항을 객관적인 자료에 따라 작성하여야 한다.

② 제1항의 규정에 의한 기본금변동계산서는 별지 제3호 서식에 의한다.

제10조(현금흐름표) ① 현금흐름표는 당해 회계기간에 속하는 현금의 유입과 유출내용을 객관적인 자료에 따라 작성하여야 한다. 다만, 병원의 개설자가 「사립학교법」에 따라 설립된 학교법인 또는 「지방공기업법」에 따라 설립된 지방공사인 경우에는 자금수지계산서로 이를 갈음할 수 있다. 〈개정 2007. 7. 27.〉

② 제1항의 규정에 의한 현금흐름표는 별지 제4호 서식에 의한다.

제11조(결산서의 제출 및 공시) ① 병원의 장은 매 회계연도 종료일부터 3월 이내에 다음 각 호의 서류를 첨부한 결산서를 보건복지부장관에게 제출하여야 한다. 〈개정 2008. 3. 3., 2010. 3. 19., 2015. 12. 31.〉

1. 재무상태표와 그 부속명세서
2. 손익계산서와 그 부속명세서
3. 기본금변동계산서(병원의 개설자가 개인인 경우를 제외한다)

4. 현금흐름표

② 법인은 제1항 제1호 및 제2호에 따른 병원의 재무상태표와 손익계산서를 보건복지부장관이 정하는 인터넷 사이트에 공시하여야 한다. 〈신설 2015. 12. 31.〉

[제목개정 2015. 12. 31.]

제12조 삭제 〈2018. 12. 28.〉

부칙 〈제72호, 2021. 2. 1.〉

이 규칙은 2021년 3월 5일부터 시행한다.

별표 / 서식

[별지 제1호 서식] 재무상태표

[별지 제2호 서식] 손익계산서

[별지 제3호 서식] 기본금변동계산서

[별지 제4호 서식] 현금흐름표

[별지 제1호 서식]

재무상태표

제　(당)기　　년　　월　　일 현재
제　(전)기　　년　　월　　일 현재

(단위 : 원)

계정과목	제　(당)기	제　(전)기
	금액	금액
자산		
Ⅰ. 유동자산		
(1) 당좌자산		
1. 현금 및 현금성자산		
2. 단기금융상품		
⋮		
(2) 재고자산		
1. 약품		
2. 진료재료		
⋮		
Ⅱ. 비유동자산		
(1) 투자자산		
1. 장기금융상품		
2. 투자유가증권		
⋮		
(2) 유형자산		
1. 토지		
2. 건물		
⋮		
(3) 무형자산		
1. 영업권		
2. 창업비		
⋮		
(4) 기타 비유동자산		
(자산총계)		
부채		
Ⅰ. 유동부채		
1. 매입채무		
2. 단기차입금		
⋮		
Ⅱ. 비유동부채		
1. 장기차입금		
2. 외화장기차입금		
⋮		
Ⅲ. 고유목적사업준비금		
Ⅳ. 의료발전준비금		
(부채합계)		
자본		
Ⅰ. 기본금(기본재산)		
1. 법인기본금		
2. 기타기본금		
Ⅱ. 자본잉여금		
1. 자산재평가적립금		
2. 기타자본잉여금		
Ⅲ. 기타포괄손익누계액		
1. 재평가잉여금		
2. 해외사업환산손익		
Ⅳ. 이익잉여금(결손금)		
1. 차기이월잉여금(결손금)		
2. 당기순이익(순손실)		
(자본총계)		
부채와 자본총계		

[별지 제2호 서식]

손익계산서

제 (당)기 년 월 일부터 년 월 일까지
제 (전)기 년 월 일부터 년 월 일까지 (단위 : 원)

계정과목	제 (당)기		제 (전)기	
	금액		금액	
Ⅰ. 의료수익				
1. 입원수익				
2. 외래수익				
⋮				
Ⅱ. 의료비용				
(1) 인건비				
1. 급여				
2. 퇴직급여				
⋮				
(2) 재료비				
1. 약품비				
2. 진료재료비				
⋮				
(3) 관리운영비				
1. 복리후생비				
2. 여비교통비				
⋮				
Ⅲ. 의료이익(손실)				
Ⅳ. 의료외수익				
1. 의료부대수익				
2. 이자수익				
⋮				
Ⅴ. 의료외비용				
1. 의료부대비용				
2. 이자비용				
⋮				
Ⅵ. 법인세차감전순이익(순손실)				
Ⅶ. 법인세비용				
Ⅷ. 고유목적사업준비금설정전 당기순이익				
Ⅸ. 고유목적사업준비금전입액				
Ⅹ. 고유목적사업준비금환입액				
Ⅺ. 당기순이익(순손실)				

[별지 제3호 서식]

기본금변동계산서

제 (당)기 년 월 일부터 년 월 일까지
제 (전)기 년 월 일부터 년 월 일까지 (단위 : 원)

계정과목	제 (당)기		제 (전)기	
	금액		금액	
Ⅰ. 기본금				
1. 법인기본금				
2. 기타기본금				
Ⅱ. 자본잉여금				
1. 자산재평가적립금				
⋮				
Ⅲ. 기타포괄손익누계액				
1. 재평가잉여금				
2. 해외사업환산손익				
⋮				
Ⅳ. 이익잉여금				
1. 전기이월이익잉여금(결손금)				
2. 회계변경의 누적효과				
⋮				
Ⅴ. 이익잉여금 처분액				
1. 기본금대체액				
Ⅵ. 차기이월이익잉여금				

[별지 제4호 서식]

현금흐름표

제 (당)기 년 월 일부터 년 월 일까지
제 (전)기 년 월 일부터 년 월 일까지

(단위 : 원)

과목	제 (당)기		제 (전)기	
	금액		금액	
Ⅰ. 영업활동으로 인한 현금흐름				
(1) 당기순이익(순손실)				
(2) 현금의 유출 없는 비용 등의 가산				
1. 감가상각비				
2. 퇴직급여				
⋮				
(3) 현금의 유입 없는 수익 등의 차감				
1. 채무면제이익				
2. 외화환산이익				
⋮				
(4) 영업활동으로 인한 자산부채의 변동				
1. 재고자산의 감소(증가)				
2. 매출채권의 감소(증가)				
⋮				
Ⅱ. 투자활동으로 인한 현금흐름				
(1) 투자활동으로 인한 현금유입액				
1. 단기금융상품의 처분				
2. 토지의 처분				
⋮				
(2) 투자활동으로 인한 현금유출액				
1. 현금의 단기대여				
2. 토지의 취득				
⋮				
Ⅲ. 재무활동으로 인한 현금흐름				
(1) 재무활동으로 인한 현금유입액				
1. 단기차입금의 차입				
⋮				
(2) 재무활동으로 인한 현금유출액				
1. 단기차입금의 상환				
⋮				
Ⅳ. 현금의 증가(감소)(Ⅰ+Ⅱ+Ⅲ)				
Ⅴ. 기초의 현금				
Ⅵ. 기말의 현금				

◆ 부록 재무제표 세부 작성방법

[시행 2016. 11. 1.] [보건복지부 고시 제2016-206호, 2016. 11. 1., 일부개정]

Ⅰ.~Ⅲ. 생략

Ⅳ. 재무제표의 주요부속명세서

재무제표의 부속명세서로 작성하여야 하는 서류는 다음과 같다.

1. 의료미수금명세서(별지 제1호 서식과 같다)
2. 재고자산명세서(별지 제2호 서식과 같다)
3. 유형자산명세서(별지 제3호 서식과 같다)
4. 감가상각누계액명세서(별지 제4호 서식과 같다)
5. 차입금명세서(별지 제5호 서식과 같다)
6. 진료과별 · 환자종류별 외래(입원)수익명세서(별지 제6호 서식과 같다)
7. 직종별 인건비명세서(별지 제7호 서식과 같다)
8. 진료과별 · 환자종류별 입원환자 명세서(별지 제8호 서식과 같다)
9. 진료과별 · 환자종류별 외래환자 명세서(별지 제9호 서식과 같다)

Ⅴ. 생략

[별지 제1호 서식]

의료미수금명세서

(단위 : 원)

계정과목	기초잔액	당기증가	당기감소	삭감액	기말잔액	대손충당금	비 고
1. 재원미수금 –보험미수금 –급여미수금 ⋮ 2. 퇴원미수금 –보험미수금 ⋮ 3. 외래미수금 –보험미수금 ⋮							충당금 설정률 등
계							

[별지 제2호 서식]

재고자산명세서

(단위 : 원)

계정과목	기초잔액	당기증가액	당기감소액	기말잔액	비 고
1. 약품 －일반약품 ⋮ 2. 진료재료 －방사선재료 －검사재료 ⋮ 3. 급식재료 4. 저장품 －사무용품 ⋮ 5. 의료부대물품					재고자산 평가방법 등
계					

[별지 제3호 서식]

유형자산명세서

(단위 : 원)

계정과목	기초잔액	당기증가	당기감소	기말잔액	감가상각 누계액 (국고보조금 누계액)	비 고
1. 토지						
2. 건물						
–건물						
–부속설비						
3. 구축물						감가상각
4. 기계장치						방법 등
5. 의료장비						
6. 차량운반구						
7. 공기구비품						
8. 건설중인 자산						
계						
1. 국고보조금(토지)						
2. 국고보조금건물						
–건물						
–부속설비						
3. 국고보조금(구축물)						
4. 국고보조금(기계장치)						
5. 국고보조금(의료장비)						
6. 국고보조금(차량운반구)						
7. 국고보조금(공기구비품)						
8. 국고보조금(건설중인 자산)						
계						

[별지 제4호 서식]

감가상각누계액명세서

(단위 : 원)

계정과목	취득원가	당기상각	상각누계	기말잔액
1. 유형자산				
－건물				
－구축물				
⋮				
2. 무형자산				
－영업권				
⋮				
계				

[별지 제5호 서식]

차입금명세서

(단위 : 원)

계정과목	차입처	종 류	기초 잔액	당기 증가	당기 상환	기말 잔액	이자율	비 고
(단기차입금) 1. 은행차입금 －A은행 －B은행 2. 유동성장기차입금 3. 기타차입채무 ⋮								
소계								
(장기차입금) 1. 은행차입금 2. 외화차입금								
소계								
합계								

※ 연도별 상환계획, 환율 등 기재

[별지 제6호 서식]

진료과별 · 환자종류별 외래(입원)수익명세서

(단위 : 원)

진료과	건강보험	의료급여	자동차 보험	산재보험	일 반	기 타	합 계
내 과 일반외과 소아과 산부인과 신경정신과 이비인후과 ⋮ 응급실							
계							

주 : 외래(입원)수익명세서는 별도 구분하여 작성

[별지 제7호 서식]

직종별 인건비명세서

(단위 : 원)

직종별	급여 및 제수당	퇴직급여	합 계	회계연도말 인력
1. 의사직				
－전문의				
－전공의				
⋮				
2. 간호직				
－간호사				
－간호조무사				
⋮				
3. 의료기사직				
－방사선사				
⋮				
4. 약무직				
－약사				
⋮				
5. 영양직				
－영양사				
－조리사				
6. 사무직				
7. 기술직[1]				
8. 기능직[2]				
9. 보조직[3]				
계				

1) 기술직 : 의공기사, 전기기사, 열관리기사, 환경관리기사 등 전문 기사자격을 취득한 자.
2) 기능직 : 운전기사, 교환원, 경비원, 목공, 보일러공 등의 기능업무를 수행하는 자.
3) 보조직 : 기사 및 기능사 자격이 없는 일용인력, 보조인력, 배식인력 등.

[별지 제8호 서식]

진료과별 · 환자종류별 입원환자 명세서

(단위 : 명)

진료과	건강보험		의료급여		자동차 보험		산재보험		일 반		기 타		합 계	
	실 인원	연 인원	실 인원	연 인원	실 인원	연 인원	실 인원	연 인원	실 인원	연 인원	실 인원	연 인원	실 인원	연 인원
내 과														
일반외과														
소 아 과														
산부인과														
신경정신과														
이비인후과														
⋮														
응급실														
계														

주1 : 입원 실인원은 실제 입원수속 또는 퇴원수속을 한 환자수를 기재함.
주2 : 입원 연인원은 입원환자 또는 퇴원환자의 총재원 일수를 기재함.

[별지 제9호 서식]

진료과별 · 환자종류별 외래환자 명세서

(단위 : 명)

진료과	초진 환자수	환자종류별 연 외래환자수						
		건강보험	의료급여	자동차 보험	산재보험	일 반	기 타	합 계
내 과								
일반외과								
소 아 과								
산부인과								
신경정신과								
이비인후과								
⋮								
응급실								
계								

주1 : 초진환자 수 - 병원 외래에서 처음으로 진료를 받으러 온 환자수를 기재함.
주2 : 연 외래환자 수 - 내원한 외래환자와 연간합계를 기재함.

PART

4

재무상태표 계정별 회계처리

1 재고자산

1.1 정의

재고자산(inventory)은 아래와 같이 정상적인 영업과정에서 판매 및 생산을 위하여 보유중인 자산, 생산이나 용역제공에 사용될 원재료나 소모품을 말한다. 즉, 재고자산은 상품, 제품, 반제품, 재공품, 원재료 및 소모품을 말한다.

1. 정상적인 영업과정에서 판매를 위하여 보유중인 자산(예 : 상품, 제품)
2. 정상적인 영업과정에서 판매를 위하여 생산중인 자산(예 : 반제품, 재공품)
3. 생산이나 용역제공에 사용될 원재료나 소모품

위에서 상품은 부동산 매매업자 등이 판매를 목적으로 구입한 토지, 건물 등의 자산을 말하며 제품은 자동차 제조업자 등이 판매를 목적으로 제조한 자동차 등의 생산품을 의미한다. 한편, 반제품은 자가제조한 중간제품과 부분품 등이며 재공품은 제품의 제조를 위하여 제조과정에 있는 제품을 의미한다. 또한 소모품은 내용연수가 1년 미만인 예비부품과 수선용구 등을 말한다.

1.2 취득원가

재고자산의 취득원가는 아래와 같이 매입원가, 전환원가 및 재고자산을 현재의 장소에 현재의 상태로 이르게 하는 데 발생한 기타원가 모두를 포함한다.

취득원가 = 매입원가 + 전환원가 + 기타원가

1.2.1 매입원가

매입원가는 아래와 같이 매입가격에 수입관세와 제세금(과세당국으로부터 추후 환급받을 수 있는 금액은 제외), 매입운임, 하역료 그리고 완제품, 원재료 및 용역의 취득과정에서 직접 관련된 기타원가를 가산한다. 그러나 매입할인, 리베이트 및 이와 유사한 항목은 차감한다.

매입원가 = 매입가격 + 수입관세 + 제세금(환급받을 수 있는 금액 제외)
+ 매입운임 + 하역료 − 매입할인 − 리베이트

위에서 매입운임은 취득과정에서 직접 관련된 원가이므로 매입원가에 포함시킨다. 그런데 거래조건에 따라 매입운임을 부담하는 자와 회계처리가 다음과 같이 다르다.

구 분	선적지인도조건	도착지인도조건
정의	재고자산의 선적시점에 소유권이 매입자에게 이전	재고자산의 도착시점에 소유권이 매입자에게 이전
매입운임의 부담자	매입자	판매자
회계처리	매입자의 매입원가 포함	판매자의 판매비용 포함

매입할인(purchase discount)은 매입자가 외상매입금을 계약조건보다 조기에 지급한 경우 판매자가 현금할인을 해주는 것을 말하며 판매자의 입장에서는 매출할인이라고 한다. 이러한 매입(또는 매출)할인은 재고자산의 매입원가(또는 매출액)에서 차감한다.

1.2.2 전환원가

제조기업의 경우 원재료를 완제품으로 전환하는 데 일정한 원가가 소요되며 이러한 원가를 '전환원가(conversion cost)'라고 한다. 즉, 전환원가는 직접노무원가 등 생산량과 직접 관련된 원가와 원재료를 완제품으로 전환하는 데 발생한 변동 및 고정 제조간접원가의 체계적인 배부액이 포함된다.

전환원가 = 직접노무원가 + 변동제조간접원가 + 고정제조간접원가

위에서 변동제조간접원가는 간접재료원가나 간접노무원가 등과 같이 생산량에 따라 직접적으로 변동하는 간접제조원가이다. 한편, 고정제조간접원가는 공장 건물이나 기계장치의 감가상각비, 수선유지비, 공장관리비 등과 같이 생산량과는 상관없이 비교적 일정한 수준을 유지하는 간접제조원가를 말한다.

1.2.3 기타원가

기타원가는 재고자산을 현재의 장소에 현재의 상태로 이르게 하는 데 발생한 원가를 말한다. 예를 들어, 특정한 고객을 위한 비제조간접원가 또는 제품디자인원가 등이 이에 해당한다. 그러나 다음의 원가는 기타원가에 포함될 수 없으며 발생한 기간의 비용으로 처리해야 한다.

1. 재료원가, 노무원가 및 기타제조원가 중 비정상적으로 낭비된 부분
2. 후속 생산단계에 투입하기 전에 보관이 필요한 경우 이외의 보관원가
3. 재고자산을 현재의 장소에 현재의 상태로 이르게 하는 데 기여하지 않은 관리간접원가
4. 판매원가

한편, 재고자산을 후불조건으로 취득하는 경우 계약조건에 실질적으로 금융요소가 포함되어 있다면 해당 금융요소(예 : 정상신용조건의 매입가격과 실제 지급액 간의 차이)는 금융이 이루어지는 기간 동안 이자비용으로 처리한다. 예를 들어, 현금 ₩100을 지급하고 취득할 수 있는 재고자산을 장기 외상지급조건으로 ₩120에 취득한 경우 재고자산의 취득원가는 ₩100이며 추가로 지급하는 금융요소인 ₩20은 대금지급기간에 걸쳐 이자비용으로 인식해야 한다.

1.3 인식시점

일반적으로 재고자산을 장부에 인식하는 시점은 재고자산의 실물을 인수하는 때이다. 그러나 거래조건이나 성격에 따라 실물의 인수와는 상관없이 실질에 따라 결정되는 경우가 있다. 실질에 따라 재고자산의 판매시점을 나타내면 다음과 같다.

구 분		판매시점
미착상품	① 선적지인도조건	재고자산을 선적하는 시점
	② 도착지인도조건	재고자산이 목적지에 도착하는 시점
적송품		수탁자가 재고자산을 판매하는 시점
시송품		고객이 매입의사를 표시하는 시점
저당품		저당권을 실행하는 시점
반품가능 재고자산	① 반품률을 합리적으로 추정가능	재고자산의 인도시점
	② 반품률을 합리적으로 추정 불가능	반품기간이 경과하는 시점

1.3.1 미착품

미착품(goods in transit)은 선적이 되었으나 운송중이어서 도착지에 도착하지 않은 재고자산을 말한다. 이 경우 재고자산의 소유권은 다음의 거래조건에 따라 달라진다.

(1) 선적지인도조건(free on board shipping point)
재고자산을 선적하는 시점에 재고자산의 소유권이 판매자에서 구매자로 이전된다. 따라서 결산일에 선적지인도조건으로 구입한 미착품이 있는 경우 판매자는 당기의 매출로 인식하고 판매자의 기말재고자산에서 제외시켜야 하며 구매자는 당기의 매입과 기말재고자산에 포함시켜야 한다.

구 분	당기매입	당기기말재고자산	당기매출
판매자	–	제외	포함
구매자	포함	포함	–

(2) 도착지인도조건(free on board destination)

재고자산이 목적지에 도착하는 시점에 재고자산의 소유권이 판매자에서 구매자로 이전된다. 따라서 결산일에 도착지인도조건으로 구입한 미착품이 있는 경우 판매자는 차기의 매출로 인식해야 하므로 미착품을 판매자의 기말재고자산에 포함시켜야 한다. 한편, 구매자는 미착품을 차기의 매입으로 인식해야 하므로 구매자의 기말재고자산에 포함시켜서는 아니 된다.

구 분	당기매입	당기기말재고자산	당기매출
판매자	–	포함	제외
구매자	제외	제외	–

1.3.2 적송품

적송품(consigned goods)은 본인(위탁자)의 재고자산을 대리인(수탁자)에게 판매해 달라고 위탁한 재고자산을 말한다. 이러한 적송품은 수탁자가 점유하고 있으나 실질적인 소유권은 위탁자에게 있기 때문에 수탁자는 적송품을 판매하고 일정부분의 판매수수료만을 수익으로 얻을 뿐이다. 한편, 위탁자의 수익인식시점은 수탁자가 적송품을 고객에게 판매하는 시점이므로 수탁자가 적송품을 판매하기 전까지는 적송품이 위탁자의 창고에 없다고 할지라도 위탁자의 기말재고자산에 포함시켜야 한다.

1.3.3 시송품

시송품(goods on approval)은 고객에게 일정기간 재고자산을 사용한 뒤 구입여부를 결정하는 조건으로 판매한 재고자산을 말한다. 시송품은 그 실물이 고객에게 이전되었지만 고객의 매입의사를 표시하기 전까지는 판매된 것으로 보지 않기 때문에 판매자의 창고에 시송품이 없다 하더라도 고객의 매입의사를 표시하기 전까지는 판매자의 기말재고자산에 포함시켜야 한다.

1.3.4 저당품

저당품(goods on mortgage)은 금융기관으로부터 자금을 차입하고 그 담보로 제공된 재고자산을 말한다. 이러한 저당품은 비록 금융기관이 점유를 하고 있으나 저당권을 실행하기 전까지 담보제공자에게 소유권이 있기 때문에 담보제공자의 기말재고자산에 포함시켜야 한다.

1.3.5 반품가능재고자산

반품가능성이 있는 재고자산은 반품률의 추정 여부에 따라 판매자의 기말재고자산 포함 여부가 결정된다. 즉, 반품률을 합리적으로 추정할 수 있는 경우에는 재고자산 인도시에 판매된 것으로 보므로 판매자의 기말재고자산에 포함시켜서는 아니 되며, 구매자의 기말재고자산에 포함시켜야 한다.

한편, 반품률을 합리적으로 추정할 수 없는 경우에는 반품기간이 경과할 때까지 판매자의 매출을 인식할 수 없기 때문에 판매자의 기말재고자산에 포함시켜야 한다. 또한 이 경우에는 반품기간이 경과하기 전까지는 구매자의 매입이 아니므로 구매자의 기말재고자산에서 제외해야 한다.

재고자산에 포함될 항목의 결정을 다음의 〈사례 1-1〉을 통해 살펴본다.

사례 1-1

1. 20×1년 12월 31일의 재고조사 결과 지훈상사의 창고에 보관중인 기말재고자산의 원가는 ₩1,000,000으로 파악되었는데, 이 금액에는 아래에 열거된 거래들은 포함되어 있지 않다.
2. 20×1년 12월 11일에 지훈상사는 선적지인도조건으로 상품을 구입하였는데, 이 상품의 선적일은 20×1년 12월 15일이나 20×1년 12월 31일 현재 도착하지 않았다. 이 상품의 매입가격은 ₩100,000이고 인수운임은 ₩10,000이다.
3. 20×1년 12월 18일에 도착지인도조건으로 구입한 상품이 20×1년 12월 31일 지훈상사의 창고에 도착하였다. 그러나 판매처로부터 세금계산서를 받지 못하여 아직 장부에 기록하지 않았으며 재고실사시에도 기말재고자산에 포함시키지 않았다. 이 상품의 매입가격은 ₩150,000이고 인수운임은 ₩15,000이다.
4. 지훈상사는 종현상사와 위탁매매계약을 체결하고 있다. 20×1년 12월 31일 현재 종현상사가 보유하고 있는 지훈상사의 상품(원가)은 ₩300,000이고 이 상품의 판매가격은 ₩450,000이다.
5. 지훈상사는 당기에 시용판매를 위해 고객에게 발송한 시송품은 ₩500,000(매가)으로 이 중 20×1년 12월 31일 현재 거래처에서 매입하겠다는 의사표시를 통지한 것

은 ₩50,000(매가)이며, 시용판매가격은 원가의 5할증이다.
6. 지훈상사는 수은행에 상품 ₩500,000을 담보로 제공하고 자금을 차입하였다. 20×1년 12월 31일 현재 수은행은 저당권을 행사할 가능성이 없다.
7. 지훈상사는 반품률을 합리적으로 추정할 수 없는 반품가능재고자산 ₩100,000(원가)을 상훈상사에 판매하였다. 반품기간은 20×2년 3월 31일이다.

지훈상사의 정확한 기말재고자산은 아래와 같이 ₩2,460,000(＝₩1,000,000＋₩110,000＋₩150,000＋₩300,000＋₩300,000＋₩500,000＋₩100,000)이 된다.

(1) 수정된 금액		₩1,000,000
(2) 수정사항		
① 선적지인도조건 :	₩100,000＋₩10,000＝	110,000
② 도착지인도조건 :		150,000
③ 위탁품 :		300,000
④ 시송품 :	$(₩500,000 - ₩50,000) \times \frac{1}{1.5} =$	300,000
⑤ 저당품 :		500,000
⑥ 반품가능재고자산 :		100,000
(3) 정확한 금액		₩2,460,000

1.4 원가배분

재고자산의 취득원가(기초재고자산액＋당기매입재고자산액)는 아래의 그림과 같이 당기의 손익을 산정하기 위해 판매된 부분(매출원가)과 미판매된 부분(기말재고자산액)으로 배분해야 한다.

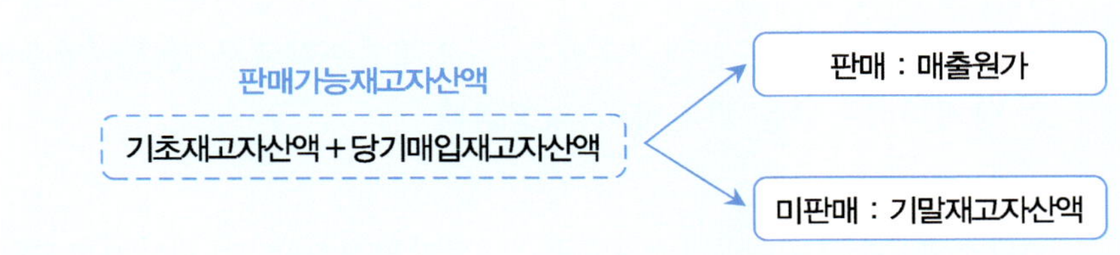

위에서 기초재고자산액과 당기매입재고자산액을 합한 금액을 판매가능재고자산액이라고 한다. 이러한 판매가능재고자산액을 매출원가와 기말재고자산액으로 구분해야 한다. 즉, 매출원가와 기말재고자산액은 '수량×단가'로 이루어져 있기 때문에 이하에서는 수량과 단가 결정방법에 대해 살펴본다.

1.4.1 수량결정방법

재고자산의 수량을 결정하는 방법은 아래의 그림과 같이 계속기록법, 실지재고조사법, 병행법 등 세 가지 방법이 있다.

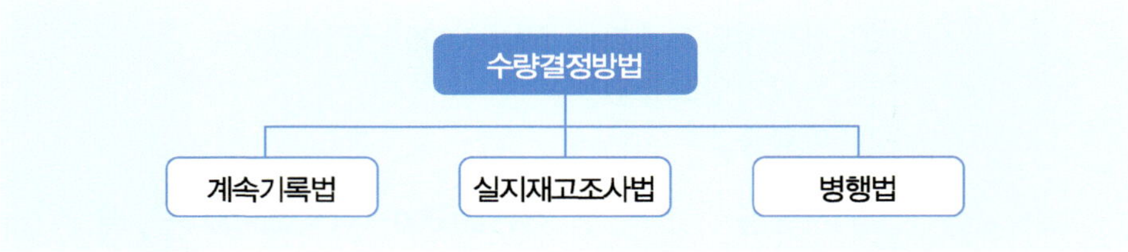

위의 세 가지 방법에 의한 수량결정방법을 아래의 〈사례 1-2〉를 통해 살펴본다.

사례 1-2

사랑상사의 기초재고수량은 10개, 당기매입수량은 20개, 당기판매수량은 10개, 기말실지재고수량은 15개이다.

(1) 계속기록법

계속기록법(perpetual inventory system)은 재고자산이 입고와 출고가 될 때마다 수량을 상품재고장에 계속적으로 기록하여 판매량과 재고량을 파악하는 방법이다. 즉, 기말재고수량은 기초재고수량에서 당기매입수량을 합하고 당기판매수량을 차감하여 결정한다.

기초재고수량 + 당기매입수량 − 당기판매수량 = 기말재고수량

위와 같은 계속기록법은 기초재고수량, 당기매입수량, 당기판매수량이 모두 상품재고장에 기록되므로 언제든지 장부상 기말재고수량을 파악할 수 있다는 장점이 있다. 위의 〈사례 1-2〉에서 장부상 기말재고수량은 20개(=10개+20개−10개)가 된다.

(2) 실지재고조사법

실지재고조사법(periodic inventory system)은 주기적으로 재고자산을 실사하여 재고수량을 파악하는 방법이다. 상품재고장에 입고량만 기록하고 출고량을 기록하지 않는 방법으로 당기판매가능수량(기초재고수량+당기매입수량)과 기말에 실사를 통해 파악한 재고수량 간의 차이를 모두 판매된 수량으로 간주한다. 즉, 이를 산식으로 표현하면 다음과 같다.

기초재고수량 + 당기매입수량 − 기말실지재고수량 = 당기판매수량

위의 방법은 기초재고수량과 당기매입수량만을 상품재고장에 기입하고 기말에 창고에서 실사를 통해 파악한 수량을 차감하여 당기판매수량을 일괄적으로 결정한다. 위의 〈사례 1-2〉에서 당기판매수량은 15개(=10개+20개−15개)가 된다.

(3) 병행법

계속기록법으로 기말재고수량을 결정하는 경우 판매 이외의 재고자산감소분이 기말재고수량에 포함되게 된다. 또한 실지재고조사법으로 당기판매수량을 결정하는 경우에는 당기판매수량에 판매목적 이외의 재고자산의 감소분이 포함되게 된다. 즉, 도난, 파손 등과 같은 사유로 인한 재고자산의 감모수량이 계속기록법에서는 기말재고수량에 포함되고 실지재고조사법에서는 당기판매수량에 포함되게 된다.

이러한 문제점을 해결하기 위해서 실무에서는 계속기록법과 실지재고조사법을 혼합한 병행법(modified periodic inventory system)을 사용한다. 즉, 아래와 같이 상품재고장을 통해 재고자산의 입고와 출고를 기록하고 일정시점에 직접적인 실사를 통하여 기말실지재고수량을 확인하여 도난이나 파손 등으로 인한 재고감모수량을 파악한다.

기초재고수량 + 당기매입수량 = 당기판매수량 + 기말재고수량 + 감모수량

위의 〈사례 1-2〉에서 판매가능수량은 30개(=10개+20개)이고 당기판매수량은 10개, 기말재고수량은 15개이므로 감모수량은 5개(=10개+20개−10개−15개)가 된다.

1.4.2 단가결정방법

단가결정방법은 아래의 그림과 같이 개별법, 선입선출법, 후입선출법 및 가중평균법이 있다.

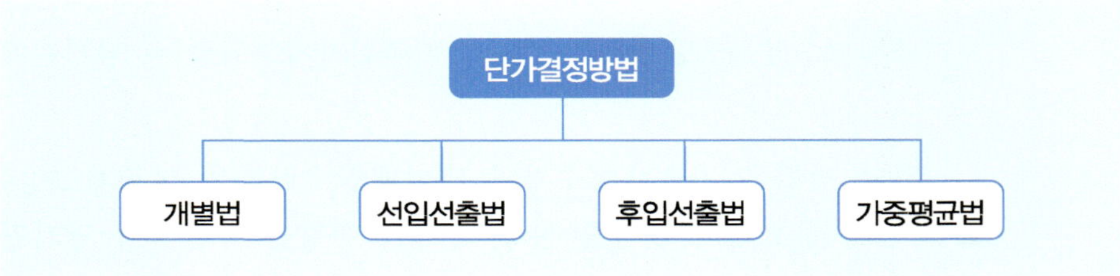

각 방법을 다음의 〈사례 1-3〉을 통해 살펴본다.

사례 1-3

다음은 20×1년의 영완상사의 재고자산거래와 관련된 자료이다.

일 자	구 분	수 량	단 가
1월 1일	전기이월	20개	@100
3월 15일	매 입	20개	@120
5월 21일	매 출	20개	@150
8월 11일	매 입	20개	@140
12월 31일	기말재고	40개	?

(1) 개별법

개별법(specific identification method)은 재고자산별로 특정한 원가를 부가하는 방법이다. 즉, 재고자산에 가격표 등을 부착하여 판매된 재고자산의 원가

와 기말에 창고에 남아 있는 재고자산의 원가를 배분하는 방법이다. 개별법은 고가의 귀금속, 다이아몬드 등과 같이 개별 재고자산을 식별할 수 있는 경우에 사용되며 가장 이상적인 방법이다. 그러나 개별법은 단가산정에 상당한 노력이 소요되며 기간별 이익조작의 가능성이 존재할 수 있다. 따라서 통상적으로 상호교환이 가능한 대량의 재고자산항목은 개별법을 적용하는 것이 적절하지 않다. 왜냐하면 기말재고자산의 항목을 자의적으로 선택하여 손익을 조정할 수 있기 때문이다.

위의 〈사례 1-3〉에서 개별 재고자산별 가격표를 확인한 결과 20×1년 5월 21일 매출수량 10개가 20×1년 3월 15일에 매입한 재고자산인 경우 계속기록법과 실지재고조사법을 적용한 매출원가와 기말재고액을 구하면 다음과 같다.

1) 계속기록법

계속기록법은 재고자산의 입고와 출고시 모두 기록하는 방법으로 다음과 같이 매출원가는 ₩2,400(＝20개 × @120)이고 기말재고액은 ₩4,800(＝20개 × @100＋20개 × @140)이 된다.

일 자	입 고			출 고			잔 고		
	수량	단가	금액	수량	단가	금액	수량	단가	금액
1/1	20개	@100	₩2,000				20개	@100	₩2,000
3/15	20개	@120	₩2,400				20개	@100	₩2,000
							20개	@120	₩2,400
5/21				20개	@120	₩2,400	20개	@100	₩2,000
8/11	20개	@140	₩2,800				20개	@100	₩2,000
							20개	@140	₩2,800
매출원가				20개×@120＝₩2,400					
기말재고액							20개×@100＋20개×@140 ＝₩4,800		

2) 실지재고조사법

실지재고조사법에 의할 경우 단가는 판매시마다 기록하지 않고 기말에 일괄하여 계산하므로 기말재고액은 기말재고에 남아 있는 항목의 가격표에 표시된 취득원가를 모두 합한 금액이며 매출원가는 판매가능재고액에서 기말재고액을 차감하여 결정한다. 즉, 기말재고액은 ₩4,800(=20개×@100+20개×@140)이고 매출원가는 ₩2,400(=₩7,200－₩4,800)이 된다. 따라서 개별법에서는 계속기록법과 실지재고조사법의 결과가 동일함을 알 수 있다.

(2) 선입선출법

선입선출법(first-in first-out method)은 실제 물량흐름과는 상관없이 먼저 매입한 재고자산이 먼저 판매된다고 가정하여 매출원가와 기말재고액을 산정하는 방법이다. 따라서 매출원가는 오래전에 구입한 재고자산의 원가로 구성되어 있기 때문에 수익·비용이 적절하지 못하다는 단점이 있다. 그러나 기말재고액은 최근에 구입한 재고자산의 원가로 구성되어 현행원가를 잘 반영한다는 장점이 있다.

위의 〈사례 1-3〉에서 선입선출법하의 계속기록법과 실지재고조사법을 적용한 매출원가와 기말재고액을 구하면 다음과 같다.

1) 계속기록법

계속기록법에서는 매출원가가 ₩2,000(=20개×@100)이고 기말재고액은 ₩5,200(=20개×@120+20개×@140)이 된다.

일 자	입 고			출 고			잔 고		
	수량	단가	금액	수량	단가	금액	수량	단가	금액
1/1	20개	@100	₩2,000				20개	@100	₩2,000
3/15	20개	@120	₩2,400				20개	@100	₩2,000
							20개	@120	₩2,400
5/21				20개	@100	₩2,000	20개	@120	₩2,400
8/11	20개	@140	₩2,800				20개	@120	₩2,400
							20개	@140	₩2,800
매출원가				20개×@100=₩2,000					
기말재고액							20개×@120+20개×@140 =₩5,200		

2) 실지재고조사법

실지재고조사법에 의할 경우 기말재고액은 ₩5,200(=20개×@120+20개×@140)이고 매출원가는 ₩2,000(=₩7,200−₩5,200)이 된다. 따라서 선입선출법에서는 계속기록법과 실지재고조사법의 결과가 동일하다.

(3) 후입선출법

후입선출법(last-in first-out method)은 가장 최근에 매입한 재고자산이 먼저 판매된 것으로 가정하여 매출원가와 기말재고액을 산정하는 방법이다. 따라서 매출원가는 최근에 구입한 재고자산의 원가로 구성되므로 선입선출법보다 수익·비용대응이 적절하다는 장점이 있다. 그러나 기말재고액은 오래전에 구입한 재고자산의 원가로 구성되어 있기 때문에 현행원가를 적절하게 반영하지 못하며 실제 물량흐름과 원가가정이 일치하지 않는다는 단점이 있다. 따라서 한국채택국제회계기준에서는 후입선출법에 의한 단가산정을 금지하고 있다.

위의 〈사례 1-3〉에서 후입선출법하의 계속기록법과 실지재고조사법을 적용한 매출원가와 기말재고액을 구하면 다음과 같다.

1) 계속기록법

계속기록법에서는 매출원가가 ₩2,400(=20개×@120)이고 기말재고액은 ₩4,800(=20개×@100+20개×@140)이 된다.

일 자	입 고			출 고			잔 고		
	수량	단가	금액	수량	단가	금액	수량	단가	금액
1/1	20개	@100	₩2,000				20개	@100	₩2,000
3/15	20개	@120	₩2,400				20개	@100	₩2,000
							20개	@120	₩2,400
5/21				20개	@120	₩2,400	20개	@100	₩2,000
8/11	20개	@140	₩2,800				20개	@100	₩2,000
							20개	@140	₩2,800
매출원가				20개×@120=₩2,400					
기말재고액							20개×@100+20개×@140 =₩4,800		

2) 실지재고조사법

실지재고조사법에 의할 경우 기말재고액은 ₩4,400(=20개×@100+20개×@120)이고 매출원가는 ₩2,800(=₩7,200−₩4,400)이 된다. 따라서 후입선출법에서는 계속기록법과 실지재고조사법의 결과가 서로 다름을 알 수 있다. 즉, 계속기록법은 매출 직전의 매입원가에 근거하여 매출원가를 산정하므로 20×1년 3월 15일에 매입한 재고자산의 원가 ₩2,400(=20개×@120)이 매출원가이며 기초재고자산액 ₩2,000(=20개×@100)과 20×1년 8월 11일에 매입한 재고자산 ₩2,800(=20개×@140)이 기말재고액을 구성하게 된다. 한편, 실지재고조사법은 기말에 최종적으로 매입한 재고자산의 원가를 매출원가로 보므로 20×1년 8월 11일에 매입한 재고자산의 원가 ₩2,400(=20개×@120)이 매출원가이며 기초재고자산액 ₩2,000(=20개×@100)과 20×1년 3월 15일에 매입한 재고자산의 원가 ₩2,400(=20개×@120)이 기말재고자산을 구성한다.

(4) 가중평균법

가중평균법(average cost method)은 일정기간 동안 재고자산의 원가를 평균한 단가를 매출원가와 기말재고액에 배분하는 방법이다. 가중평균법은 적용이 간편하고 이익조작의 가능성이 적으며 기말재고액과 매출원가의 단위당 원가가 동일하다는 장점이 있다.

위의 〈사례 1-3〉에서 가중평균법하의 계속기록법과 실지재고조사법을 적용한 매출원가와 기말재고액을 구하면 다음과 같다.

1) 계속기록법(이동평균법)

가중평균법하의 계속기록법을 이동평균법이라고 한다. 이동평균법은 재고자산의 구입이 이루어질 때마다 재고자산의 단가를 구하고 매출시 가중평균한 단가를 이용하는 방법이다. 계속기록법에서는 매출원가가 ₩2,200(=20개×@110)이고 기말재고액은 ₩5,000(=40개×@125)이 된다.

일 자	입 고			출 고			잔 고		
	수량	단가	금액	수량	단가	금액	수량	단가	금액
1/1	20개	@100	₩2,000				20개	@100	₩2,000
3/15	20개	@120	₩2,400				40개	@110	₩4,400
5/21				20개	@110	₩2,200	20개	@110	₩2,200
8/11	20개	@140	₩2,800				40개	@125	₩5,000
매출원가				20개×@110=₩2,200					
기말재고액							40개×@125=₩5,000		

2) 실지재고조사법(총평균법)

가중평균법하의 실지재고조사법을 총평균법이라고 한다. 총평균법은 일정기간 동안의 기초재고자산액과 당기매입재고자산액을 판매가능재고수량으로 나눈 단가를 매출원가와 기말재고액에 배분하는 방법이다. 따라서 결산에 가서야 평균단가를 구할 수 있으며 재고자산의 판매시에는 단가를 계산할 수 없다. 위의 〈사례 1-3〉에서 총평균단가는 @120{=(₩2,000+₩2,400+₩2,800)÷60개}이 되므로 기말재고액은 ₩4,800(=40개×@120)이고 매출원가는 ₩2,400(=₩7,200−₩4,800)이 된다.

(5) 각 방법의 비교

위 〈사례 1-3〉의 자료를 기준으로 매출원가와 기말재고액을 요약하면 다음과 같다.

구 분	원가배분	개별법	선입선출법	후입선출법	가중평균법
계속기록법	매출원가	₩2,400	₩2,000	₩2,400	₩2,200
	기말재고	4,800	5,200	4,800	5,000
실지재고조사법	매출원가	2,400	2,000	2,800	2,400
	기말재고	4,800	5,200	4,400	4,800

위에서 보는 바와 같이 회계기간중에 재고자산의 단가가 계속적으로 상승할 경우 기말재고자산액, 매출원가, 당기순이익, 법인세부담액 및 현금흐름을 비교하면 다음과 같다.

구 분	크 기
기말재고자산액	선입선출법 > 가중평균법 > 후입선출법
매출원가	선입선출법 < 가중평균법 < 후입선출법
당기순이익	선입선출법 > 가중평균법 > 후입선출법
법인세부담액	선입선출법 > 가중평균법 > 후입선출법
현금흐름	선입선출법 < 가중평균법 > 후입선출법

선입선출법의 경우 최근의 높은 가격으로 구입한 재고자산이 기말재고자산을 구성하고 낮은 가격으로 구입한 재고자산이 매출원가를 구성하게 된다. 이에 반해 후입선출법에서는 최근의 높은 가격으로 구입한 재고자산이 매출원가를 구성하고 낮은 가격으로 구입한 재고자산이 기말재고자산을 구성하게 된다. 따라서 기말재고자산액, 당기순이익 및 법인세부담액은 선입선출법이 가장 크고 후입선출법이 가장 작게 되며 가중평균법은 중간에 위치하게 된다. 한편, 매출원가와 현금흐름은 당기순이익과는 반대 방향으로 움직이므로 후입선출법이 가장 크고 선입선출법이 가장 작게 된다. 물론, 회계기간중에 재고자산의 취득원가가 하락하는 경우에는 위의 부등호 방향은 반대가 될 것이다.

1.5 재고자산의 추정

기말재고자산액은 실지재고조사법에 의한 수량에 원가흐름의 가정에 따른 단가를 곱하여 결정해야 한다. 그런데 경우에 따라서 재고자산을 실사하기 어려운 경우가 있다. 이러한 경우에는 기말재고자산을 추정해야 하는데 추정하는 방법은 다음의 그림과 같이 매출총이익률법과 소매재고법이 있다.

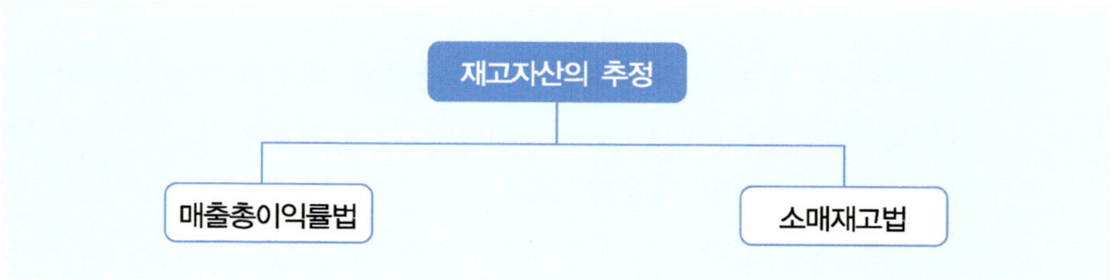

1.5.1 매출총이익률법

매출총이익률법(gross margin method)은 화재, 도난, 수해 등으로 인하여 재고자산의 실물이 존재할 수 없는 경우에 매출총이익률을 가지고 판매가능재고자산원가를 매출원가와 기말재고자산액으로 배분하는 방법이다. 즉, 과거의 평균 매출총이익률(매출총이익÷매출액)을 이용하여 매출원가{매출액×(1−매출총이익률)}를 구하고 판매가능재고자산원가(기초재고자산액+당기매입재고자산액)에서 차감하여 기말재고자산액을 산정하는 방법이다.

기말재고자산액(추정)
　= 기초재고자산액 + 당기매입재고자산액 − 매출원가(추정)

매출총이익률법에 의한 원가배분방법을 다음의 〈사례 1-4〉를 통해 살펴본다.

사례 1-4

1. 20×1년의 규형상사는 화재로 인하여 기말재고자산을 거의 소실하였다. 다음은 규형상사의 재고자산과 관련된 자료이다.

구 분	금 액
기초상품재고액	₩1,000,000
당기상품매입액	20,000,000
당기매출액	15,000,000

2. 과거 3년간 매출총이익률은 40%이다.

위의 〈사례 1-4〉에서 규형상사의 추정매출원가는 ₩9,000,000{=₩15,000,000×(1−40%)}이 되므로 기말재고자산액을 추정하면 ₩12,000,000(=₩1,000,000+₩20,000,000−₩9,000,000)이 된다. 위의 매출총이익률법은 과거 매출총이익률을 적용하여 원가를 배분하므로 원가배분이 부정확하고 검증가능성이 떨어지기 때문에 한국채택국제회계기준에서는 이를 인정하지 않는다.

1.5.2 소매재고법

소매재고법(retail inventory method)은 매가로 표시된 기말재고자산액에 당기의 원가율을 곱하여 원가로 환산한 기말재고자산액을 구하는 방법으로 매출가격환원법이라고도 한다. 소매재고법은 백화점, 할인점, 편의점 등과 같이 재고자산의 종류가 많고 거래가 빈번한 유통업의 경우에 유용하게 사용할 수 있는 방법이다. 소매재고법은 다음의 그림과 같은 절차에 따라 매출원가와 기말재고자산액을 산정한다.

기말재고자산의 매가 계산

↓

원가율 계산

↓

기말재고자산의 원가 = 기말재고자산의 매가 × 원가율

↓

매출원가 = 기초재고자산액 + 당기매입재고자산액 − 기말재고자산액(추정)

다음의 〈사례 1-5〉를 통해 소매재고법에 의한 재고자산의 산정절차를 살펴본다.

사례 1-5

20×1년의 형수할인점은 재고자산의 원가배분방법으로 소매재고법을 적용하고 있다.

구 분	원 가	매 가
기초재고자산	₩120,000	₩200,000
당기매입액	600,000	1,000,000
가격인상액		60,000
가격인상취소액		30,000
가격인하액		40,000
가격인하취소액		20,000
당기매출액		900,000

(1) 기말재고자산의 매가 계산

기말재고자산의 매가는 아래와 같이 매가로 계산된 재고자산에 재고자산의 구입시점의 매가로 계산된 매입액과 가격의 순인상액(가격인상액－가격인상취소액)을 더하고 순인하액(가격인하액－가격인하취소액)과 매출액을 차감하여 산정한다. 즉, 기말재고자산의 매가는 ₩310,000(＝₩200,000＋₩1,000,000＋₩30,000－₩20,000－₩900,000)이 된다.

상품(매가)

기초재고자산	200,000	매출액	900,000
당기매입액	1,000,000		
순인상액	30,000		
순인하액	(20,000)		
		기말재고자산액	310,000
	1,210,000		1,210,000

(2) 원가율 계산

원가율은 원가와 매가의 비율을 통해 계산되는데, 포함되는 항목에 따라 평균법하의 원가율, 선입선출법하의 원가율이 있으며 각각 원가율에 저가기준을 적용할 수도 있다.

구 분		원가율
평균법	저가기준을 적용한 경우	(원가) 기초재고자산＋당기매입액 / (매가) 기초재고자산＋당기매입액＋순인상액
	저가기준을 적용하지 않는 경우	(원가) 기초재고자산＋당기매입액 / (매가) 기초재고자산+당기매입액+순인상액−순인하액
선입 선출법	저가기준을 적용한 경우	(원가) 당기매입액 / (매가) 당기매입액＋순인상액
	저가기준을 적용하지 않는 경우	(원가) 당기매입액 / (매가) 당기매입액＋순인상액－순인하액

위에서 평균법은 기초재고자산과 당기매입재고자산이 평균적으로 판매되어 기말재고자산에는 기초재고자산과 당기매입재고자산이 평균적으로

포함되어 있다고 가정한다. 따라서 원가율 산정시 기초재고자산과 당기매입액을 모두 포함시킨다. 한편, 선입선출법은 기초재고자산이 우선적으로 판매되어 기말재고자산에는 당기에 매입한 재고자산으로만 구성되었다고 가정한다. 따라서 당기매입액만을 기준으로 원가율을 산정한다.

판매가격의 변동이 있는 경우 매가에 순인상액을 가산하고 순인하액을 차감한다. 다만, 저가법을 적용하는 경우에는 매가에 순인하액을 차감하지 않기 때문에 원가율이 낮아져 원가로 추정한 기말재고자산액이 낮아지게 된다. 위의 〈사례 1-5〉에서 각각의 방법을 적용한 원가율을 추정하면 다음과 같다.

구 분		원가율
평균법	저가기준을 적용한 경우	(원가) ₩120,000＋₩600,000 / (매가) ₩200,000＋₩1,000,000＋₩30,000 ＝58.54%
	저가기준을 적용하지 않는 경우	(원가) ₩120,000＋₩600,000 / (매가) ₩200,000＋₩1,000,000＋₩30,000－₩20,000 ＝59.50%
선입선출법	저가기준을 적용한 경우	(원가) ₩600,000 / (매가) ₩1,000,000＋₩30,000 ＝58.25%
	저가기준을 적용하지 않는 경우	(원가) ₩600,000 / (매가) ₩1,000,000＋₩30,000－₩20,000 ＝59.41%

(3) 기말재고자산의 원가 추정

기말재고자산의 원가는 다음과 같이 기말재고자산의 매가에서 원가율을 곱하여 산정한다.

기말재고자산의 원가 = 기말재고자산의 매가 × 원가율

위의 〈사례 1-5〉에서 각각의 방법을 적용한 기말재고자산의 원가를 추정하면 다음과 같다.

구 분		기말재고자산의 원가
평균법	저가기준을 적용한 경우	₩310,000×58.54%=₩181,474
	저가기준을 적용하지 않는 경우	₩310,000×59.50%=₩184,450
선입선출법	저가기준을 적용한 경우	₩310,000×58.25%=₩180,575
	저가기준을 적용하지 않는 경우	₩310,000×59.41%=₩184,171

(4) 매출원가 산정

매출원가는 기초재고자산액에서 당기매입재고자산액을 더하고 기말재고자산액을 차감하여 산정한다.

매출원가(추정) = 기초재고자산액 + 당기매입재고자산액 − 기말재고자산액

위의 〈사례 1-5〉에서 각각의 방법을 적용한 매출원가를 추정하면 다음과 같다.

구 분		매출원가 추정
평균법	저가기준을 적용한 경우	₩120,000+₩600,000−₩181,474=₩538,526
	저가기준을 적용하지 않는 경우	₩120,000+₩600,000−₩184,450=₩535,550
선입선출법	저가기준을 적용한 경우	₩120,000+₩600,000−₩180,575=₩539,425
	저가기준을 적용하지 않는 경우	₩120,000+₩600,000−₩184,171=₩535,829

1.6 재고자산의 수량부족과 평가

1.6.1 의의

다음의 그림과 같이 재고자산의 실제수량이 장부상 수량보다 적은 경우를 재고자산감모손실이라고 하며 이러한 손실은 발생한 기간의 비용으로 처리한다. 한편, 재고자산은 기말에 취득원가와 순실현가능가치[1)](net realizable value) 중 낮은 금액으로 측정해야 한다. 즉, 재고자산이 물리적으로 손상된 경우, 진부화된 경우, 판매가격이 하락한 경우, 추가완성원가가 상승한 경우 등에서는 순실현가능가치가 취득원가보다 낮아질 수 있다. 이런 경우에는 재고자산평가손실을 인식해야 하며 관련된 손실은 발생한 기간의 비용으로 처리해야 한다.

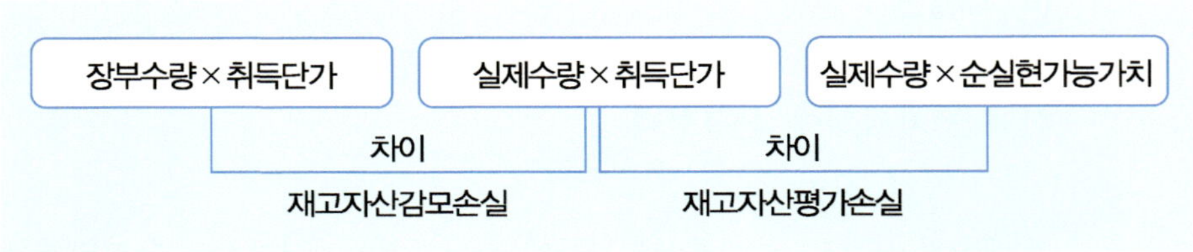

1.6.2 계산방법

재고자산 감모손실과 평가손실을 다음의 〈사례 1-6〉을 통해 살펴본다.

사례 1-6

1. 20×1년의 단일 상품을 판매하고 있는 수상사의 기말재고자산과 관련된 자료는 다음과 같다.

장부수량	실제수량	취득단가	순실현가능가치
1,000개	800개	@2,000	@1,000

2. 수상사의 기초재고자산액은 ₩1,000,000이고 당기매입재고자산액은 ₩10,000,000이다.
3. 수상사의 감모는 모두 정상적이며 재고자산 감모손실과 평가손실은 전액 매출원가에 포함한다.

수상사의 재고자산 감모손실은 아래와 같이 ₩400,000(=1,000개×@2,000−800개×@2,000)이며 평가손실은 ₩800,000(=800개×@2,000−800개×@1,000)이 된다. 따라서 기말재고자산액은 ₩800,000(=800개×@1,000)이 되고 매출원가는 ₩10,200,000(=₩1,000,000+₩10,000,000−₩800,000)이 된다.

1) 순실현가능가치는 정상적인 영업과정의 예상판매가격에서 예상되는 추가완성원가와 판매비용을 차감하여 산정한다.

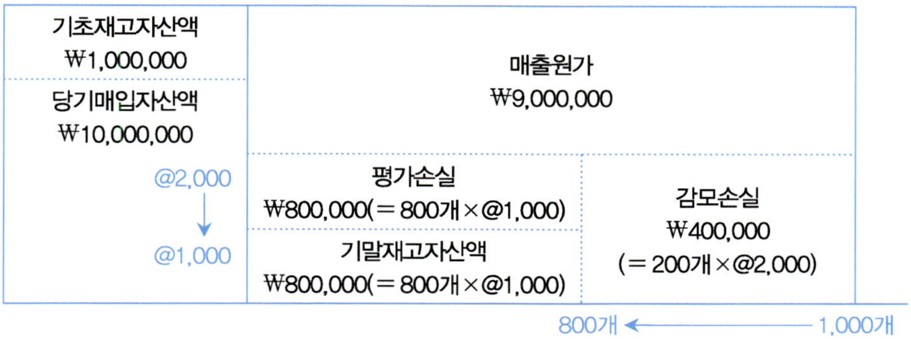

2 금융자산

2.1 의의

금융자산(financial asset)은 계약에 의해 현금이나 다른 금융상품을 수취할 권리를 말한다. 여기에서 금융상품(financial instrument)은 거래당사자 일방에게 금융자산을 발생시키는 동시에 다른 거래상대방에게 금융부채나 지분상품을 발생시키는 모든 계약을 말한다. 이러한 금융자산은 아래의 그림과 같이 실무적으로 다섯 가지로 분류할 수 있다. 즉, 금융자산은 현금및현금성자산, 대여금 및 수취채권, 당기손익공정가치측정(FVPL)금융자산, 상각후원가측정(AC)금융자산, 기타포괄손익공정가치측정(FVOCI)금융자산으로 분류된다.

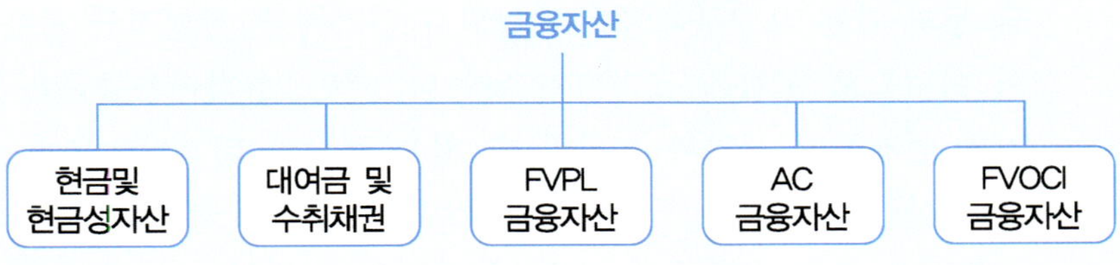

2.2 현금및현금성자산

2.2.1 의의

현금및현금성자산은 아래와 같이 현금과 현금성자산으로 구성되어 있다.

현금및현금성자산 = 현금 + 현금성자산

여기에서 현금(cash)은 재화와 용역을 구입하기 위해 사용되는 교환의 대표적 수단으로 유동성이 가장 높은 자산 중 하나이다. 한편, 현금성자산(cash equivalent)은 주식 등의 지분상품을 제외하고 유동성이 매우 높은 단기투자자산을 말한다. 이하에서는 현금과 현금성자산에 대해 구체적으로 살펴본다.

2.2.2 현금

(1) 정의

현금(cash)은 재화와 용역을 구입하거나 채무를 상환하는 데 쉽게 이용될 수 있는 지불수단이며 그 자체가 교환의 수단이므로 금융자산에 해당한다. 이와 같은 현금은 교환의 매개로 사용될 수 있기 때문에 회계상 현금으로 분류되기 위해서는 아래와 같이 통화뿐만 아니라 통화와 언제든지 교환할 수 있는 통화대용증권까지 포함된다.

회계상 현금 = 통화 + 통화대용증권

통화는 일반적으로 지폐와 동전을 말한다. 여기에는 보통예금, 당좌예금 등과 같은 요구불예금은 포함되나 정기예금, 정기적금 등은 요구불예금이 아니므로 통화에 포함되지 않는다. 한편, 통화대용증권은 통화는 아니지만 언제든지 통화와 교환할 수 있는 것으로 타인발행수표, 은행발행 자기앞수표, 송금수표, 우편환증서, 만기가 도래한 공·사채이자표, 배당금지급통지서 등이 포함된다. 그러나 우표나 수입인지 등은 통화와 언제든지 교환할 수 없기 때문에 통화대용증권에 포함되지는 않는다. 따라서 우표나 수입인지 등은 구입시 비용(또는 선급비용)으로 처리하는 것이 타당하다.

(2) 현금출납장

현금은 기업에서 발생빈도가 높고 중요하기 때문에 현금의 증감이 있을 때 총계정원장의 현금계정에서 기록할 뿐만 아니라 별도의 상세한 보조장부에서 관리해야 한다. 이와 같이 현금의 수입과 지출을 관리하는 장부를 '현금출납장'이라고 한다. 현금출납장은 아래의 그림과 같이 기업에 현금이 유입되면 수입란에 기록하고 유출되면 지출란에 기록하게 된다. 한편, 현금출납장의 수입란(또는 지출란)은 현금계정의 차변잔액(또는 대변잔액)과 일치하며 잔액란은 현금계정의 잔액과 반드시 일치하게 된다.

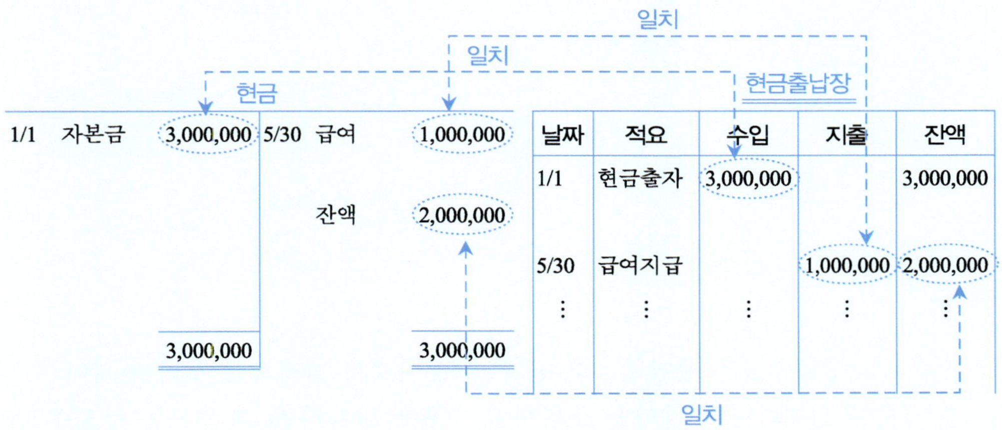

2.2.3 당좌예금

(1) 정의

기업이 은행과 당좌계약을 체결하여 일정한 금액을 은행의 당좌예금에 예입하고 필요한 금액을 수표로 발행하여 인출하는 예금을 '당좌예금(checking account)'이라고 한다. 즉, 당좌예금은 자금의 입금을 현금, 타인으로부터 받은 수표 등으로 할 수 있으나 자금의 출금은 수표의 발행을 통해서만 할 수 있는 요구불예금이다.

(2) 당좌예금출납장

당좌예금의 예입과 인출을 상세하게 기록하기 위한 보조장부를 '당좌예금출납장'이라고 한다. 이러한 당좌예금출납장은 당좌거래를 하고 있는 은행별로 작성하며 아래의 그림과 같이 당좌예금에 현금이 유입되면 예입란에 기록하고 유출되면 인출란에 기록하게 된다. 한편, 당좌예금의 예입란(또는 인출란)은 총계정원장의 당좌예금계정의 차변잔액(또는 대변잔액)과 일치하며 잔액란은 당좌예금계정의 잔액과 반드시 일치하게 된다.

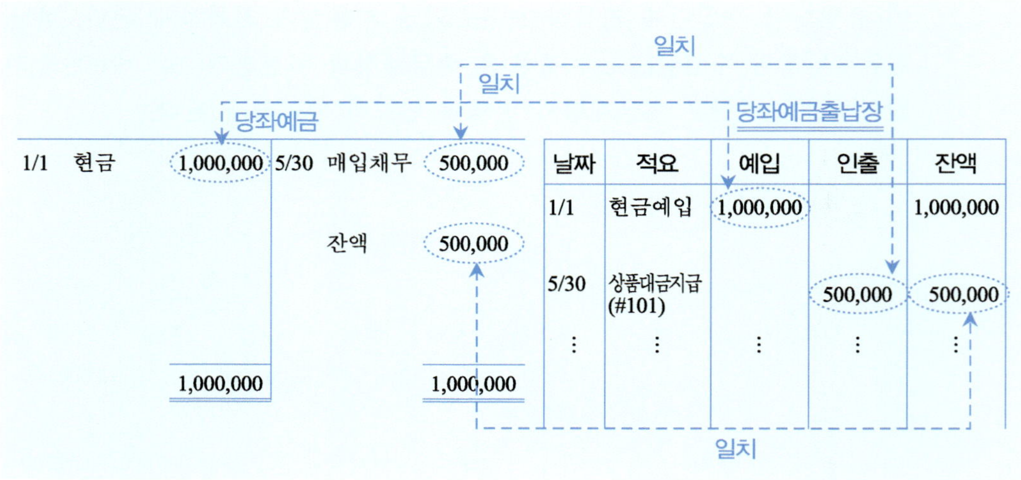

당좌수표는 당좌예금의 잔액 범위 내에서 발행하는 것이 원칙이다. 따라서 당좌예금의 잔액을 초과하여 수표를 발행하면 그 수표는 부도수표가 된다. 이러한 위험을 방지하기 위해 기업들은 당좌계약을 체결한 거래은행과 근저당권을 설정하고 당좌차월약정을 체결한다. 이와 같이 당좌차월약정을 체결하면 일정한 한도 금액 내에서 당좌예금의 잔액을 초과하여 수표를 발행할 수 있다. 이때 당좌예금의 잔액을 초과하여 수표를 발행한 금액을 당좌차월(bank overdraft)이라고 한다. 즉, 당좌차월을 발행하면 당좌예금출납장의 잔액은 부의 값을 가지며 총계정원장의 당좌예금계정은 대변잔액을 가지게 된다. 이와 같은 당좌차월은 기업이 마이너스 통장을 가진 것과 유사하며 실질적으로 은행으로부터 차입한 것이므로 재무상태표에는 유동부채 중 차입금의 계정과목으로 분류해야 한다.

또한 여러 은행에 당좌예금이 있는 경우 A은행에서 당좌예금의 잔액이 있고 B은행에는 당좌차월이 존재한다면 이를 상계하지 않고 각각 유동자산과 유동부채로 분류하여 공시해야 한다. 예를 들어, A은행은 당좌예금의 잔액 ₩1,000,000, B은행은 당좌차월의 잔액 ₩500,000이 있다면 아래와 같이 유동자산의 현금및현금성자산 ₩1,000,000과 유동부채의 차입금 ₩500,000으로 재무상태표에 표시 · 공시해야 한다.

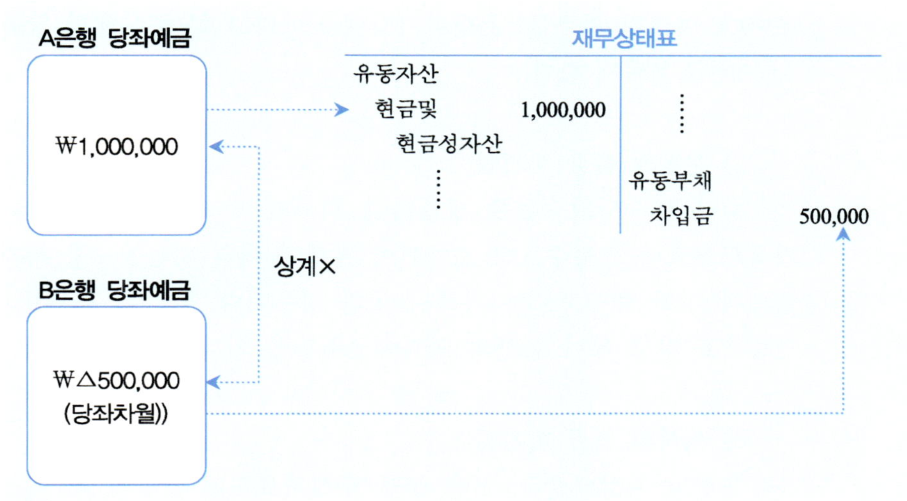

(3) 은행계정조정표

일정시점에서 회사의 당좌예금의 잔액과 은행의 당좌예금원장의 잔액은 일치하지 않는 경우가 있다. 즉, 회사 또는 은행의 장부기록시점의 불일치와 오류로 인하여 회사와 은행 간의 당좌예금 잔액은 차이가 발생할 수 있다. 따라서 이러한 양자간의 차이를 수정하고 조정할 필요가 있는데, 이때

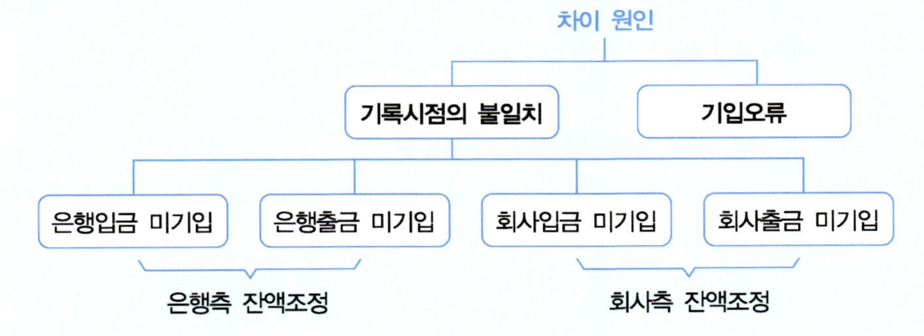

작성하는 표가 은행계정조정표(bank reconciliation)이다. 일반적으로 회사와 은행 간의 차이는 그림과 같이 다섯 가지 원인으로 발생할 수 있다.

1) 은행의 입금 미기입

회사가 은행에 예입하고 회사의 장부에 입금으로 기록한 금액을 은행에서 미처 입금으로 기록하지 못하여 은행의 당좌예금원장에서 제외된 경우이다. 이러한 경우를 '은행미기입예금'이라고 하며 은행의 당좌예금원장을 가산조정해야 한다.

2) 은행의 출금 미기입

회사에서 당좌수표를 발행하고 회사의 당좌예금 잔액에서 출금으로 기록하였으나 당좌수표의 소지인이 은행에 아직 지급청구를 하지 않아 은행에서 미처 출금으로 기록하지 못한 경우이다. 이러한 경우를 '기발행미인출수표'라고 하며 은행의 당좌예금원장을 차감조정해야 한다.

3) 회사의 입금 미기입

은행이 외상매출금, 어음 등을 추심완료하거나 당좌예금에 대한 이자 등으로 인하여 은행의 당좌예금원장에 입금으로 처리한 금액을 회사가 아직 통보받지 못하여 회사의 당좌예금 잔액에 입금기록을 하지 못한 경우이다. 이러한 경우에 회사의 당좌예금 잔액을 가산조정해야 한다.

4) 회사의 출금 미기입

은행이 추심수수료, 당좌차월의 이자, 부도수표 등을 회사의 당좌예금원장에서 출금으로 처리하였으나 회사가 아직 통보받지 못하여 회사의 당좌예금 잔액에 출금기록을 하지 못한 경우이다. 이러한 경우에 회사의 당좌예금 잔액을 차감조정해야 한다.

5) 은행 또는 회사의 기입오류

은행 또는 회사의 입금 또는 출금 오류로, 각각 올바른 금액으로 조정해야 한다.

위에서 언급한 1)~4)까지의 사항은 기록상의 오류가 아니고 기록시점의 불일치에 불과하므로 시간이 경과하면 자연스럽게 조정되는 항목이다. 그러나 5)는 시간이 지나도 조정되지 않는 항목이다. 일반적으로 은행계정조정표는 회사와 은행측 잔액을 모두 정확하게 조정하며 3), 4) 및 5) 항목은 회사측 장부가 조정되어야 하므로 수정분개를 하여야 한다. 은행계정조정표의 작성을 다음의 〈사례 2-1〉을 통해 살펴본다.

사례 2-1

한국은행과 당좌거래를 하고 있는 (주)내사랑은 매월 말일 은행계정조정표를 작성하여 은행과 회사의 예금잔액의 차이를 조정하고 있다. 20×1년 12월 31일 은행에 당좌예금원장의 잔액을 조회한 결과 ₩400,000이었으며, (주)사랑의 장부잔액은 ₩411,000이었다. 차이의 원인에 대해서는 다음과 같은 사항이 확인되었다.

1. 거래처로부터 송금해 온 외상매출금 ₩10,000이 당좌이체되었으나 회사에서는 아직 모르고 있다.
2. 발행수표 중 12월 31일까지 은행에서 인출되지 않은 수표가 ₩50,000이다.
3. 은행측에서 당좌거래수수료 ₩1,000을 부과하고 이를 당좌예금에서 차감하였는데 회사에서는 아직 이를 기록하지 않았다.
4. 12월 31일 늦게 예입된 수표 ₩40,000이 은행에서는 1월 3일에 입금처리되었다.
5. 거래처로부터 받아 예입한 수표 ₩30,000이 부도되었다는 사실을 확인하였다.

(주)내사랑이 은행계정조정표를 작성하면 다음과 같다.

은행계정조정표

(주)내사랑 20×1년 12월 31일

구 분	회사측	은행측
12월 31일 수정전 잔액	₩411,000	₩400,000
조정항목		
1. 외상매출금 입금	10,000	
2. 기발행미인출수표		(50,000)
3. 당좌거래수수료	(1,000)	
4. 은행미기입예금		40,000
5. 부도수표	(30,000)	
12월 31일 수정후 잔액	₩390,000	₩390,000

은행계정조정표는 내부통제목적으로 당좌예금을 적절히 관리하기 위해 부정기적으로 작성하기도 하지만, 기말에 당좌예금의 잔액을 정확히 계산하여 재무제표에 공시하기 위해서도 작성된다. 따라서 은행계정조정표를 작성하는 과정에서 발생한 회사측 조정사항은 수정분개를 해야 한다. 즉, 20×1년 12월 31일 재무상태표에 공시되는 당좌예금 잔액은 외상매출금 입금, 당좌거래수수료, 부도수표에 관한 항목이 조정된 ₩390,000으로 나타나야 한다.

1. (차) 당 좌 예 금	10,000	(대) 매 출 채 권	10,000
3. (차) 수수료비용	1,000	(대) 당 좌 예 금	1,000
5. (차) 매 출 채 권	30,000	(대) 당 좌 예 금	30,000

위에서 부도수표 ₩30,000은 외상매출금이 실질적으로 결제된 것이 아니며 채무자에게 다시 지급청구를 해야 하므로 당좌예금 ₩30,000을 감소시키고 동액만큼 매출채권을 증가시켜야 한다.

2.2.4 현금성자산

현금성자산(cash equivalent)은 유동성이 매우 높은 단기투자자산으로서 확정된 금액의 현금으로 전환이 용이하고 가치변동의 위험이 중요하지 않으며 일반적으로 만기일이 단기에 도래하는 것(예 : 취득일로부터 만기일이 3개월 이내인 경우)을 말한다. 이러한 현금성자산의 예로는 다음과 같은 것이 있다.

1. 취득 당시 만기가 3개월 이내에 도래하는 채권
2. 3개월 이내의 환매조건의 환매채
3. 투자신탁의 계약기간이 3개월 이하인 초단기수익증권
4. 취득 당시 3개월 이내에 만기가 도래하는 금융기관이 취급하는 단기금융상품

위에서 현금성자산은 결산일로부터 만기가 3개월 이내인 단기투자자산이 아니라 취득 당시 만기가 3개월 이내인 단기투자자산을 의미한다. 한

편, 주식은 만기가 없기 때문에 현금성자산에 포함될 수 없다. 예를 들어, 20×2년 2월 1일이 만기인 채권을 20×1년 12월 15일에 취득한 경우에는 취득 당시부터 만기가 3개월 이내이므로 현금성자산에 해당한다. 그러나 위의 채권을 20×1년 9월 15일에 취득한 경우에는 비록 위의 채권이 재무상태표일(20×1년 12월 31일)로부터 만기가 3개월 이내이지만 취득 당시로부터 만기가 3개월을 초과하므로 현금성자산에 해당하지 않는다.

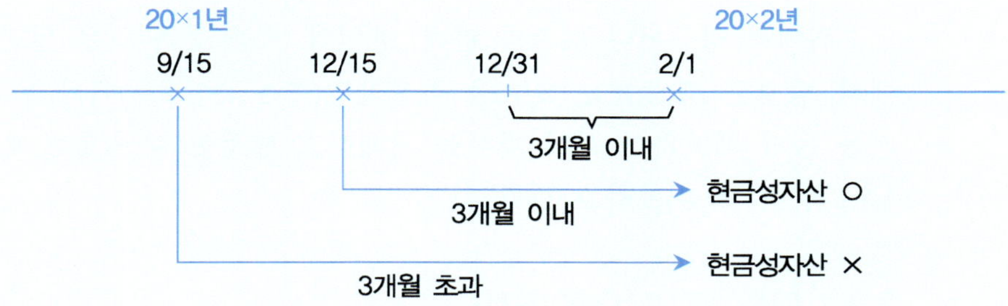

2.3 대여금 및 수취채권

2.3.1 의의

대여금 및 수취채권(loan and receivable)은 지급금액이 확정되었거나 결제가능하며 활성시장에서 가격이 공시되지 않는 비파생금융자산을 말한다. 다만, 다음의 비파생금융자산은 제외한다.

1. 즉시 또는 단기간 내에 매각할 의도가 있는 금융자산(단기매매항목으로 분류)과 최초 인식시점에 당기손익인식항목으로 지정한 금융자산
2. 최초 인식시점에 FVOCI금융자산으로 지정한 금융자산
3. 채무자의 신용악화를 제외한 다른 이유 때문에 최초 투자액의 대부분을 회수하지 못할 수도 있는 금융자산(FVOCI금융자산으로 분류)

즉, 대여금 및 수취채권은 다음과 같이 자금을 대여하고 발생한 대여금과 기업의 영업활동과정에서 재화나 용역을 판매하고 그 대가로 수취한

매출채권, 미수금 등을 말한다.

	채권자		채무자	
대여금 및 수취채권	대여금	↔	차입금	차입금 및 지급채무
	매출채권	↔	매입채무	
	미수금	↔	미지급금	

위에서 상품이나 제품의 판매, 용역의 제공 등과 같은 일반적 상거래에서 발생한 채권(또는 채무)을 매출채권(또는 매입채무)이라고 하며 토지, 건물 등의 재고자산 외의 자산을 거래하고 발생한 채권(또는 채무)을 미수금(또는 미지급금)이라고 한다.

2.3.2 매출채권(또는 매입채무)

매출채권(또는 매입채무)은 상품, 제품 등과 같은 재고자산을 판매하고 그 판매대금의 결제를 일정기간 동안 지연시켜줌으로써 발생하는 채권(또는 채무)을 말한다. 즉, 일반적인 상거래에서 발생한 채권(또는 채무)을 매출채권(또는 매입채무)이라고 한다. 이러한 매출채권(또는 매입채무)에는 아래와 같이 크게 외상매출금(또는 외상매입금)과 받을어음(또는 지급어음)이 있다. 즉, 거래처로부터 재고자산의 판매대가를 차후에 받기로 구두약속을 한 경우의 미회수채권(또는 미지급채무)은 외상매출금(또는 외상매입금)이고 어음을 받은 경우에는 받을어음(또는 지급어음)이다.

매출채권(또는 매입채무)
　　= 외상매출금(또는 외상매입금) + 받을어음(또는 지급어음)

(1) 외상매출금(또는 외상매입금)

1) 정의

상품, 제품의 판매, 용역의 제공 등과 같이 영업의 주목적으로 일반적인 상거래에서 발생한 판매대금을 차후에 받기로 구두로 약속한 미회수채권을 외상매출금(account receivable)이라고 하며, 미지급채무를 외상매입금

(account payable)이라고 한다. 이러한 외상매출금(또는 외상매입금)은 받을어음(또는 지급어음)과 함께 매출채권(또는 매입채무)에 포함하여 재무제표에 공시한다.

2) 회계처리

외상으로 상품, 제품 등을 판매하고 수익인식요건이 성립하는 경우에는 다음과 같이 회계처리한다.

판매자 :	(차) 매 출 채 권	×××	(대) 매 출	×××
구매자 :	(차) 매 입	×××	(대) 매 입 채 무	×××

한편, 매출액(또는 매입액)은 매출에누리(또는 매입에누리), 매출환입(또는 매입환출) 및 매출할인(또는 매입할인)을 차감한 순매출액(또는 순매입액)을 의미한다.

매출액(또는 매입액) = 총매출액(또는 총매입액) − 매출에누리(또는 매입에누리) − 매출환입(또는 매입환출) − 매출할인(또는 매입할인)

여기에서 매출에누리(또는 매입에누리)는 제품이나 상품에 결함이 존재하여 판매대금의 일부를 할인시켜 준 것을 말하며 매출환입(또는 매입환출)은 판매(또는 구매)한 상품 또는 제품에 결함이 있어 판매(또는 구매)한 상품 또는 제품을 반품한 것을 의미한다.

한편, 매출할인(또는 매입할인)은 외상대금의 조기회수를 위하여 상품 또는 제품의 구매자가 할인기간 내에 외상대금을 지급하는 경우 일정금액을 할인해 주는 것을 말한다. 이러한 매출할인(또는 매입할인)에 대한 회계처리는 순액법과 총액법이 있다. 즉, 순액법은 매출시 매출할인(또는 매입할인)을 매출채권(또는 매입채무)에서 차감한 순액으로 기록하고 할인기간 이후에 현금을 수취(또는 지급)하는 경우 이자수익(또는 이자비용)으로 인식하는 방법이다. 반면, 총액법은 매출시 매출채권(또는 매입채무)에서 매출할인(또는 매입할인)을 차감하지 않은 총액으로 기록하고 할인기간 내에 현금을 수취(또는 지급)하는 경우 매출할인(또는 매입할인)으로 인식하여 매출(또는 매입)에서 차감하는 방법이다.

매출할인의 회계처리방법을 다음의 〈사례 2-2〉를 통해 살펴본다.

사례 2-2

종현상사는 상품을 ₩100,000에 판매하였는데 판매일로부터 10일 이내에 외상대금을 회수하면 1%의 매출할인을 해주는 조건이다. 단, 신용조건은 판매 후 30일 이내에 판매대금의 전액을 지급해야 한다.

위의 〈사례 2-2〉에서 순액법과 총액법으로 매출할인(또는 매입할인)에 대한 회계처리를 나타내면 다음과 같다.

상 황	순액법		총액법	
	판매자	구매자	판매자	구매자
매출시	매출채권 99,000 매 출 99,000	매 입 99,000 매입채무 99,000	매출채권 100,000 매 출 100,000	매 입 100,000 매입채무 100,000
할인기간 내에 외상대금 수취(또는 지급)	현 금 99,000 매출채권 99,000	매입채무 99,000 현 금 99,000	현 금 99,000 매출할인 1,000 매출채권 100,000	매입채무 100,000 현 금 99,000 매입할인 1,000
할인기간 이후에 외상대금 수취(또는 지급)	현 금 100,000 매출채권 99,000 이자수익 1,000	매입채무 99,000 이자비용 1,000 현 금 100,000	현 금 100,000 매출채권 100,000	매입채무 100,000 현 금 100,000

3) 매출처별원장(또는 매입처별원장)

외상으로 상품 또는 제품을 판매하는 경우 총계정원장의 매출채권(또는 매입채무)계정을 사용하게 된다. 그런데 총계정원장의 매출채권(또는 매입채무)계정은 여러 거래처의 매출채권(또는 매입채무)의 합으로 이루어져 있기 때문에 각 거래처별로 채권(또는 채무)을 관리하기 위해서는 외상매출금(또는 외상매입금)의 보조장부인 매출처별원장(또는 매입처별원장)을 사용하게 된다. 매출처별원장(또는 매입처별원장)은 다음의 그림과 같으며 각 거래처의 매출처별원장의 차변과 대변의 합계액은 총계정원장의 매출채권(또는 매입채무)계정의 차변과 대변의 금액과 각각 일치하게 된다.

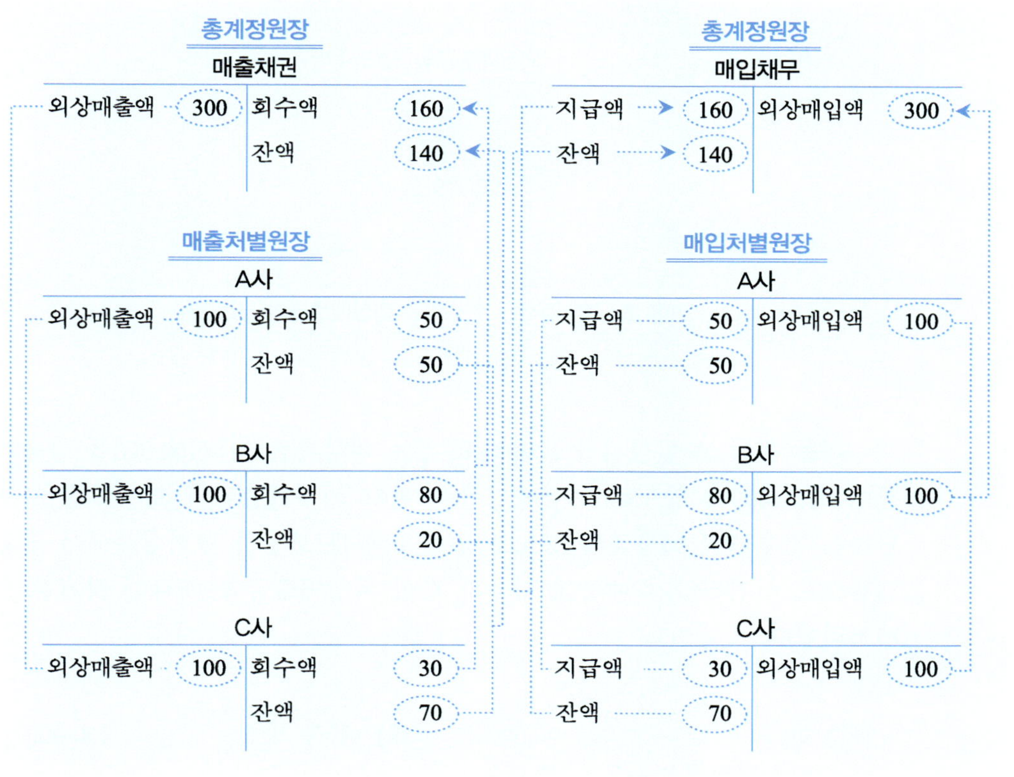

4) 외상매출금의 양도

기업의 자금사정 등으로 인하여 외상매출금의 회수기일이 도래하기 전에 외상매출금을 제3자에 양도하여 필요한 자금을 확보하는 경우가 있다. 이 경우 다음과 같이 외상매출금의 소유에 따른 위험과 보상이 상대방에게 이전하는 경우에는 매출채권의 매각거래로 보아 장부에서 제거하고 처분손익을 인식해야 한다. 한편, 양도자가 외상매출금을 상대방에게 양도했음에도 불구하고 위험과 보상을 대부분 보유하고 있는 경우에는 외상매출금을 담보로 제공하고 자금을 차입한 것과 경제적 실질이 동일하므로 외상매출금을 장부에서 제거하지 않고 차입금과 관련된 회계처리를 해야 한다.

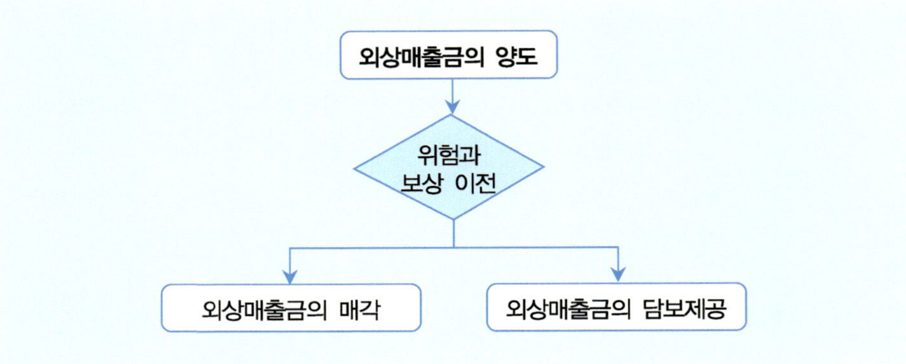

예를 들어, 종현상사가 보유하고 있는 외상매출금 ₩100,000을 금융기관에 ₩90,000에 양도하고 금융기관이 위의 외상매출금의 회수책임을 부담하는 경우 외상매출금의 양도로 인한 위험과 보상이 종현상사에서 금융기관으로 이전되었기 때문에 다음과 같이 외상매출금을 매각한 것처럼 회계처리한다.

(차) 현 금	90,000	(대) 매 출 채 권	100,000
매출채권처분손실	10,000		

그러나 금융기관이 위의 외상매출금을 회수하지 못하는 경우 종현상사가 대신 그 대금을 지급하는 경우에는 위험과 보상이 대부분 종현상사에게 있기 때문에 아래와 같이 외상매출금을 담보로 제공하고 자금을 차입한 것처럼 회계처리한다.

(차) 현 금	90,000	(대) 단기차입금	100,000
이 자 비 용	10,000		

(2) 받을어음(또는 지급어음)

1) 정의

상품, 제품의 판매, 용역의 제공 등과 같이 영업의 주목적으로 일반적인 상거래에서 발생한 판매대금을 차후에 받기로 하고 어음을 수취(또는 지급)한 경우를 받을어음(또는 지급어음)이라고 한다. 이러한 받을어음(또는 지급어음)은 외상매출금(또는 외상매입금)과 함께 매출채권(또는 매입채무)에 포함하여 재무제표에 공시한다.

2) 회계처리

어음을 수취하는 경우 어음상의 채권이 발생하였기 때문에 다음과 같이 총계정원장의 매출채권계정의 차변에 기록하며 어음대금의 회수, 할인 등으로 어음상의 채권이 소멸하는 경우에는 대변에 기록한다.

매출채권

어음의 수취	×××	어음대금의 회수	×××
		어음의 할인 등	×××
		잔액	×××
	×××		×××

한편, 어음을 발행하여 상대방에게 지급한 경우에는 어음상의 채무가 발생했기 때문에 다음과 같이 총계정원장의 매입채무계정의 대변에 기록하며 어음대금의 지급 등으로 어음상의 채무가 소멸한 경우에는 차변에 기록한다.

매입채무

어음대금의 지급	×××	어음의 발행	×××
잔액	×××		
	×××		×××

3) 받을어음기입장(또는 지급어음기입장)

어음의 거래는 복잡하기 때문에 총계정원장의 매출채권(또는 매입채무)계정과는 별도로 보조장부로 받을어음기입장(또는 지급어음기입장)을 사용한다. 받을어음기입장은 다음의 그림과 같이 거래내용, 금액, 어음종류, 지급인, 발행인, 만기일, 지급장소 등을 어음을 수취한 순서대로 기입한다.

일자	내용	금액	어음종류	어음번호	지급인	발행인	발행일	만기일	지급장소	만기처리
1/1	상품매출	1,000,000	약속어음	5	종현상사	종현상사	1/1	3/2	국민은행	3/2 현금입금
⋮	⋮	⋮	⋮	⋮	⋮	⋮	⋮	⋮	⋮	⋮

한편, 지급어음기입장은 거래내용, 금액, 어음종류, 어음번호, 수취인, 발행인, 발행일, 만기일, 지급장소 등을 어음을 발행한 순서대로 기입한다. 이들 받을어음기입장(또는 지급어음기입장)은 총계정원장에서 구할 수 없는 어음의 상세정보를 찾을 수 있기 때문에 어음의 효율적인 관리를 가능하게 한다.

일자	내용	금액	어음종류	어음번호	수취인	발행인	발행일	만기일	지급장소	만기처리
1/1	상품매입	1,000,000	약속어음	5	종현상사	당점	1/1	3/21	국민은행	3/21 현금입금
⋮	⋮	⋮	⋮	⋮	⋮	⋮	⋮	⋮	⋮	⋮

4) 어음의 할인

어음의 할인은 받을어음을 만기일 전에 금융기관에 양도하고 자금을 융통하는 것을 말한다. 받을어음의 할인도 외상매출금의 양도와 마찬가지로 받을어음의 소유에 따른 위험과 보상이 금융기관에 이전되었다면 받을어음을 매각한 것으로 보아 매출채권을 장부에서 제거해야 한다. 이때 할인받은 시점에서 받을어음의 장부금액과 현금수령액의 차이를 다음과 같이 매출채권처분손실로 처리해야 한다.

매출채권처분손실 = 받을어음의 장부금액 − 현금수령액*

* 만기금액 − 만기금액 × 할인율 × 할인기간

예를 들어, 종현상사는 20×1년초에 상품을 판매하고 액면금액 ₩120,000인 6개월 무이자부어음을 교부받았으나 자금사정이 어렵게 되어 위의 어음을 4개월간 보유하다가 연 10% 이자율로 할인한 경우 종현상사의 매출채권처분손실은 ₩2,000(= ₩120,000 − (₩120,000 − ₩120,000 × 10% × 2/12))이 된다.

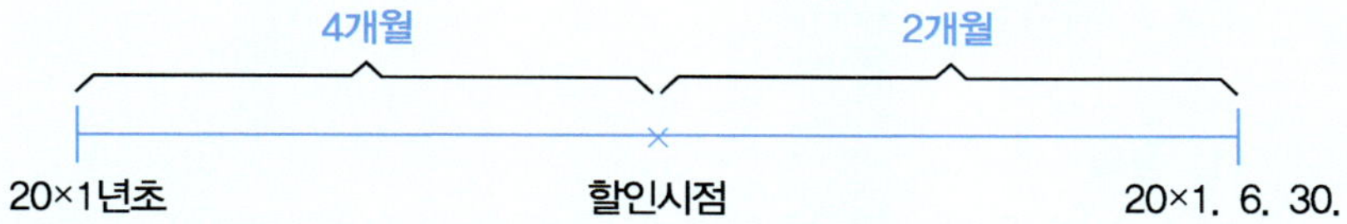

장부금액	₩120,000
할인액	(2,000) : ₩120,000 × 0.1 × $\frac{2}{12}$
현금수령액	₩118,000

위의 어음할인과 관련된 거래를 회계처리하면 다음과 같다.

(차)	현 금	118,000	(대) 매 출 채 권	120,000
	매출채권처분손실	2,000		

한편, 받을어음의 양도와 관련하여 받을어음의 소유에 따른 위험과 보상의 대부분을 종현상사가 부담하는 경우(예 : 어음이 부도가 난 경우 그 금액을 종현상사가 금융기관에 지급해야 하는 경우 등) 그 경제적 실질이 어음을 담보로 자금을 차입한 것과 동일하므로 회계처리는 다음과 같다.

(차)	현 금	118,000	(대) 단기차입금	120,000
	이 자 비 용	2,000		

5) 융통어음

어음은 일반적으로 상품, 제품 등을 매매하고 대금결제의 수단으로 수취(또는 지급)하는 금융자산이다. 이러한 어음을 상업어음 또는 진성어음이라고 한다. 한편, 어음은 상품, 제품 등과 같은 실물의 거래 없이 자금을 융통하기 위해 발행되기도 하는데 이러한 어음을 융통어음이라고 한다.

융통어음은 그 경제적 실질이 자금의 대여(또는 차입)와 동일하기 때문에 다음과 같이 자금의 대여(또는 차입)거래로 회계처리를 해야 한다.

채권자 :	(차) 대 여 금	×××	(대) 현 금	×××
채무자 :	(차) 현 금	×××	(대) 차 입 금	×××

2.3.3 대여금과 미수금

(1) 정의

계약에 의해 현금을 타인에게 대여하고 향후 이자와 원금을 수령(또는 지급)할 권리(또는 의무)가 발생하는 채권(또는 채무)을 대여금(또는 차입금)이라고 한다. 이와 같은 대여금과 차입금 중 재무상태표일로부터 만기가 12개월 이내에 도래하는 것은 유동자산 또는 유동부채로 분류하여 공시하고 그렇지 않은 대여금과 차입금은 비유동자산과 비유동부채로 구분한다.

한편, 다음과 같이 재화의 판매, 용역의 제공 등과 같은 기업의 주요한 영업활동 외의 거래에서 발생하는 채권(또는 채무)을 미수금(또는 미지급금)이라고 한다. 의료법인의 경우 의료행위는 용역의 제공(서비스 제공)에 해당하므로 진료 등과 관련된 채권을 의료미수금으로 분류한다.

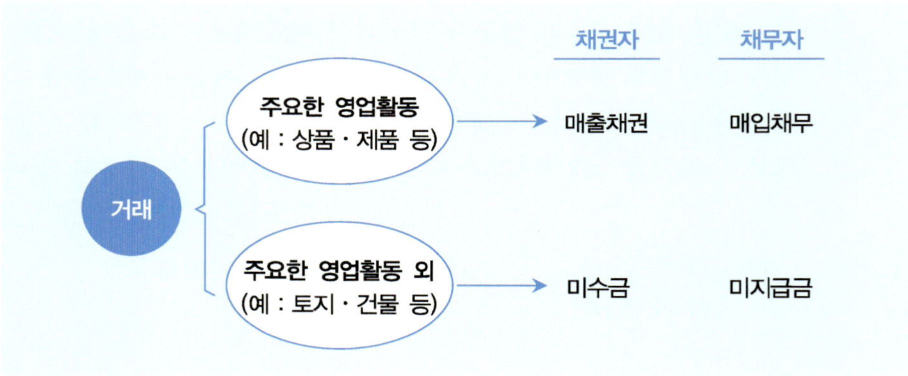

즉, 부동산판매회사가 토지, 건물 등을 판매하고 발생한 채권(또는 채무)은 주요한 영업활동에서 발생하였기 때문에 매출채권(또는 매입채무)으로 분류해야 한다. 한편, 제조기업이 토지, 건물 등을 판매하고 발생한 채권(또는 채무)은 주요한 영업활동 외의 거래에서 발생하였기 때문에 미수금(또는 미지급금)으로 구분해야 한다.

(2) 장기채권 · 채무의 현재가치평가

대여금 및 수취채권으로 분류되는 모든 장기채권과 채무는 최초 인식시에 공정가치인 현재가치로 측정해야 한다. 즉, 미래의 현금흐름을 유효이자율[2]로 할인한 현재가치를 장기채권과 채무의 취득가액으로 측정해야 한다. 장기채권·채무의 현재가치평가를 다음의 〈사례 2-3〉을 통해 살펴본다.

사례 2-3

1. 종현상사는 건설기계를 판매하는 회사로 장부금액 ₩70,000, 공정가치 ₩75,131인 토지를 20×1년초에 매각하였다.
2. 매각대금은 20×3년말에 ₩100,000을 받기로 하였으며 토지를 매각할 당시의 시장이자율은 연 10%이었다.

위의 〈사례 2-3〉에서 장기미수금(또는 미지급금)의 현재가치는 아래와 같이 ₩75,131이 된다. 즉, 20×1년초에 토지를 매각한 즉시 현금을 받았다면 수취하였을 금액인 토지의 공정가치와 장기미수금(또는 미지급금)의 현재가치는 일치하게 된다.

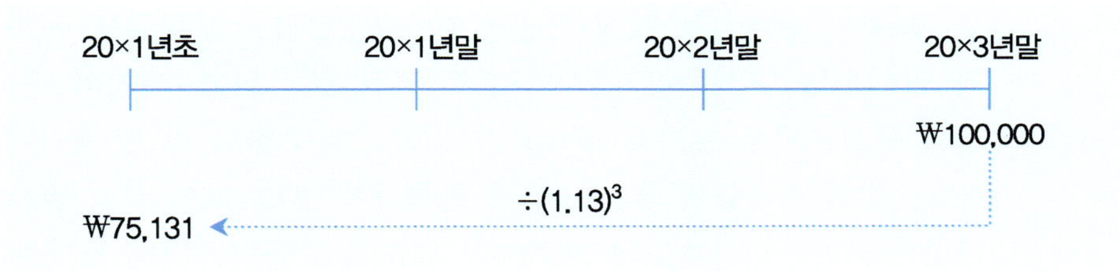

여기에서 미래의 채권(또는 채무)의 현재가치와 토지의 공정가치를 일치시켜 주는 이자율을 유효이자율이라고 하며 이는 20×1년초 토지를 매각할 당시의 시장이자율과 일치하게 된다. 토지의 판매자와 구입자의 채권과 채무의 현재가치와 토지의 장부금액, 이자 등의 관계를 나타내면 다음과 같다.

---

2) 유효이자율은 미래 예상되는 현금흐름의 현재가치를 대여금 및 수취채권의 공정가치와 일치시켜 주는 할인율인 내재이자율을 의미한다.

	토지 판매자		토지 구매자	
만기금액	₩100,000	3년간 이자수익 (₩24,869)	₩100,000	3년간 이자비용 (₩24,869)
채권(또는 채무) 현재가치 =토지의 공정가치	₩75,131	유형자산처분이익 (₩5,131)	₩75,131	
토지의 장부금액	₩70,000			

위의 사항을 바탕으로 20×1년초 토지를 매각하는 경우 판매자와 구매자의 회계처리를 나타내면 다음과 같다.

토지의 판매자		토지의 구매자	
(차) 장기미수금	75,131	(차) 토　　지	75,131
(대) 토　　지	70,000	(대) 장기미지급금	75,131
유형자산처분이익	5,131		

토지의 판매자는 토지의 공정가치 ₩75,131과 장부금액 ₩70,000의 차액 ₩5,131을 유형자산처분이익으로 인식한다. 한편, 토지의 구매자는 토지의 공정가치를 토지의 취득원가로 인식해야 한다. 또한 장기미수금(또는 미지급금)의 명목금액 ₩100,000과 현재가치 ₩75,131의 차액 ₩24,869은 장기미수금(또는 미지급금)의 회수(또는 상환)기간 동안 이자수익(또는 이자비용)으로 인식된다. 왜냐하면, 20×1년초에 토지를 현금으로 매매하였다면 ₩75,131을 수취(또는 지급)하였을 것이지만 3년 이후에 ₩100,000을 수취(또는 지급)함으로써 추가적으로 ₩24,869을 더 지급하는 것은 3년 동안 인식할 이자수익(또는 이자비용)을 의미하기 때문이다.

여기에서 3년 동안 인식할 이자수익(또는 이자비용)은 유효이자율법을 적용해야 한다. 즉, 다음와 같이 장부금액에 유효이자율을 곱한 유효이자액을 당기이자수익(또는 이자비용)으로 인식하고 유효이자와 액면이자액(현금이자액)의 차익을 장기미수금(또는 미지급금)의 장부금액에 가감해야 한다.

일 자	장부금액	유효이자(10%)	액면이자(0%)	상각액
20×1년초	₩75,131			
20×1년말	82,644	₩7,513	–	₩7,513
20×2년말	90,908	8,264	–	8,264
20×3년말	100,000	9,092	–	9,092
계		₩24,869	–	₩24,869

위의 유효이자율법에 의한 상각표에서 20×1년말 장기미수금(또는 미지급금)의 장부금액은 20×1년초 장부금액 ₩75,131과 20×1년의 상각액 ₩7,513을 합한 ₩82,644이 된다. 한편, 20×3년말 장기미수금(또는 미지급금)의 장부금액은 20×2년초 장부금액 ₩90,908과 20×3년의 상각액 ₩9,092을 합한 ₩100,000이 되며 이와 같이 유효이자율법을 적용한 각 연도말의 장부금액을 상각후원가라고 한다. 위와 같이 유효이자율법으로 이자수익(또는 이자비용)을 인식할 경우 토지의 판매자와 구매자의 연도별 회계처리를 나타내면 다음과 같다.

일 자	토지의 판매자	토지의 구매자
20×1년말	(차) 장기미수금 7,513 (대) 이 자 수 익 7,513	(차) 이 자 비 용 7,513 (대) 장기미지급금 7,513
20×2년말	(차) 장기미수금 8,264 (대) 이 자 수 익 8,264	(차) 이 자 비 용 8,264 (대) 장기미지급금 8,264
20×3년말	(차) 장기미수금 9,092 (대) 이 자 수 익 9,092 (차) 현 금 100,000 (대) 장기미수금 100,000	(차) 이 자 비 용 9,092 (대) 장기미지급금 9,092 (차) 장기미지급금 100,000 (대) 현 금 100,000

2.3.4 회수불능채권

(1) 의의

대여금 및 수취채권이 채무자의 파산 등으로 인하여 회수할 수 없는 경우에는 회수할 수 없는 금액을 추정하여 비용으로 계상하는데 이러한 비용을 손상차손(impairment loss)이라고 하며 관련된 대여금 및 수취채권을 차감한다. 이때 손상차손은 매 보고기간말에 손상발생의 객관적 증거에 의해 판단하는데 이러한 증거는 다음의 것들이 있다.

1. 채무자의 유의한 재무적 어려움(예 : 부도발생)
2. 계약위반(예 : 이자지급이나 원금상환의 불이행이나 지연)
3. 채무자의 재무적 어려움으로 인한 당초 계약조건의 불가피한 완화
4. 채무자의 파산이나 기타 재무구조조정의 높은 가능성

(2) 회계처리

대여금 및 수취채권과 관련된 손상차손은 다음과 같이 직접상각법과 충당금설정법에 의해 회계처리한다.

일 자	직접상각법	충당금설정법
결산시	(차) 대손상각비 ××× (대) 대여금 및 수취채권 ×××	(차) 대손상각비 ××× (대) 대손충당금 ×××
실제 회수 불능시	회계처리 없음	(차) 대손충당금 ××× (대) 대여금 및 수취채권 ×××

위에서 직접상각법은 결산시 대손상각비를 추정하여 비용으로 인식하고 동액만큼 대여금 및 수취채권을 감소시킨다. 이후 실제로 대여금 및 수취채권이 회수가 불가능하게 되더라도 이미 결산시에 대여금 및 수취채권을 장부에서 제거시켰기 때문에 별도의 회계처리는 없다. 다만, 결산시에 추정한 대손상각비보다 실제 회수 불가능한 대여금 및 수취채권이 더 많은 경우에는 그 초과금액을 대손상각비로 인식하면 된다.

한편, 충당금설정법은 결산시 대손상각비를 인식하면서 대여금 및 수취채권의 차감적 평가성 계정인 대손충당금을 동시에 인식하게 된다. 이후 실제로 회수 불가능한 대여금 및 수취채권이 발생한 경우에는 이미 결산시에 인식한 대손충당금과 대여금 및 수취채권을 상계하는 회계처리를 한다. 다만, 이 경우에도 이미 결산시에 인식한 대손충당금보다 실제로 회수 불가능한 대여금 및 수취채권이 많다면 그 초과금액을 대손상각비로 추가적으로 인식해야 한다.

(3) 손상금액의 추정

손상금액을 추정하기 위해서는 미래에 회수하지 못한 대여금 및 수취채권을 추정해야 한다. 이는 앞에서 서술한 바와 같이 손상발생의 객관적 증거가 있는 경우에 대여금 및 수취채권의 추정미래현금흐름의 현재가치에 기초하여 대손충당금의 잔액을 산정한다.

확정된 대손충당금의 잔액 = 손상차손 고려 전 대여금 및 수취채권의 장부금액 − 추정미래현금흐름의 현재가치

이후 위에서 구한 확정된 대손충당금의 잔액(①)과 손상차손을 고려하기 전의 대손충당금의 기말잔액(②)을 비교하여 아래와 같이 대손상각비를 인식하거나 대손충당금을 환입하게 된다.

구 분	회계처리			
① > ②	(차) 대손상각비 * ①−②	×××*	(대) 대손충당금	×××
① < ②	(차) 대손충당금 * ②−①	×××	(대) 대손충당금환입	×××*

예를 들어, 종현상사의 당기말 결산수정분개를 하기 전 매출채권은 ₩1,000,000이고 대손충당금은 ₩100,000이라고 가정한다. 또한 종현상사가 손상의 객관적 증거에 근거하여 매출채권의 추정미래현금흐름의 현재가치가 ₩800,000이라면 확정된 대손충당금의 잔액은 ₩200,000(=₩1,000,000−₩800,000)이 되고 결산시에 인식할 대손상각비는 ₩100,000(=₩200,000−₩100,000)이 된다. 따라서 다음과 같이 회계처리를 하면 된다.

(차) 대손상각비	100,000	(대) 대손충당금	100,000

한편, 종현상사가 추정한 매출채권에 대한 추정미래현금흐름의 현재가치가 ₩950,000이라면 확정된 대손충당금의 잔액은 ₩50,000(=₩1,000,000−₩950,000)이 되고 결산시에 환입할 대손충당금은 ₩50,000(=₩100,000−₩50,000)이 된다. 따라서 다음과 같이 회계처리를 하면 된다.

(차) 대손충당금	50,000	(대) 대손충당금환입	50,000

3 유형자산

3.1 의의

유형자산(tangible asset)은 재화나 용역의 생산이나 제공, 타인에 대한 임대 또는 관리활동에 사용할 목적으로 보유하고 있는 물리적 형태가 있는 자산으로서 한 회계기간을 초과하여 사용할 것으로 예상되는 자산을 말한다. 이러한 유형자산의 예로는 다음과 같다.

구 분	범 위
토지	지목 또는 등기 여부와 관계없이 대지, 임야, 전답, 잡종지 등
건물	건물, 냉난방, 전기 및 기타의 건물부속설비 등
구축물	교량, 궤도, 갱도, 정원설비 및 기타의 토목설비, 공작물 등
기계장치	기계장치, 운송설비(예 : 컨베이어, 호이스트, 기중기 등), 기타의 부속설비 등
건설중인자산	① 유형자산의 건설을 위한 재료비, 노무비 및 경비(건설을 위하여 지출한 도급금액 포함) ② 유형자산을 취득하기 위하여 지출한 계약금 및 중도금
차량운반구	철도차량, 기타 육상운반구 등
기타자산	생산용식물, 선박, 비품, 공기구 등

위에서 건설중인자산은 유형자산을 취득하기 전까지 지출한 금액으로 취득완료시 건설중인자산계정을 취득한 유형자산의 계정으로 대체해야 하는 임시계정이다.

3.2 최초 인식과 측정

3.2.1 인식기준

유형자산을 장부에 인식하기 위해서는 다음의 인식기준을 충족해야 한다.

1. 자산에서 발생하는 미래 경제적효익이 기업에 유입될 가능성이 높다.
2. 자산의 원가를 신뢰성 있게 측정할 수 있다.

즉, 유형자산은 미래 경제적효익이 기업에 유입될 가능성이 높고 자산의 원가를 신뢰성 있게 측정할 수 있을 때 장부에 인식한다.

3.2.2 유형자산의 취득원가

장부에 인식하는 유형자산의 취득원가는 다음의 세 가지로 구성된다.

취득원가 = 구입가격 + 직접 관련된 원가 + 복구원가

위의 구입가격은 관세 및 환급불가능한 취득 관련 세금은 가산하고 매입할인과 리베이트 등은 차감한 이후의 금액이다. 또한 경영진이 의도하는 방식으로 자산을 사용할 수 있도록 준비하는 데 직접 관련된 원가도 취득원가에 포함한다. 즉, 이러한 직접 관련된 원가는 다음의 항목들을 포함한다.

1. 유형자산의 매입 또는 건설과 직접적으로 관련되어 발생하는 종업원 급여
2. 설치장부 준비원가
3. 최초의 운송 및 취득 관련 원가
4. 유형자산이 정상적으로 작동되는지 여부를 시험하는 과정에서 발생하는 원가. 단, 시험과정에서 생산된 재화(예 : 장비의 시험과정에서 생산된 시제품)의 순매각금액은 당해 원가에서 차감함
5. 전문가에게 지급하는 수수료

그러나 유형자산이 경영자가 의도하는 방식으로 가동될 수 있는 장소와 상태에 이르게 하는 데 직접적으로 관련되지 않은 원가(예 : 광고 및 판촉활동과 관련된 원가, 직원 교육훈련비, 관리 및 기타 일반간접원가 등)와 경영자가 의도하는 방식으로 가동될 수 있는 장소와 상태에 이른 후에 발생한 원가(예 : 초기가동손실, 영업의 재비치 또는 재편성하는 과정에서 발생하는 원가, 가동수준이 완전조업도 수준에 미치지 못하는 경우에 발생하는 원가 등)는 유형자산의 취득원가에 포함시키지 않는다. 즉, 위의 원가는 발생시 비용으로 처리한다.

한편, 자산을 해체, 제거하거나 부지를 복구하는 데 소요될 것으로 추정되는 복구원가도 취득원가에 포함한다. 왜냐하면, 회사가 자산을 해체, 제거하거나 부지를 복구할 의무는 해당 유형자산을 취득한 시점에 또는 해당 유형자산을 특정 기간 동안 재고자산 생산 이외의 목적으로 사용한 결과로서 발생하였기 때문이다.

3.2.3 취득 유형별 취득원가의 결정

(1) 구입

유형자산의 취득원가는 인식시점의 현금가격상당액으로 측정한다. 따라서 대가지급이 일반적인 신용기간을 초과하여 이연되는 경우 현금가격상당액과 실제 총지급액의 차액은 신용기간에 걸쳐 이자비용으로 인식해야 한다. 예를 들어, 공정가치 ₩1,000,000의 토지를 구입하고 그 대금은 1년 후에 ₩1,100,000을 지급하기로 하였다면 유형자산을 취득할 당시의 회계처리는 다음과 같다.

(차) 토　　지	1,000,000	(대) 미 지 급 금	1,000,000

위의 거래에서 토지에 대한 실제 총지급액은 ₩1,100,000이나 취득시점의 현금가격상당액인 공정가치는 ₩1,000,000이므로 토지의 원가를 ₩1,000,000으로 측정해야 한다. 한편, 실제 총지급액인 ₩1,100,000과 현금가격상당액 ₩1,000,000 간의 차액인 ₩100,000은 1년 후 다음과 같이 이자비용을 인식해야 한다.

(차) 미 지 급 금	1,000,000	(대) 현　　　금	1,100,000
이 자 비 용	100,000		

한편, 두 가지 이상의 유형자산을 일괄하여 취득하는 경우 각각의 유형자산별로 취득원가를 배분해야 한다. 이 경우 각 자산의 상대적 공정가치로 유형자산의 취득원가를 배분한다. 예를 들어, 공정가치가 각각 10억원과 5억원인 토지와 건물을 일괄하여 12억원에 구입하는 경우 토지와 건물의 취득원가는 각각 8억원(=12억원×10억원/15억원)과 4억원(=12억원×5억원/15억원)이 된다. 즉, 이를 회계처리하면 다음과 같다.

(차) 토　　　지	800,000,000	(대) 현　　　금	1,200,000,000
건　　　물	400,000,000		

그러나 건물이 있는 토지를 일괄구입하면서 건물을 사용하지 않고 철거하고 새로운 건물을 신축하는 경우 취득원가 전체를 토지원가에 배분해야 한다. 왜냐하면, 토지와 건물을 일괄구입한 목적이 새로운 건물을 신축하기 위해서이며 구건물은 토지를 의도한 목적(새로운 건물의 건설)에 맞게 사용할 수 있도록 준비하는 데 관련된 원가이기 때문이다. 또한 이 경우 토지의 원가에는 건물과 토지의 일괄구입가격뿐만 아니라 건물철거비용(철거과정에서 발생한 잔존폐물의 순매각대금 제외), 토지정지비용 등을 가산해야 할 것이다. 일괄취득 후 건물을 철거하는 경우의 자산의 취득원가를 다음의 〈사례 3-1〉을 통해 살펴본다.

사례 3-1

1. 종현상사는 20×1년초에 공정가치가 각각 ₩1,000,000과 ₩500,000인 토지와 건물을 일괄하여 ₩1,200,000에 구입하였다.
2. 종현상사는 본사 사옥을 건설하기 위해 구건물을 철거하기로 하였으며 건물을 철거하기 위해서 철거비용 ₩50,000과 토지정지비용 ₩30,000이 지출되었으며 철거건물의 잔존폐물을 ₩20,000에 매각하였다.

위의 〈사례 3-1〉에서 종현상사가 20×1년초에 인식할 토지의 취득원가는 ₩1,260,000(=₩1,200,000+₩50,000+₩30,000−₩20,000)이 될 것이다.

(2) 교환

유형자산을 다른 비화폐성자산(유형자산, 토지 등)과 교환하여 취득하는 경우 유형자산의 취득원가는 제공한 자산의 공정가치로 측정한다. 다만, 취득한 유형자산의 공정가치가 제공한 자산의 공정가치보다 명확한 경우에는 취득한 유형자산의 공정가치를 취득원가로 인식한다. 한편, 교환거래의 상업적 실질(commercial substance)[3]이 결여되었거나 취득한 유형자산과 제공한 자산의 공정가치를 모두 신뢰성 있게 측정할 수 없는 경우에는 제공한 자산의 장부금액을 유형자산의 취득원가로 인식해야 한다.

즉, 아래의 그림과 같이 상업적 실질이 결여되었거나 자산의 공정가치를 신뢰성 있게 측정할 수 있는 경우에는 제공한 자산의 공정가치를 취득한 유형자산의 취득원가로 인식한다. 한편, 그렇지 않은 경우에는 제공한 자산의 장부금액을 취득원가로 인식한다.

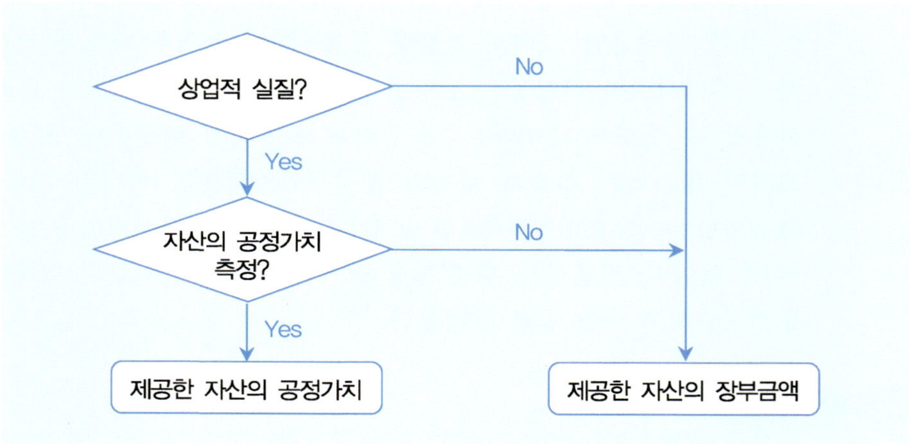

3) 여기에서 상업적 실질이 있는 교환거래는 다음의 ① 또는 ②에 해당하면서, ③을 충족하는 경우를 말한다.

① 취득한 자산과 관련된 현금흐름의 구성(위험, 유출입시기, 금액)이 제공한 자산과 관련된 현금흐름의 구성과 다르다. ② 교환거래의 영향을 받는 영업부분의 기업특유가치*가 교환거래의 결과로 변동한다. ③ 위 ①이나 ②의 차이가 교환된 자산의 공정가치에 비하여 중요하다. * 자산의 계속적 사용으로부터 그리고 내용연수 종료시점에 처분으로부터 또는 부채의 결제로부터 발생할 것으로 기대되는 현금흐름의 현재가치

교환의 경우 유형자산의 취득원가를 다음의 〈사례 3-2〉를 통해 살펴본다.

사례 3-2

1. 종현상사는 20×1년초에 명미상사와 기계장치를 교환하였다.
2. 종현상사와 명미상사의 기계장치를 각각 A와 B라고 할 때 이들에 대한 자료는 다음과 같다.

구 분	기계장치 A	기계장치 B
취득원가	₩160,000	₩200,000
감가상각누계액	80,000	160,000
공정가치	60,000	60,000

위의 〈사례 3-2〉에서 교환거래가 상업적 실질이 있으며 양 자산의 공정가치가 명확한 경우에 종현상사와 명미상사의 기계장치의 취득원가는 모두 제공한 자산의 공정가치인 ₩60,000이 된다. 이에 양사의 회계처리를 제시하면 다음과 같다.

종현상사 :	(차) 감가상각누계액(A)	80,000	(대) 기 계 장 치(A)	160,000
	기 계 장 치(B)	60,000		
	유형자산처분손실	20,000		
명미상사 :	(차) 감가상각누계액(B)	160,000	(대) 기 계 장 치(B)	200,000
	기 계 장 치(A)	60,000	유형자산처분이익	20,000

한편, 위의 교환거래가 상업적 실질이 없는 경우에는 유형자산의 취득원가는 제공한 자산의 장부금액이므로 기계장치 A와 기계장치 B는 각각 ₩40,000(=₩200,000－₩160,000)과 ₩80,000(=₩160,000－₩80,000)이 된다. 이에 대한 양사의 회계처리를 제시하면 다음과 같다.

종현상사 :	(차) 감가상각누계액(A)	80,000	(대) 기 계 장 치(A)	160,000
	기 계 장 치(B)	80,000		
명미상사 :	(차) 감가상각누계액(B)	160,000	(대) 기 계 장 치(B)	200,000
	기 계 장 치(A)	40,000		

(3) 자가건설

기업은 필요에 따라 유형자산을 외부에서 구입하지 않고 직접 자가건설하는 경우가 있다. 예를 들어, 건설회사가 본사사옥을 건설하기 위해 재료비, 노무비, 경비 등 ₩1,000,000을 지출한 경우 아래와 같이 취득이 완료되기 전까지 건설중인자산계정으로 처리하였다가 건설이 완료되면 유형자산계정으로 대체한다.

취득 완료 전 :	(차) 건설중인자산	1,000,000	(대) 현　　금	1,000,000
취득 완료 :	(차) 건　　물	1,000,000	(대) 건설중인자산	1,000,000

한편, 자가건설에 장기간이 소요되고 자가건설과 직접 관련된 차입원가가 존재하는 경우에는 당해 자산의 원가에 건설과 관련된 차입원가를 가산해야 한다. 예를 들어, 20×1년초 ₩1,000,000(연이자율 10%)을 차입하여 건물의 취득에 사용하고 20×1년말에 건물의 취득이 완료되었다면 당해 건물의 취득원가는 ₩1,100,000(=₩1,000,000+₩1,000,000×10%)이 되며 이에 대한 회계처리를 나타내면 다음과 같다.

20×1년초 :	(차) 현　　금	1,000,000	(대) 차 입 금	1,000,000
	(차) 건설중인자산	1,000,000	(대) 현　　금	1,000,000
20×1년말 :	(차) 이 자 비 용	100,000*	(대) 현　　금	100,000
	* ₩1,000,000×10%			
	(차) 건설중인자산	100,000	(대) 이 자 비 용	100,000
	(차) 건　　물	1,100,000	(대) 건설중인자산	1,100,000

(4) 무상취득

기업이 유형자산을 무상으로 취득하는 경우에는 증여받는 시점의 공정가치를 유형자산의 취득원가로 인식한다. 예를 들면, 국가로부터 공정가치가 ₩1,000,000인 토지를 무상으로 증여받았다면 토지의 취득원가는 ₩1,000,000이 되며, 이에 대한 회계처리를 제시하면 다음과 같다.

(차) 토　　지	1,000,000	(대) 자산수증이익	1,000,000

위의 거래에서 자산수증이익을 주주로부터 증여받은 경우에는 자본거래에 해당하므로 자본유지조정 항목으로 분류한다. 한편, 위의 토지를 주주를 제외한 자로부터 증여받은 경우에는 위의 자산수증이익을 당기손익으로 인식한다.

3.3 후속 인식과 측정

3.3.1 수선과 유지

일상적인 수선 및 유지와 관련하여 발생하는 원가는 아래와 같이 발생시점에 당기손익으로 인식한다. 이러한 수선유지비는 주로 노무비와 소모품비로 구성되며 사소한 부품원가가 포함될 수 있다.

(차) 수선유지비	×××	(대) 현	금	×××

3.3.2 정기적 교체

일부 유형자산의 경우 주요 부품이나 구성요소의 정기적 교체가 필요할 수 있다. 예를 들어, 용광로의 경우 일정시간 사용 후에 내화벽돌의 교체가 필요할 수 있으며 항공기의 경우에도 좌석과 취사실 등의 내부설비를 항공기 동체의 내용연수 동안 여러 번 교체할 필요가 있을 수 있다. 이러한 정기적 교체로 인하여 자산의 인식요건을 충족하는 경우(즉, ① 자산으로부터 발생하는 미래 경제적효익이 기업에 유입될 가능성이 높고, ② 자산의 원가를 신뢰성 있게 측정할 수 있는 경우)에는 아래와 같이 그 지출액만큼 당해 자산을 증가시키고 대체되는 부분은 장부에서 제거한다.

신부품 대체 :	(차) 유 형 자 산	×××	(대) 현 금	×××
구부품 제거 :	(차) 감가상각누계액	×××	(대) 유 형 자 산	×××
	유형자산처분손실	×××		

3.4 감가상각

3.4.1 의의

감가상각(depreciation)은 감가상각대상금액을 그 자산의 경제적효익이 발생한 기간인 내용연수 동안 체계적으로 배분하는 과정을 말한다. 즉, 유형자산의 경제적 감소분을 합리적으로 인식하기 위해 취득원가를 기간별로 배분하는 과정이 감가상각비이다. 이러한 감가상각은 원가를 체계적으로 배분하는 것이지 자산을 평가하는 과정은 아님에 주의를 해야 한다.

3.4.2 감가상각의 기본요소

회계기간별로 감가상각비를 계산하기 위해서는 다음의 세 가지 요소를 기본적으로 결정해야 한다.

1. 감가상각대상금액
2. 내용연수
3. 감가상각방법

(1) 감가상각대상금액

감가상각대상금액(depreciation amount)은 내용연수 동안 감가상각비로 인식한 총원가이며 유형자산의 취득원가에서 잔존가치를 차감한 금액이다. 여기에서 잔존가치(residual value)는 유형자산의 내용연수 종료시점에서 자산의 처분으로부터 획득할 금액에서 처분부대원가를 차감한 금액의 추정치를 말한다. 이러한 잔존가치는 일반적으로 경미한 경우가 많기 때문에 실무적으로는 없는 것으로 본다.

(2) 내용연수

내용연수(useful life)는 기업에서 자산이 사용가능할 것으로 기대되는 기간 또는 자산에서 얻을 것으로 예상되는 생산량이나 이와 유사한 단위수량을 말한다. 이러한 내용연수는 자산으로부터 기대되는 효용에 따라 결정되며 자산의 내용연수를 결정할 때에는 다음의 요소를 고려한다.

1. 자산의 예상생산능력, 물리적 생산량을 토대로 한 자산의 예상사용수준
2. 자산을 교대로 사용하는 빈도, 수선 또는 보수계획과 운휴중 유지보수 등과 같은 가동요소를 고려한 자산의 물리적 마모나 손상
3. 생산방법의 변화, 개선 또는 해당 자산에서 생산되는 제품 및 용역에 대한 시장수요의 변화로 인한 기술적 또는 상업적 진부화
4. 리스계약의 만료일 등 자산의 사용에 대한 법적 또는 이와 유사한 제한

(3) 감가상각방법

감가상각방법은 유형자산의 미래 경제적효익이 소비되는 형태를 반영해야 하며 다음의 그림과 같이 크게 정액법, 체감잔액법(정률법, 이중체감법, 연수합계법), 생산량비례법 등 세 가지가 있다.

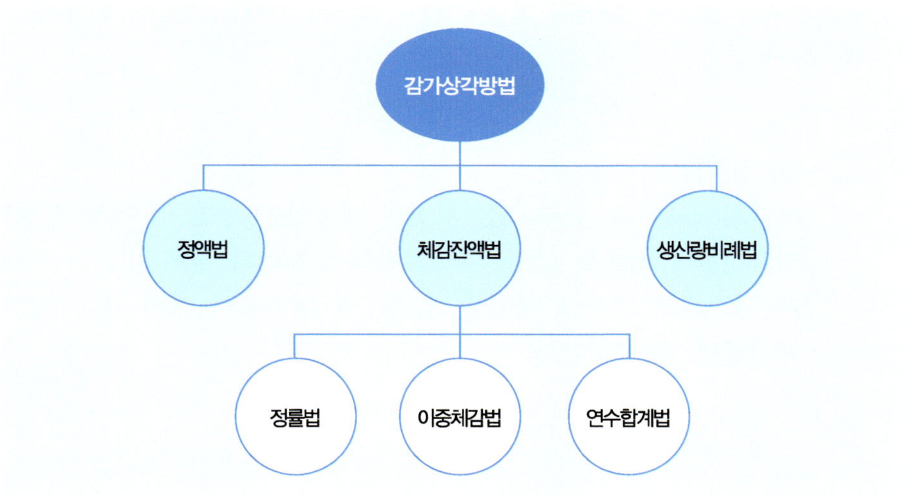

위의 감가상각방법은 적어도 매 회계연도말에 재검토를 해야 하고 재검토결과 자산에 내재된 미래 경제적효익의 예상되는 소비형태에 유의적인 변동이 있는 경우에는 변동된 소비형태를 반영하여 감가상각방법을 변경하며 이러한 감가상각방법의 변경은 '회계추정의 변경'으로 본다.

한편, 유형자산의 감가상각대상금액을 내용연수 동안 체계적으로 배

부하기 위해 다양한 감가상각방법을 사용할 수 있다. 이때 해당 자산으로부터 예상되는 미래 경제적효익의 소비형태에 따라 가장 합리적인 감가상각방법을 선택하고 소비형태가 변하지 않는 한 매 회계기간에 일관성 있게 동일한 감가상각방법을 적용한다.

3.4.3 감가상각비의 계산

감가상각비의 계산을 다음의 〈사례 3-3〉을 통해 살펴본다.

사례 3-3

1. 회계기간이 매년 1월 1일부터 12월 31일까지인 종현상사는 20×1년초에 기계장치를 ₩1,000,000에 취득하였다.
2. 이 기계장치의 내용연수는 3년, 잔존가치는 ₩100,000으로 추정되며, 총생산량단위는 100,000개로 추정된다.
3. 종현상사는 20×1년, 20×2년 및 20×3년에 제품을 각각 50,000개, 30,000개, 20,000개를 생산하였다.

(1) 정액법

정액법(straight-line method)은 자산의 내용연수 동안 매 기간 일정액의 감가상각비를 계상하는 방법이다. 정액법은 자산의 경제적효익이 매년 일정하게 감소되는 경우에 적합한 방법이며 정액법에 따라 매기 감가상각비를 계산하면 다음과 같다.

감가상각비 = (취득원가 − 잔존가치) ÷ 내용연수

위의 〈사례 3-3〉에서 종현상사의 감가상각비를 정액법으로 계산하면 다음과 같다.

연 도	계산과정	감가상각비	감가상각누계액	기말장부금액
취득시				₩1,000,000
20×1년	(₩1,000,000 − ₩100,000) ÷ 3년	₩300,000	₩300,000	700,000
20×2년	(₩1,000,000 − ₩100,000) ÷ 3년	300,000	600,000	400,000
20×3년	(₩1,000,000 − ₩100,000) ÷ 3년	300,000	900,000	100,000
계		₩900,000		

(2) 체감잔액법

체감잔액법(declining-balance method)은 자산의 내용연수 동안 감가상각액이 매 기간 감소하는 방법이다. 체감잔액법은 계산하는 방법에 따라 다음과 같이 정률법, 이중체감법, 연수합계법이 있다. 이러한 체감잔액법은 초기에 감가상각비를 많이 계상하고 후기에 감가상각비를 적게 계상하기 때문에 가속상각법(accelerated depreciation method)이라고도 한다.

1. 정률법
2. 이중체감법
3. 연수합계법

1) 정률법

정률법(fixed-rate method)은 유형자산의 기초장부금액에 상각률을 곱하여 감가상각비를 계산하는 방법이다. 여기에서 기초장부금액은 취득원가에서 기초감가상각누계액을 차감한 금액을 말한다.

감가상각비 = 기초장부금액* × 상각률**

* 취득원가 − 기초감가상각누계액

** $1-\sqrt[n]{\frac{\text{잔존가치}}{\text{취득원가}}}$ (n : 내용연수)

위의 〈사례 3-3〉에서 종현상사의 감가상각비를 정률법으로 계산하면 다음과 같다.

연 도	계산과정	감가상각비	감가상각누계액	기말장부금액
취득시				₩1,000,000
20×1년	₩1,000,000×0.536*	₩536,000	₩536,000	464,000
20×2년	₩464,000×0.536	248,704	784,704	215,296
20×3년	₩215,296×0.536	115,296**	900,000	100,000
계		₩900,000		

* $1-\sqrt[3]{\frac{100,000}{1,000,000}}=0.536$

** 단수차이 조정

2) 이중체감법

정률법의 복잡한 상각률 대신에 정액법에 의한 상각률의 두 배를 적용하는 방법을 이중체감법(double declining balance method)이라고 한다. 즉, 감가상각비의 계산방법은 아래와 같이 정률법과 동일하나 상각률만 간편하게 계산한 방법이다. 다만, 정률법과는 달리 상각률에 잔존가치를 고려하지 않기 때문에 내용연수의 마지막 연도에는 기초장부금액에서 잔존가치를 차감하여 감가상각비를 계산한다.

감가상각비 = 기초장부금액* × 상각률**

* 취득원가－기초감가상각누계액

** (1/내용연수)×2

위의 〈사례 3-3〉에서 종현상사의 감가상각비를 이중체감법으로 계산하면 다음과 같다.

연 도	계산과정	감가상각비	감가상각누계액	기말장부금액
취득시				₩1,000,000
20×1년	₩1,000,000×0.667*	₩667,000	₩667,000	333,000
20×2년	₩333,000×0.667	222,111	889,111	110,889
20×3년	₩110,889－₩100,000	10,889	900,000	100,000
계		₩900,000		

* (1/3)×2=0.667

3) 연수합계법

연수합계법(sum of the years digit method)은 다음과 같이 취득원가에서 잔존가치를 차감한 감가상각대상금액에 상각률을 곱하여 감가상각비를 계산하는 방법이다. 이때 상각률은 분자에는 내용연수의 역순을, 분모에는 내용연수의 합계를 이용하여 기간이 경과함에 따라 감가상각비가 체감하도록 하고 있다.

감가상각비 = (취득원가 − 잔존가치) × 상각률*

* 내용연수의 역순으로 표시한 당해 연도 수÷내용연수의 합계

위의 〈사례 3-3〉에서 종현상사의 감가상각비를 연수합계법으로 계산하면 다음과 같다.

연 도	계산과정	감가상각비	감가상각누계액	기말장부금액
취득시				₩1,000,000
20×1년	(₩1,000,000−₩100,000)×3년/6년	₩450,000	₩450,000	550,000
20×2년	(₩1,000,000−₩100,000)×2년/6년	300,000	750,000	250,000
20×3년	(₩1,000,000−₩100,000)×1년/6년	150,000	900,000	100,000
계		₩900,000		

(3) 생산량비례법

생산량비례법(units of production method)은 유형자산의 미래 경제적효익의 감소가 생산량에 비례하여 나타난다는 가정하에 예상조업도(또는 예상생산량)에 근거하여 다음과 같이 감가상각비를 계산하는 방법이다.

감가상각비 = (취득원가 − 잔존가치) × 상각률*

* 당기 실제생산량÷총 추정생산량

위의 〈사례 3-3〉에서 종현상사의 감가상각비를 생산량비례법으로 계산하면 다음과 같다.

연 도	계산과정	감가상각비	감가상각누계액	기말장부금액
취득시				₩1,000,000
20×1년	(₩1,000,000－₩100,000)×50,000개/100,000개	₩450,000	₩450,000	550,000
20×2년	(₩1,000,000－₩100,000)×30,000개/100,000개	270,000	720,000	280,000
20×3년	(₩1,000,000－₩100,000)×20,000개/100,000개	180,000	900,000	100,000
계		₩900,000		

3.5 재평가

3.5.1 의의

한국채택국제회계기준에서는 유형자산을 취득한 이후에 원가모형이나 재평가모형 중 하나의 회계정책을 선택하도록 하고 있다. 여기에서 유형자산의 공정가치 변동을 인식하지 않는 것을 원가모형이라고 하며 이러한 원가모형은 원가측정의 신뢰성은 있으나 유형자산의 가치를 재무상태표에 적절하게 반영하지 못한다는 문제점이 있다. 한편, 재평가모형(revaluation method)은 유형자산을 최초로 인식한 이후에 공정가치의 변동을 신뢰성 있게 측정하여 재무상태표에 반영하는 방법이다.

3.5.2 재평가방법

기업이 유형자산에 대해 재평가모형을 선택하는 경우에는 선택적 재평가나 평가 기준일이 다른 유형자산이 혼재되는 것을 방지하기 위해 다음과 같이 영업상 유사한 성격과 용도인 유형자산은 동시에 재평가한다.

1. 토지
2. 토지와 건물
3. 기계장치

4. 선박
5. 항공기
6. 차량운반구
7. 집기
8. 사무용비품
9. 생산용식물

위에서 토지와 건물의 공정가치는 시장상황을 고려한 공인된 감정평가인의 감정가액이며 설비장치와 기계장치는 각 자산의 사용 정도를 반영한 감정에 의한 시장가격을 공정가치로 본다. 한편, 재평가의 빈도는 유형자산의 공정가치 변동에 따라 달라진다. 즉, 유의적이고 급격한 공정가치의 변동 때문에 매년 재평가가 필요한 유형자산이 있는 반면에 공정가치의 변동이 경미하여 빈번한 재평가가 필요하지 않은 유형자산도 있다. 이러한 자산은 매 3년이나 5년마다 재평가하는 것으로 충분할 수 있다.

3.5.3 회계처리

(1) 재평가이익 또는 재평가손실

재평가로 인하여 자산의 장부금액이 증가한 경우에는 재평가잉여금으로 하여 포괄손익계산서의 기타포괄손익에 포함시키며 재무상태표의 기타포괄손익누계액으로 계상한다. 한편, 재평가로 인하여 자산의 장부금액이 감소한 경우에는 기타포괄손익누계액에 재평가잉여금이 있으면 이를 우선적으로 감소시키고 초과액이 있다면 재평가손실로 당기손익에 반영한다. 예를 들어, 종현상사가 20×1년초에 토지를 ₩1,000,000에 취득하였으며 20×1년말의 토지의 공정가치가 ₩1,500,000이었다면 기타포괄손익으로 계상할 재평가잉여금은 ₩500,000(=₩1,500,000−₩1,000,000)이 된다. 이에 대한 회계처리를 제시하면 다음과 같다.

(차) 토　　지	500,000	(대) 재평가잉여금	500,000*

* 기타포괄손익

한편, 20×2년말의 토지의 공정가치가 ₩500,000으로 변경되었다면 20×2년에 토지의 장부금액을 ₩1,000,000만큼 감소시켜야 하며 그 순서는 아래와 같이 20×1년말 기타포괄손익누계액에 포함되어 있는 재평가잉여금 ₩500,000을 우선적으로 감소시키고 초과액 ₩500,000은 재평가손실로 당기손실로 처리한다.

(차) 재평가잉여금	500,000*	(대) 토 지	1,000,000
재평가손실	500,000**		

* 20×1년말 기타포괄손익누계액
** 당기손실

(2) 처분시

재평가한 유형자산을 처분할 때 재무상태표상 기타포괄손익누계액에 포함된 재평가잉여금은 그 자산이 장부에서 제거될 때 이익잉여금으로 대체할 수 있다. 즉, 재평가잉여금은 유형자산처분이익으로 재분류(recycling)하지 않는다. 왜냐하면, 경영자가 재평가된 유형자산을 처분하여 이익조작을 할 수 있기 때문에 기타포괄손익누계액에 포함되어 있는 재평가잉여금을 유형자산처분이익으로 재분류하지 않고 직접 이익잉여금으로 대체하는 것이다. 예를 들어, 종현상사가 20×1년초 토지를 ₩1,000,000에 취득하였으며 20×1년말 토지의 공정가치가 ₩1,500,000이었고 위의 토지를 20×2년초 ₩2,000,000에 처분하였다면, 아래와 같이 유형자산처분이익은 ₩500,000 (=₩2,000,000−₩1,500,000)이 된다. 한편, 20×1년말 기타포괄손익누계액에 포함되어 있는 재평가잉여금 ₩500,000(=₩1,500,000−₩1,000,000)은 이익잉여금으로 대체할 수 있다.

(차) 현 금	2,000,000	(대) 토 지	1,500,000
		유형자산처분이익	500,000
(차) 재평가잉여금	500,000	(대) 이익잉여금	500,000*

* 20×1년말 기타포괄손익누계액에 포함되어 있는 금액. 위의 회계처리는 회사의 선택사항임.

3.6 제거와 손상

3.6.1 제거

유형자산을 처분할 때와 사용이나 처분을 통해 미래 경제적효익이 기대되지 않을 때 제거한다. 이때 유형자산의 제거로 인하여 발생하는 손익은 순매각대금과 장부금액의 차이로 결정되며 순매각대금은 처분대가에 처분과 관련된 거래원가를 차감하여 결정한다. 또한 처분대가는 현금가격상당액으로 측정하여 처분대가의 명목금액과 현금가격상당액의 차이는 회수기간에 걸쳐 유효이자율법에 의한 이자수익으로 인식한다. 예를 들어, 장부금액 ₩800,000, 공정가치(현금가격상당액) ₩1,000,000의 토지를 처분하고 그 대금은 1년 후에 ₩1,100,000을 회수하기로 하였다면 유형자산을 처분할 당시의 유형자산처분이익은 ₩200,000(=₩1,000,000−₩800,000)이 되며 이에 대한 회계처리는 다음과 같다.

(차) 미 수 금	1,000,000	(대) 토 지	800,000
		유형자산처분이익	200,000

위의 거래에서 토지에 대한 실제 총회수액은 ₩1,100,000이나 처분시점의 현금가격상당액은 ₩1,000,000이므로 처분대가는 ₩1,000,000으로 측정해야 한다. 한편, 실제 처분대가의 명목금액 ₩1,100,000과 현금가격상당액 ₩1,000,000 간의 차액인 ₩100,000은 1년 후 다음과 같이 이자수익으로 인식해야 한다.

(차) 현 금	1,100,000	(대) 미 수 금	1,000,000
		이 자 수 익	100,000

3.6.2 손상

매 보고기간마다 유형자산에 대하여 손상을 시사하는 징후가 있는지를 검토하고 그러한 징후가 있는 경우에는 당해 자산의 회수가능액을 추정하여 장부금액을 회수가능금액으로 조정하고 관련된 차액을 다음과 같이 유형자산손상차손(당기손익)으로 처리해야 한다.

손상차손 = 장부금액 − 회수가능액

여기에서 회수가능액은 다음과 같이 순공정가치와 사용가치 중 큰 금액으로 한다.

회수가능액 = Max[순공정가치*, 사용가치**]

* 공정가치에서 처분부대원가를 차감한 금액

** 유형자산에서 창출될 것으로 기대되는 미래현금흐름의 현재가치

한편, 손상차손을 인식한 유형자산이 차후에 회수가능액이 장부금액을 초과하는 경우에는 다음과 같이 손상차손을 인식하지 않았을 경우의 장부금액을 한도로 유형자산손상차손환입(당기손익)을 인식해야 한다.

손상차손환입

= Min[회수가능액, 손상되지 않았을 경우의 장부금액] − 장부금액

손상차손과 관련된 회계처리를 다음의 〈사례 3-4〉를 통해 살펴본다.

사례 3-4

1. 회계기간이 매년 1월 1일부터 12월 31일까지인 종현상사는 20×1년초에 기계장치를 ₩1,000,000에 취득하였다.
2. 유형자산의 내용연수는 10년, 잔존가치는 없으며 감가상각방법은 정액법을 사용한다.
3. 종현상사는 유형자산을 원가모형으로 기록하고 있다.
4. 20×1년말에 기계장치의 진부화로 인하여 동 기계장치의 순공정가치가 ₩540,000, 사용가치가 ₩500,000으로 급격하게 하락하였음을 발견하였다.

위의 〈사례 3-4〉에서 20×1년의 감가상각비는 ₩100,000(=₩1,000,000÷10

년)이며, 유형자산손상차손은 기계장치의 장부금액 ₩900,000(=₩1,000,000 −₩100,000)에서 회수가능액 ₩540,000{=Max[₩540,000, ₩500,000]}을 차감한 ₩360,000이 된다. 이에 대한 회계처리를 제시하면 다음과 같다.

(차) 감가상각비	100,000*	(대) 감가상각누계액	100,000

* ₩1,000,000÷10년=₩100,000

(차) 유형자산손상차손	360,000*	(대) 손상차손누계액	360,000

* (₩1,000,000−₩100,000)−Max[₩540,000, ₩500,000]

위의 기계장치에 대해서 20×1년말 재무상태표에는 다음과 같이 표시된다.

재무상태표

자산		
기계장치	₩1,000,000	
감가상각누계액	(100,000)	
손상차손누계액	(360,000)	
	₩540,000	

한편, 20×2년말 기계장치의 회수가능액이 ₩1,000,000으로 회복된 경우 20×2년의 감가상각비는 ₩60,000(=₩540,000÷9년)이며, 유형자산손상차손환입은 회수가능액 ₩800,000{=Min[₩1,000,000, ₩800,000]}에서 기계장치의 장부금액 ₩480,000(=₩540,000−₩60,000)을 차감한 ₩320,000이 된다. 이에 대한 회계처리를 제시하면 다음과 같다.

(차) 감가상각비	60,000*	(대) 감가상각누계액	60,000

* ₩540,000÷9년=₩60,000

(차) 손상차손누계액	320,000*	(대) 손상차손환입	320,000

* Min[₩1,000,000, ₩800,000]−(₩540,000−₩60,000)

위의 기계장치에 대해서 20×2년말 재무상태표에는 다음과 같이 표시된다.

재무상태표		
자산		
기계장치	₩1,000,000	
감가상각누계액	(160,000)	
손상차손누계액	(40,000)	
	₩800,000	

4 무형자산

4.1 의의

무형자산(intangible asset)은 물리적으로 실체가 없지만 식별가능한 비화폐성 자산을 말한다. 이러한 무형자산이 재무상태표에 인식되기 위해서는 다음의 세 가지 요건을 충족해야 한다.

1. 식별가능성
2. 미래 경제적효익
3. 통제

무형자산은 물리적 실체가 없지만 식별가능해야 한다. 즉, 무형자산은 ① 기업에서 분리가능하거나 ② 계약상 권리 또는 기타 법적 권리로부터 발생해야 한다. 따라서 무형자산은 개별적으로 또는 관련된 계약에 따라 매각, 이전, 라이선스, 임대, 교환할 수 있어야 한다. 한편, 무형자산은 그 자원으로부터 유입되는 미래 경제적효익을 확보할 수 있어야 하며 그 효익에 대한 통제를 통해 제3자의 접근을 제한할 수 있어야 한다. 여기에서 미래 경제적효익은 제품의 매출, 용역수익, 원가절감 또는 자산의 사용에 따른 효익의 형태로 발생할 수 있다. 따라서 미래 경제적효익을 가져오는 지출이 발생하더라도 다른 자산이 획득 또는 창출되지 않는다면 그 지출은 발생시점에 비용으로 인식해야 한다.

이러한 무형자산은 컴퓨터소프트웨어, 특허권, 저작권, 영화필름, 고객목록, 모기지관리용역권, 어업권, 수입할당량, 프랜차이즈, 고객이나 공급자와의 관계, 고객충성도, 시장점유율과 판매권 등 다양하다.

4.2 인식과 측정

무형자산을 인식하기 위해서는 전술한 무형자산의 정의(식별가능성, 통제, 미래 경제적효익)를 충족하면서, 다음의 두 가지 요건을 만족해야 한다.

1. 자산에서 발생하는 미래 경제적효익이 기업에 유입될 가능성이 높다.
2. 자산의 원가를 신뢰성 있게 측정할 수 있다.

위의 무형자산의 인식요건은 무형자산을 개별적으로 취득할 때뿐만 아니라 내부적으로 창출하기 위하여 최초로 발생한 원가와 취득이나 완성 후에 증가, 대체, 수선을 위하여 발생한 원가에도 적용된다. 이하에서는 무형자산을 개별적으로 취득하는 경우와 내부적으로 창출하는 경우로 구분하여 자산의 취득원가가 어떻게 결정되는지를 살펴본다.

4.2.1 개별 취득

개별적으로 취득하는 무형자산은 구입가격(매입할인과 리베이트를 차감하고 수입관세와 환급받을 수 없는 제세금은 포함)에 자산을 의도한 목적에 사용할 수 있도록 준비하는 데 직접 관련되는 원가를 가산한다. 여기에서 자산을 의도한 목적에 사용할 수 있도록 준비하는 데 직접 관련되는 원가는 다음의 것들을 말한다.

1. 그 자산을 사용가능한 상태로 만드는 데 직접적으로 발생하는 종업원 급여

2. 그 자산을 사용가능한 상태로 만드는 데 직접적으로 발생하는 전문가 수수료
3. 그 자산이 적절하게 기능을 발휘하는지 검사하는 데 발생하는 원가

그러나 개별 취득하는 무형자산의 취득원가에는 다음의 항목이 포함되지 않는다.

1. 새로운 제품이나 용역의 홍보원가(광고와 판매촉진활동 원가를 포함)
2. 새로운 지역에서 또는 새로운 계층의 고객을 대상으로 사업을 수행하는 데서 발생하는 원가(교육훈련비 포함)
3. 관리원가와 기타 일반경비원가

위의 항목들은 발생시점에 비용으로 인식한다. 한편, 무형자산 취득원가의 인식은 그 자산을 경영자가 의도하는 방식으로 운용될 수 있는 상태에 이르면 중지한다. 또한 무형자산에 대한 대금지급기간이 일반적인 신용기간보다 긴 경우 무형자산의 취득원가는 현금가격상당액으로 한다. 이때 현금가격상당액과 실제 총지급액의 차이는 신용기간에 걸쳐 이자비용으로 인식한다.

4.2.2 내부적으로 창출

내부적으로 창출한 무형자산의 경우에는 자산의 인식기준을 충족하는 여부를 판단하기가 어렵다. 따라서 무형자산의 발생과정은 다음과 같이 연구단계와 개발단계로 구분한다.

구 분	내 용
연구단계	1. 새로운 지식을 얻고자 하는 활동 2. 연구결과나 기타 지식을 탐색, 평가, 최종 선택, 응용하는 활동 3. 재료, 장치, 제품, 공정, 시스템이나 용역에 대한 여러 가지 대체안을 탐색하는 활동 4. 새롭거나 개선된 재료, 장치, 제품, 공정, 시스템이나 용역에 대한 여러 가지 대체안을 제안, 설계, 평가, 최종 선택하는 활동
개발단계	1. 생산이나 사용 전의 시제품과 모형을 설계, 제작, 시험하는 활동 2. 새로운 기술과 관련된 공구, 지그, 주형, 금형 등을 설계하는 활동 3. 상업적 생산 목적으로 실현가능한 경제적 규모가 아닌 시험공장을 설계, 건설, 가동하는 활동 4. 신규 또는 개선된 재료, 장치, 제품, 공정, 시스템이나 용역에 대하여 최종적으로 선정된 안을 설계, 제작, 시험하는 활동

위에서 내부 프로젝트의 연구단계에서는 미래 경제적효익을 창출할 무형자산이 존재한다는 것을 제시할 수 없기 때문에 연구단계에서 발생한 지출은 발생시점에서 비용으로 인식한다. 그러나 개발단계는 연구단계보다 내부 프로젝트가 훨씬 더 진전되어 있는 상태이기 때문에 무형자산을 식별할 수 있으며 그 무형자산이 미래 경제적효익을 창출할 것이라는 것을 기대할 수 있다. 따라서 아래와 같은 여섯 가지 요건을 충족하는 경우에는 개발단계에서 지출한 금액을 무형자산으로 인식한다.

1. 무형자산을 사용하거나 판매하기 위해 그 자산을 완성할 수 있는 기술적 실현가능성
2. 무형자산을 완성하여 사용하거나 판매하려는 기업의 의도
3. 무형자산을 사용하거나 판매할 수 있는 기업의 능력
4. 무형자산이 미래 경제적효익을 창출하는 방법. 그중에서도 특히 무형자산의 산출물이나 무형자산 자체를 거래하는 시장이 존재함을 제시할 수 있거나 무형자산을 내부적으로 사용할 것이라면 그 유용성을 제기할 수 있음
5. 무형자산의 개발을 완료하고 그것을 판매하거나 사용하는 데 필요한 기술력, 재정적 자원 등의 입수가능성
6. 개발과정에서 발생한 무형자산 관련 지출을 신뢰성 있게 측정할 수 있는 능력

한편, 내부적으로 창출한 무형자산의 취득원가는 무형자산의 인식기준을 최초로 충족한 이후에 발생한 다음의 지출금액의 합으로 구성된다.

1. 무형자산의 창출에 사용되었거나 소비된 재료원가, 용역원가 등
2. 무형자산의 창출을 위하여 발생한 종업원급여
3. 법적 권리를 등록하기 위한 수수료
4. 무형자산의 창출에 사용된 특허권과 라이선스의 상각비
5. 무형자산의 내부창출에 직접 관련된 차입원가

그러나 다음의 항목은 무형자산의 취득원가를 구성하지 않고 발생한 시점에 비용으로 인식한다.

1. 판매비, 관리비 및 기타 일반 경비 지출. 다만, 무형자산을 의도한 용도로 사용할 수 있도록 준비하는 데 직접 관련된 경우는 제외
2. 당해 자산이 계획된 성과를 달성하기 전에 발생한 명백한 비효율로 인한 손실과 초기 영업손실
3. 자산을 운용하는 직원의 교육훈련과 관련된 지출

즉, 내부 프로젝트의 연구와 개발단계에서 지출한 금액에 대한 회계처리를 요약하면 다음의 그림과 같다.

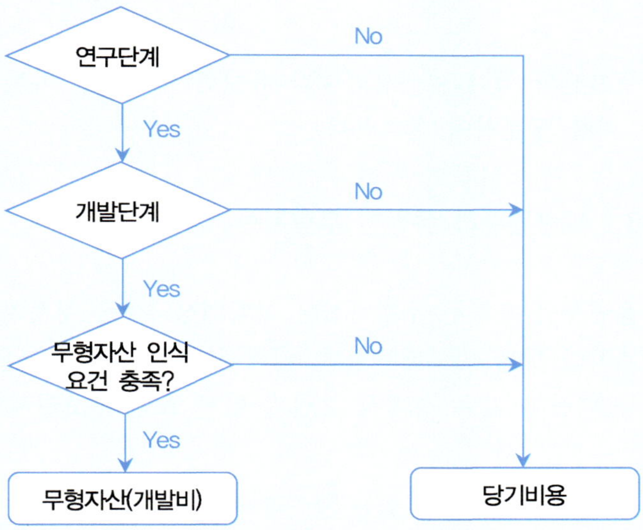

연구와 개발단계에서 지출한 금액에 대한 회계처리를 다음의 〈사례 4-1〉을 통해 살펴본다.

사례 4-1

회계기간이 매년 1월 1일부터 12월 31일까지인 (주)종현의 20×1년에 발생한 연구 및 개발단계에서 발생한 지출에 대한 내용은 다음과 같다. 단, 개발단계에서 발생한 지출은 무형자산의 인식요건을 충족하였다.

1. 새로운 과학적 지식을 얻기 위한 탐구비 : ₩10,000
2. 새롭거나 개선된 시스템에 대한 여러 가지 대체안을 최종 선택하는 활동 : ₩50,000
3. 생산이나 사용 전의 시제품과 모형 설계비 : ₩100,000
4. 새로운 기술과 관련된 공구, 금형 등 설계비 : ₩300,000
5. 시험공장의 가동비 : ₩1,000,000

위의 〈사례 4-1〉에서 (주)종현의 20×1년 비용으로 인식해야 할 연구비는 ₩60,000(=₩10,000+₩50,000)이고 개발비로 무형자산으로 인식할 금액은 ₩1,400,000(=₩100,000+₩300,000+₩1,000,000)이 된다.

4.3 상각

무형자산의 상각은 내용연수가 유한한지 아니면 비한정인지에 따라 다르다. 이를 구분하여 살펴본다.

4.3.1 내용연수가 유한한 무형자산

내용연수가 유한한 무형자산은 상각대상금액을 무형자산의 내용연수 동안 체계적인 방법으로 배분한다. 이때 무형자산의 내용연수를 결정하기 위해서는 다음과 같은 경제적 요인과 법적 요인을 고려해야 한다.

1. 기업이 예상하고 있는 자산의 사용방식과 자산이 다른 경영진에 의하여 효율적으로 관리될 수 있는지 여부
2. 자산의 일반적인 제품수명주기와 유사한 방식으로 사용되는 유사한 자산들의 내용연수 추정치에 관한 공개된 정보
3. 기술적, 공학적, 상업적 또는 기타 유형의 진부화
4. 자산이 운용되는 산업의 안정성과 자산으로부터 산출되는 제품이나 용역의 시장수요 변화
5. 기존 또는 잠재적인 경쟁자의 예상전략
6. 예상되는 미래 경제적효익의 획득에 필요한 자산유지비용의 수준과 그 수준의 비용을 부담할 수 있는 능력과 의도
7. 자산의 통제가능기간과 자산사용에 대한 법적 또는 이와 유사한 제한 (예 : 관련된 리스의 만기일)
8. 자산의 내용연수가 다른 자산의 내용연수에 의해 결정되는지의 여부

무형자산의 상각은 무형자산이 사용가능한 때(즉, 무형자산이 경영자가 의도하는 방식으로 운영할 수 있는 위치와 상태에 이르렀을 때)부터 시작하며 그 자산을 사용하지 않을 때에도 상각을 중지하지 않는다. 한편, 무형자산의 상각방법은 자산의 경제적효익이 소비되는 형태를 반영하여 정액법, 체감잔액법, 생산량비례법 중에서 선택하되 소비되는 형태를 신뢰성 있게 결정할 수 없는 경우에는 정액법을 사용한다. 또한 무형자산의 잔존가치는 특별한 경우[4]를 제외하고는 영(0)으로 본다. 이와 같은 무형자산의 잔존가

치, 상각기간, 상각방법은 적어도 매 회계연도말에 검토하고 변경된 경우에는 '회계추정의 변경'으로 본다.

4.3.2 내용연수가 비한정인 무형자산

무형자산의 순현금유입을 창출할 것으로 기대되는 기간에 대한 예측가능한 제한이 없는 경우에 무형자산의 내용연수가 비한정인 것으로 본다. 즉, 내용연수가 '비한정'이라는 것은 무한하다는 것을 의미하지는 않는다. 따라서 무형자산의 내용연수가 비한정이라는 평가를 계속하여 정당화하는지를 매 회계기간에 검토하여야 한다. 만일, 검토 결과 내용연수가 비한정이라는 평가를 정당화할 수 없다면 내용연수를 유한으로 변경해야 하며 이러한 경우 '회계추정의 변경'으로 본다.

한편, 내용연수가 비한정인 무형자산은 상각하지 않고 손상징후가 있거나 최소한 매년 손상검사를 해야 한다. 손상과 관련해서는 후술하는 '4.5 제거와 손상'에서 설명한다.

4.4 재평가

무형자산의 경우 취득 이후에 원가모형이나 재평가모형 중 하나의 방법을 선택해야 하며 무형자산의 분류별로 동일하게 적용하여야 한다. 무형자산의 재평가는 유형자산의 경우와 동일하므로 전술한 '3. 유형자산 3.5 재평가'를 참고하길 바란다.

---

4) 특별한 경우란 다음의 ①과 ② 중 하나에 해당하는 경우이다.
① 내용연수 종료시점에 제3자가 자산을 구입하기로 한 약정이 있다.
② 무형자산의 활성시장이 있고 다음을 모두 충족한다.
a. 잔존가치를 그 활성시장에 기초하여 결정할 수 있다.
b. 그러한 활성시장이 내용연수 종료시점에 존재할 가능성이 높다.

4.5 제거와 손상

무형자산을 ① 처분하거나 ② 사용 또는 처분을 통하여 미래 경제적효익이 기대되지 않을 때 장부에서 제거한다. 한편, 재평가한 무형자산에 대하여 더 이상 활성시장이 존재하지 않는 경우, 비한정 내용연수를 유한 내용연수로 재평가하는 경우 등은 그 무형자산이 손상되었다는 것을 시사하는 하나의 징후가 되므로 그 자산에 대한 손상검사를 실시한다. 또한 내용연수가 비한정인 무형자산은 손상을 시사하는 징후가 있거나 최소한 매년 손상검사를 해야 한다. 무형자산의 제거와 손상에 대한 구체적인 회계처리는 유형자산과 동일하므로 전술한 '3. 유형자산 3.6 제거와 손상'을 참고하길 바란다.

5 금융부채

5.1 부채의 의의

부채(liability)는 과거 사건에 의하여 발생하였으며 경제적효익이 내재된 자원이 기업으로부터 유출됨으로써 이행될 것으로 기대되는 현재의 의무이다. 즉, 부채의 정의를 충족시키기 위해서는 다음과 같은 세 가지 요건을 만족해야 한다.

1. 과거의 거래나 사건의 결과로 발생
2. 미래 경제적효익의 유출
3. 현재 부담하고 있는 의무

부채는 과거의 거래나 사건의 결과로 발생해야 한다. 은행으로부터 자금을 차입하면 상환할 의무가 발생하고 외상으로 재화를 구입하면 대금을 지급할 의무가 생기게 된다. 이와 같이 부채는 과거의 거래나 사건의 결과로 발생해야 한다. 이때 현재의 의무를 발생시키는 과거의 거래나 사건을 '의무발생사건(obligating events)'이라고 하며 의무발생사건과 관련 없이 단순히 미래 경제적효익이 유출될 것으로 기대되는 예상은 부채가 아니다. 또한 부채가 되기 위해서는 부채를 상환하기 위한 미래 경제적효익의 유출이 수반되어야 한다. 즉, 부채는 다른 경제적 실체에게 미래에 기업의 경제적 자원을 이전하거나 용역을 제공할 의무를 초래하게 된다. 따라서 부채가 되기 위해서는 기업이 경제적효익의 유출을 초래하는 현재의 의무를 부담해야 한다. 여기에서 의무(obligation)는 계약, 법률, 기타 법적 효력에 의해 발생하는 법적 의무(legal obligation)와 실무관행, 발표된 경영방침 등에 의해 정당한 기대를 상대방이 가지게 되는 의제의무(constructive obligation)를 의미한다.

이러한 부채의 정의를 충족하는 경우 재무상태표에 인식되기 위해서는 다음과 같은 두 가지 요건을 만족해야 한다.

1. 경제적효익이 내재된 자원의 높은 유출가능성
2. 소요되는 금액의 신뢰성 있는 측정

즉, 부채로 인식되기 위해서는 ① 기업의 현재의무의 이행에 따라 경제적효익이 내재된 자원의 유출가능성이 높고 ② 그 금액을 신뢰성 있게 측정할 수 있어야 한다.

5.2 분류

부채는 상환기간에 따라 유동부채와 비유동부채, 부채의 성격과 불확실성의 정도에 따라 확정부채와 충당부채, 유출되는 자원의 종류에 따라 금융부채와 비금융부채로 구분된다.

5.2.1 유동부채와 비유동부채

유동부채는 재무상태표일로부터 12개월 이내에 상환되어야 하는 부채를 말한다. 다만, 정상적인 영업주기가 1년을 초과하는 경우에는 정상적인 영업주기 내에 상환 등을 통하여 소멸할 것이 예상되는 매입채무, 미지급비용 등은 유동부채로 분류하며 유동부채 이외의 항목은 비동부채로 분류한다.

5.2.2 확정부채와 충당부채

재무상태표일 현재 부채의 존재, 지급할 금액 및 시기가 확정되어 있는 부채를 확정부채라고 하며 부채의 존재가 불확실하거나 지급할 금액 또는 시기가 불확실한 부채를 충당부채라고 한다. 매입채무, 사채, 차입금, 미지급비용, 미지급금 등 대부분의 부채는 확정부채이다. 반면, 제품보증, 경품제공, 손실부담계약, 채무보증, 소송사건 등과 관련된 부채는 의무의 존재, 지출금액 및 시기가 불확실하므로 충당부채에 해당한다.

5.2.3 금융부채와 비금융부채

금융부채(financial liability)는 계약상 의무로서 현금, 자기지분상품 등의 금융자산으로 결제되는 부채를 의미한다. 구체적으로 금융부채는 다음의 요건 중 하나를 만족해야 한다.

1. 다음 중 하나에 해당하는 계약상 의무
   a. 거래상대방에게 현금 등 금융자산을 인도하기로 한 계약상 의무
   b. 잠재적으로 불리한 조건으로 거래상대방과 금융자산이나 금융부채를 교환하기로 한 계약상 의무
2. 자기지분상품으로 결제되거나 결제될 수 있는 다음 중 하나의 계약
   a. 인도할 자기지분상품의 수량이 변동가능한 비파생상품
   b. 확정수량의 자기지분상품에 대하여 확정금액의 현금 등 금융자산을 교환하여 결제하는 방법이 아닌 방법으로 결제되거나 결제될 수 있는 파생상품

위와 같은 금융부채의 예로는 매입채무, 미지급금, 차입금, 사채 등이 있다. 한편, 선수금, 선수수익 등은 재화나 용역을 인도할 의무이므로 금융부채가 아니며 미지급법인세도 계약에 근거를 두고 있지 않기 때문에 금융부채에 해당하지 않는다. 이와 같은 금융부채는 다음과 같이 AC금융부채와 FVPL금융부채로 구분된다.

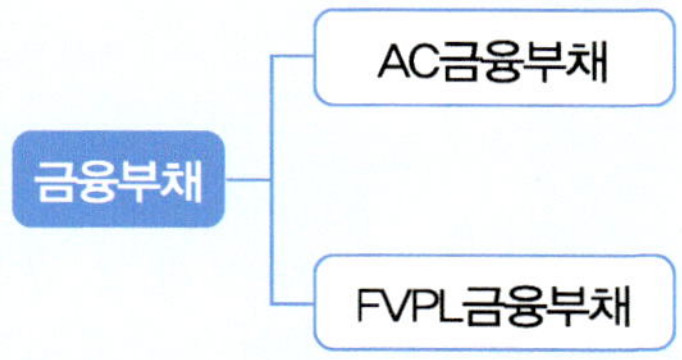

위에서 FVPL금융부채는 부채를 공정가치로 평가하여 공정가치변동분을 당기손익에 반영하는 금융부채를 의미한다. 이러한 당기손익인식금융부채는 당기손익인식지정금융부채와 단기매매금융부채 등이 포함된다. 당기손익인식지정금융부채는 최초 인식시점에 공정가치변동분을 당기손익으로 인식하는 조건을 충족하여 당기손익인식으로 지정한 금융부채를 말하다. 반면, 단기매매금융부채는 금융기관이 단기적 시세차익을 얻기 위하여 매매한 금융부채를 의미한다.

한편, 대부분의 금융부채는 AC금융부채에 해당된다. AC금융부채는 FVPL금융부채를 제외한 나머지 금융부채를 말하며 매입채무, 미지급금, 차입금, 사채 등의 대부분의 금융부채가 이에 해당한다. AC금융부채는 원칙적으로 상각후원가로 측정하도록 하고 있다.

5.3 측정

5.3.1 최초 측정

금융부채는 최초 인식할 때 공정가치로 측정하며 금융부채의 발생과 관련된 거래원가(예 : 세금, 수수료 등)는 최초 인식하는 공정가치에서 차감한다.

따라서 거래원가가 존재하는 경우에는 유효이자율이 상승하게 되어 거래원가는 금융부채의 상환기간에 걸쳐 이자비용에 포함되게 된다. 한편, FVPL금융부채와 관련된 거래원가는 발생하는 시점에 당기비용에 반영한다. 공정가치를 결정할 때 최선의 추정치는 활성시장에서 공시된 가격이다. 그러나 금융부채에 대하여 공시된 가격이 없다면 평가기법을 적용하여 공정가치를 결정한다.

5.3.2 후속 측정

FVPL금융부채는 공정가치로 측정하고 공정가치변동분을 당기손익에 반영한다. 한편, AC금융부채는 공정가치평가를 하지 않으며 유효이자율법을 사용한 상각후원가로 측정한다.

5.4 차입금

차입금이란 금융회사 등으로부터 일정한 금액을 차입하고 일정한 기간 후에 상환하는 채무를 말한다. 차입금은 거래상대방인 금융회사 등에게 일정기간 후에 현금 등의 금융자산을 인도할 계약상의 의무이므로 금융부채에 해당한다. 이러한 차입금은 12개월(또는 정상영업주기) 내에 상환할 의무가 있으면 유동부채의 단기차입금으로, 그 이외의 경우에는 장기차입금으로 비유동부채에 포함한다. 또한 장기차입금 중 재무상태표일 현재 만기가 12개월 이내에 도래하는 금액은 유동부채 중 유동성장기차입금으로 대체한다. 장기차입금과 관련된 회계처리를 요약하면 다음과 같다.

상 황	회계처리			
차입시	(차) 현 금	×××	(대) 장기차입금	×××
이자지급시	(차) 이 자 비 용	×××	(대) 현 금	×××
장기차입금의 유동성 대체시	(차) 장기차입금	×××	(대) 유동성장기차입금	×××
상환시	(차) 유동성장기차입금	×××	(대) 현 금	×××

5.5 매입채무와 미지급금

아래의 그림과 같이 상품, 제품 등을 외상으로 매입하여 발생하는 부채가 매입채무이다. 이러한 매입채무에는 구두로 일정금액을 지급하기로 약속한 외상매입금(account payable)과 어음을 발행하여 발생한 부채인 지급어음(note payable)이 있다. 기업이 내부관리 목적으로 외상매입금과 지급어음을 별도로 관리하고 있지만 재무상태표에 공시될 때에는 이를 통합하여 매입채무계정을 사용한다.

한편, 미지급금은 기업의 영업활동 이외의 활동에서 발생한 부채이다. 즉, 기업이 토지, 건물, 기계장치 등을 외상으로 취득한 경우에 발생하는 채무가 미지급금이다. 이러한 매입채무와 미지급금은 거래상대방에게 지급일에 현금 등의 금융자산을 인도해야 할 계약상 의무가 존재하므로 금융부채에 해당한다.

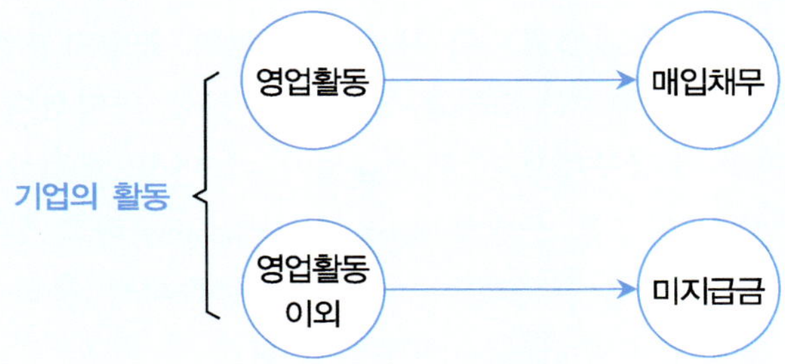

6 충당부채와 기타부채

6.1 의의

충당부채(provision)는 지출의 시기 또는 금액이 불확실한 부채를 말한다. 이와 같은 충당부채는 다음의 세 가지 요건이 충족되는 경우에 인식한다.

1. 과거 사건의 결과로 현재의무(법적 의무 또는 의제의무)가 존재한다.
2. 당해 의무를 이행하기 위하여 경제적효익이 내재된 자원이 유출될 가능성이 높다.
3. 당해 의무의 이행에 소요되는 금액을 신뢰성 있게 추정할 수 있다.

위에서 경제적효익이 내재된 자원의 유출가능성이 높다는 것은 자원이 유출될 가능성이 50%를 초과하는 것을 의미한다. 한편, 충당부채와 유사하지만 충당부채보다 불확실성이 더 커서 재무상태표에 부채로 인식하지 못하는 의무를 우발부채(contingent liability)라고 한다. 즉, 우발부채는 잠재적 의무 또는 부채의 인식조건을 충족하지 못하는 현재의무로 다음과 같은 상황에서 부담하는 의무를 말한다.

1. 과거 사건에 의하여 발생하였으나 기업이 전적으로 통제할 수 없는 하나 또는 그 이상의 불확실한 미래 사건의 발생 여부에 의하여서만 그 존재가 확인되는 잠재적 의무
2. 과거 사건에 의하여 발생하였으나 자원의 유출가능성이 높지 않거나 금액을 신뢰성 있게 추정할 수 없어 인식하지 아니하는 현재의무

지금까지 설명한 충당부채와 우발부채가 재무제표에 표시되는 방법을 요약하면 다음의 그림과 같다.

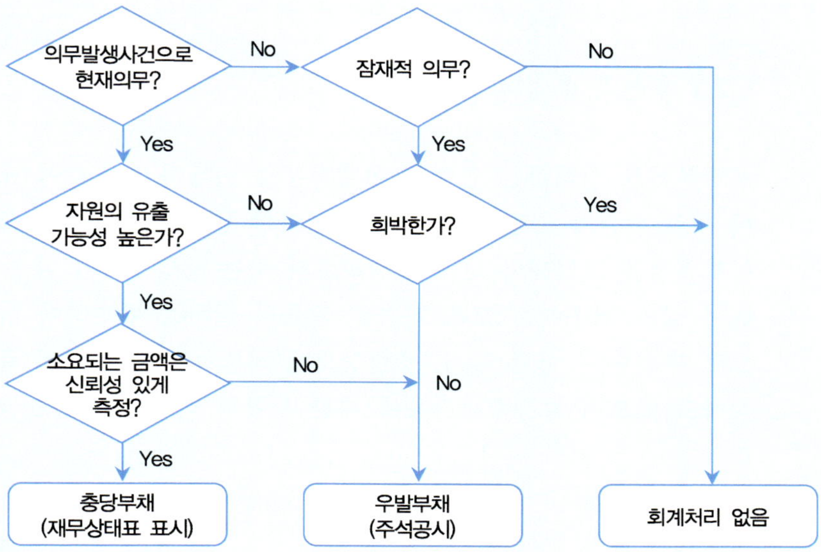

위에서 충당부채에 해당하면 재무상태표에 표시해야 하며 우발부채인 경우에는 주석으로 공시해야 한다. 또한 우발부채는 당초 예상하지 못한 상황에 따라 변할 수 있으므로 경제적효익이 내재된 자원의 유출가능성이 높아졌는지를 지속적으로 검토해야 하며 이후 충당부채의 요건을 충족하는 경우에는 재무상태표에서 충당부채로 인식해야 한다. 이러한 충당부채에는 제품보증, 경품지급, 채무보증, 소송사건, 복구의무 등과 관련된 것들이 있다.

한편, 우발자산(contingent asset)은 과거 사건에 의하여 발생하였으나 기업이 전적으로 통제할 수 없는 하나 이상의 불확실한 미래 사건의 발생 여부에 의하여서만 그 존재가 확인되는 잠재적 자산이다. 따라서 우발자산은 미래에 전혀 실현되지 않을 수 있으므로 이를 재무상태표에 자산으로 인식하지 않는다.

6.2 측정

6.2.1 최선의 추정치

충당부채로 인식하는 금액은 현재의무를 이행하기 위하여 소요되는 지출에 대한 최선의 추정치(best estimate)이어야 한다. 충당부채의 금액을 측정시 불확실성을 고려해야 하며 측정하고자 하는 충당부채가 다수의 항목과 관련이 있는 경우에는 모든 가능한 확률의 결과를 반영하여 가중평균의 값으로 추정한다. 예를 들어, 종현상사가 제품의 결함에 대한 품질보증을 실시하고 있으며 보증수리비용에 대한 확률이 다음과 같다고 가정하자.

상 황	보증수리비용	확 률
결함 없음	–	50%
경미한 결함	₩4,000,000	30%
중요한 결함	10,000,000	20%

위의 사례에서 보증수리비용에 대한 최선의 추정치는 현금유출금액의 발생확률을 모두 고려하여 가중평균한 ₩3,200,000(=₩0×50%+₩4,000,000×30%+₩10,000,000×20%)이 된다. 한편, 충당부채의 최선의 추정치를 구할 때 관련된 사건과 상황에 대한 불가피한 위험과 불확실성을 고려한다고 하여 과도한 충당부채를 계상하거나 부채를 고의적으로 과대표시해서는 아니 된다.

6.2.2 현재가치

충당부채는 미래의 예상되는 지출이므로 화폐의 시간가치가 중요할 수 있다. 따라서 화폐의 시간가치 효과가 중요한 경우에는 예상되는 지출액의 현재가치(present value)로 충당부채를 평가한다. 이때 현재가치를 평가할 때 사용하는 할인율은 부채의 특유위험과 화폐의 시간가치에 대한 현행시장의 평가를 반영한 세전이율이며 이 할인율에 반영되는 위험에는 미래현금흐름을 추정할 때 고려된 위험은 반영하지 않는다.

한편, 충당부채를 현재가치로 평가하는 경우 충당부채의 장부금액을 기간 경과에 따라 증가시키고 해당 증가 금액은 차입원가(이자비용)로 인식한다. 즉, 유효이자율법에 의해 이자비용을 인식하여 충당부채의 장부금액을 증가시킨다. 이에 대해 다음의 〈사례 6-1〉을 통해 살펴본다.

사례 6-1

1. 종현상사가 쓰레기매립장을 국가 소유토지에 설치하고 이를 이용하는 계약을 체결하였는데 동 계약의 내용에 따르면 종현상사는 10년의 사용기간이 종료된 후 토지를 원상회복해야 할 의무가 있다.
2. 쓰레기매립장은 20×1년초 ₩10,000,000에 건설이 완료되었으며 사용하기 시작하였다. 한편, 20×1년초에 추정한 원상회복을 위한 지출액은 ₩1,000,000으로 예상된다.
3. 쓰레기매립장의 잔존가치는 없으며 정액법으로 상각한다.
4. 종현상사는 구축물에 대해서는 원가모형을 사용하고 있다.
5. 부채의 특유위험과 화폐의 시간가치에 대한 현행시장의 평가를 반영한 세전이율은 10%이다.

위의 〈사례 6-1〉에서 충당부채의 현재가치를 계산하면 ₩385,540(=₩1,000,000×0.38554)이 된다. 따라서 20×1년초 쓰레기매립장의 취득원가는 ₩10,385,540(=₩10,000,000+₩385,540)이 되며, 이에 대한 회계처리를 제시하면 다음과 같다.

(차)	구 축 물	10,000,000	(대) 현 금	10,000,000
	구 축 물	385,540	복구충당부채	385,540

한편, 20×1년말 복구충당부채와 구축물에 대한 회계처리를 제시하면 다음과 같다.

(차)	이 자 비 용	38,554*	(대) 복구충당부채	38,554

* ₩385,540×10%

(차)	감가상각비	1,038,554*	(대) 감가상각누계액	1,038,554

* (₩10,000,000+₩385,540)÷10년

즉, 복구충당부채에 대해 유효이자율법으로 이자비용 ₩38,554(=

₩385,540×10%)을 인식하여 복구충당부채의 장부금액에 가산해야 한다. 또한 구축물에 대해서 내용연수 10년, 정액법으로 감가상각비 ₩1,038,554(=₩10,385,540÷10년)을 계상해야 한다. 또한 쓰레기매입장의 사용기간 종료 시점에서 실제 복구비용 ₩1,500,000이 지출되었다면 복구충당부채 ₩1,000,000을 초과하는 금액 ₩500,000을 복구공사손실로 인식해야 한다. 이에 대한 회계처리는 다음과 같다.

(차) 복구충당부채	1,000,000	(대) 현　　금	1,500,000
복구공사손실	500,000		

6.2.3 미래 사건

현재의무를 이행하기 위하여 소요되는 지출금액에 영향을 미치는 미래 사건(future event)이 발생할 것이라는 충분하고 객관적인 증거가 있는 경우에는 그러한 미래 사건을 감안하여 충당부채 금액을 추정한다. 예를 들어, 내용연수 종료 후에 부담하여야 하는 오염지역의 정화에 필요한 원가는 미래의 기술변화에 따라 감소할 수 있다. 이 경우 충당부채의 인식금액은 정화시점에 이용할 수 있는 기술에 대한 모든 이용가능한 증거를 기초로 하여 자격을 갖춘 독립적인 전문가의 합리적인 예측을 반영해야 한다.

6.2.4 자산의 예상처분

충당부채와 관련된 의무를 이행하는 과정에서 발생하는 자산의 예상처분(expected disposal of asset)이익은 충당부채를 측정하는 데 고려하지 않는다. 예를 들어, 제품보증으로 인한 제품보증충당부채로 ₩3,200,000을 추정한 경우 이와 관련된 기계장치를 처분할 때 ₩200,000의 판매이익이 발생하더라도 판매이익을 차감하지 않고 전체 금액 ₩3,200,000에 대하여 충당부채를 인식하고 자산의 처분에 대한 이익 ₩200,000은 미래에 실제 발생하는 시점에 별도로 인식한다.

6.3 변제 및 사용

기업이 의무이행을 위해 지급할 금액에 대해 보험약정이나 보증계약 등을 통하여 필요한 지출액의 일부 또는 전부를 제3자가 변제하는 경우가 있다. 이러한 경우에는 전체 의무금액을 충당부채로 인식하고 기업이 의무를 이행한다면 변제받을 것이 거의 확실하게 되는 때에 한하여 예상변제금액을 별도의 자산으로 인식한다. 즉, 충당부채로 인식하는 금액과 이와 관련된 자산으로 인식하는 예상변제금액은 상계하지 않는다. 그러나 포괄손익계산서에 인식한 비용은 제3자의 변제와 관련하여 인식한 금액과 상계표시할 수 있다.

예를 들어, 종현상사가 20×1년초에 명미상사의 차입금 ₩1,000,000에 대하여 보증을 제공했고 명미상사가 20×1년중에 재무상태가 악화되어 20×1년 10월 30일에 파산을 한 경우 채무보증과 관련된 종현상사의 회계처리를 제시하면 다음과 같다. 단, 종현상사는 명미상사의 채무불이행에 대한 위험에 대비하기 위해 보증보험에 가입하였으며 보증보험회사로부터 보증금액의 50%를 지급받을 수 있다.

(차)	채무보증손실	1,000,000	(대) 채무보증충당부채	1,000,000
	미 수 금	500,000*	채무보증손실	500,000

* ₩1,000,000 × 50%

위의 사례에서 종현상사가 인식한 채무보증충당부채는 전체 의무금액인 ₩1,000,000이고 보증보험회사로부터 보험금으로 지급받는 금액 ₩500,000(=₩1,000,000×50%)은 미수금으로 인식한다. 한편, 포괄손익계산서에 계상되는 채무보증손실은 전체 의무금액인 ₩1,000,000에서 보증보험회사로부터 지급받는 보험금 ₩500,000(=₩1,000,000×50%)을 차감한 ₩500,000이 된다. 한편, 충당부채는 최초 인식과 관련 있는 지출에만 사용한다. 왜냐하면 당초에 다른 목적으로 인식된 충당부채를 어떤 지출에 대하여 함께 사용하게 되면 다른 두 사건의 영향이 적절하게 표시되지 않기 때문이다.

6.4 미래의 예상영업손실

미래의 예상영업손실은 부채의 정의에 부합하지 못할 뿐만 아니라 충당부채의 인식기준을 충족시키지 못한다. 따라서 미래의 예상영업손실은 충당부채로 인식하지 않는다.

6.5 손실부담계약

손실부담계약(onerous contract)은 계약상의 의무이행에서 발생하는 회피 불가능한 원가가 그 계약에 의하여 받을 것으로 기대되는 경제적효익을 초과하는 계약을 말한다. 통상적인 구매주문과 같이 상대방에게 보상 없이 해약할 수 있는 계약은 아무런 의무가 발생하지 않는다. 그러나 당사자간 권리와 의무를 발생시키는 계약이 특정 사건으로 인하여 손실부담계약이 되는 경우 다음의 회피 불가능한 원가를 충당부채로 인식한다. 여기에서 회피 불가능한 원가는 계약을 해지하기 위한 최소순원가를 말한다.

충당부채 = Min[계약이행을 위하여 소요되는 원가, 계약 불이행시
지급할 보상금 또는 위약금]

예를 들어, 종현상사는 명미상사로부터 철광석을 ₩1,000,000에 매입하는 확정계약을 체결하고 실물을 3개월 후에 인수하기로 하였다. 이러한 확정계약을 해지하려면 매입금액의 3배에 달하는 위약금을 지불해야 하기 때문에 실질적으로 해지가 불가능한 확정계약이라고 가정한다. 이러한 확정계약을 종현상사가 명미상사와 체결할 경우 미이행계약이므로 아무런 회계처리가 없다. 그러나 철광석을 인수하기 전에 철광석의 시가가 ₩600,000으로 하락하였다면 확정계약으로 인한 예상손실 ₩400,000을 다음과 같이 비용으로 인식해야 한다.

(차) 확정계약손실	400,000*	(대) 확정계약충당부채	400,000

* Min[(₩1,000,000 − ₩600,000), ₩1,000,000 × 3배]

한편, 계약실행일에는 다음과 같이 철광석의 취득원가를 ₩600,000으로 계상하고 확정계약충당부채 ₩400,000을 제거하는 회계처리를 해야 한다.

(차) 확정계약충당부채	400,000	(대) 현	금	1,000,000
매입(철광석)	600,000			

6.6 구조조정

구조조정(restructuring)이란 경영진의 계획과 통제에 따라 사업의 매각, 폐쇄, 이전, 조직구조의 변경, 사업수행방식 등을 중요하게 변화시키는 과정을 말한다. 이러한 구조조정과 관련된 충당부채를 인식하기 위해서는 다음의 두 가지 요건을 충족시켜야 한다.

1. 구조조정에 대한 공식적이며 구체적인 계획에 의하여 주요 내용을 확인할 수 있어야 한다.
2. 기업의 구조조정계획의 이행에 착수하였거나 구조조정을 이행할 것이라는 정당한 기대가 존재해야 한다.

위에서 구조조정에 대한 공식적이고 구체적인 계획이란 구조조정대상이 되는 사업, 구조조정의 영향을 받는 주요 사업장 소재지, 해고에 따른 보상을 받게 될 것으로 예상되는 종업원의 근무지와 역할, 대략적 인원, 구조조정에 소요되는 지출, 구조조정계획의 이행시기를 모두 확인할 수 있는 계획을 말한다. 또한 공장의 해체, 자산의 매각, 구조조정계획에 관한 주요 내용의 공표 등을 하는 경우에는 구조조정계획의 이행에 착수되었다는 증거로 볼 수 있다.

구조조정충당부채로 인식할 금액은 구조조정과 관련하여 직접 발생한 다음의 지출을 말한다.

1. 구조조정과 관련하여 필수적으로 발생하는 지출
2. 기업의 계속적인 활동과 관련 없는 지출

즉, 계속 근무하는 종업원에 대한 교육훈련, 재배치, 마케팅, 새로운 제도와 물류체계의 구축에 대한 투자 등은 구조조정과 직접 관련이 없기 때문에 구조조정충당부채로 인식하지 않는다. 또한 구조조정을 완료하는 날까지 발생할 것으로 예상되는 영업손실(손실부담계약 제외), 구조조정과 관련된 자산의 예상처분이익 등도 구조조정충당부채에 포함하지 않는다.

6.7 기타부채

6.7.1 선수금

선수금이란 상품, 제품 등을 인도하기 전에 판매대금의 전부 또는 일부를 수취하는 경우에 발생하는 계정이다. 예를 들어, 판매가격 ₩1,000,000의 상품을 판매한 회사가 판매 전에 상대 거래처로부터 상품판매대금의 50%를 미리 수취한 경우 ₩500,000(=₩1,000,000×50%)을 선수금으로 인식하며, 판매대금을 지급한 상대 거래처는 이를 선급금(자산)으로 인식한다. 선수금(또는 선급금)은 상대 거래처에게 현금 등의 금융자산을 지급(또는 회수)할 의무(또는 권리)가 있는 것이 아니라 재화나 용역을 제공(또는 수취)해야 할 의무(또는 권리)가 있기 때문에 비금융부채(또는 비금융자산)이다.

한편, 미리 판매대금을 수령(또는 지급)할 때 인식한 선수금(또는 선급금)은 상품, 제품 등의 판매가 이루어질 때 감소시킨다. 이에 대한 회계처리를 요약하면 다음과 같다.

상 황	판매자	구매자
판매대금의 미리 수취시	(차) 현 금 500,000 (대) 선 수 금 500,000	(차) 선 급 금 500,000 (대) 현 금 500,000
판매시	(차) 선 수 금 500,000 현 금 500,000 (대) 매 출 1,000,000	(차) 매 입 1,000,000 (차) 선 급 금 500,000 현 금 500,000

6.7.2 선수수익

당기에 현금으로 수취한 금액이 당기의 수익을 초과하는 경우 그 초과액을 선수수익이라고 한다. 선수수익은 향후 기간의 경과에 따라 현금 등의 금융자산을 지급하는 것이 아니라 용역 등을 제공하므로 비금융부채에 해당한다. 이러한 선수수익의 예로는 선수이자수익, 선수임대수익 등이 있으며 보고기간말에 인식한 선수수익은 차기 이후 기간이 경과함에 따라 감소한다. 1년분 임대료 ₩1,000,000을 당기에 모두 수취하고 당기의 임대수익이 ₩500,000인 경우 이에 대한 회계처리를 요약하면 다음과 같다.

회계기간	회계처리			
당기 임대료 수취시	(차) 현 금	1,000,000	(대) 임 대 수 익	1,000,000
	(차) 임 대 수 익	500,000	(대) 선 수 수 익	500,000
차기 임대수익 인식시	(차) 선 수 수 익	500,000	(대) 임 대 수 익	500,000

6.7.3 예수금

예수금은 거래처나 종업원이 제3자에게 지급할 금액을 기업이 일시적으로 보관하는 경우에 발생하는 계정과목이다. 예를 들어, 기업이 종업원에게 ₩1,000,000의 급여를 지급할 때 각종 세금, 국민연금, 건강보험료, 고용보험료 등이 ₩100,000인 경우 이를 제외한 후 잔액 ₩900,000만을 종업원에게 지급하는데 이때 종업원이 부담할 의무가 있는 소득세 등을 예수금계정으로 처리한다. 이러한 소득세, 국민연금, 건강보험료, 고용보험료 등에 대한 예수금은 기업이 해당 기관에 납부할 때 감소하게 된다. 예수금은 현금 등의 금융자산으로 지급하는 의무이지만 거래처나 종업원을 대신하여 지급함에 따라 실질적으로 계약상의 의무가 아니므로 금융부채가 아니다. 예수금의 회계처리를 요약하면 다음과 같다.

상 황	회계처리			
급여 지급시	(차) 급 여	1,000,000	(대) 현 금	900,000
			예 수 금	100,000
예수금 지급시	(차) 예 수 금	100,000	(대) 현 금	100,000

6.7.4 미지급비용

당기에 발생한 비용을 아직 현금으로 지급하지 못한 경우에 발생하는 계정과목이 미지급비용이다. 이러한 미지급비용은 향후 기간이 경과함에 따라 현금 등 금융자산으로 지급하게 되는데 이러한 지급의무가 계약에 기초하면 금융부채에 해당하나 그렇지 않으면 금융부채가 아니다. 예를 들어, 차입약정에 의하여 금융기관에 미지급한 이자비용은 금융부채인 데 반해 후술하는 법인세는 계약에 근거하고 있지 않기 때문에 금융부채가 아니다. 한편, 미지급비용은 차기 이후 기간이 경과하여 현금을 지급할 때 감소하게 된다. 즉, 1년분 이자지급액 ₩1,000,000을 차기에 지급하는 경우와 당기의 이자비용이 ₩500,000인 경우 이에 대한 회계처리를 요약하면 다음과 같다.

상 황	회계처리			
당기 이자 발생시	(차) 이 자 비 용	500,000	(대) 미지급비용	500,000
차기 이자 지급시	(차) 미지급비용 이 자 비 용	500,000 500,000	(대) 현 금	1,000,000

6.7.5 미지급법인세

미지급법인세는 보고기간말에 법인세법에 따라 기업이 납부할 법인세액을 인식할 때 사용하는 계정과목이다. 즉, 우리나라 법인세법에 의하면 당기의 법인세는 차기 3월 31일까지 납부하도록 규정하고 있기 때문에 보고기간말 재무상태표에는 당기 법인세가 지급되지 않은 상태로 남아 있게 된다. 이러한 미지급법인세는 현금 등 금융자산으로 지급할 의무가 있지만 계약에 기초하여 지급하는 의무가 아니므로 금융부채가 아니다. 만약, 당기의 법인세가 ₩1,000,000인 경우 이에 대한 회계처리를 요약하면 다음과 같다.

상 황	회계처리			
당기 법인세 발생시	(차) 법인세비용	1,000,000	(대) 미지급법인세	1,000,000
차기 법인세 납부시	(차) 미지급법인세	1,000,000	(대) 현 금	1,000,000

7 자본

7.1 의의

자본(capital)은 기업의 자산에서 모든 부채를 차감한 후의 잔여지분을 말한다. 이러한 자본은 소유주지분(owner's equity) 또는 순자산(net asset)이라고도 하며 기업의 형태가 주식회사인 경우에는 주주지분(stockholder's equity)이라고도 한다.

자본(소유주지분, 순자산, 주주지분) = 자산 − 부채

이러한 자본은 잔여지분이기 때문에 독립적인 측정방법은 없으며 자산과 부채의 측정에 의해서 종속적으로 결정되기 때문에 순자산이라는 표현을 사용한다. 또한 모든 자산과 부채가 최초 인식 이후에 공정가치로 평가되는 것은 아니기 때문에 순자산인 자본은 그 기업이 발행한 주식의 시가총액과 반드시 일치하는 것은 아니다.

7.2 분류

자본은 크게 불입자본(의료법인의 경우 기본금)과 유보이익으로 분류할 수 있다. 즉, 자본은 주주가 기업에 직접 납입한 불입자본(accumulated capital)과 기업활동으로 인하여 발생한 이익을 기업의 내부에 유보한 유보이익(accumulated income)으로 구성된다.

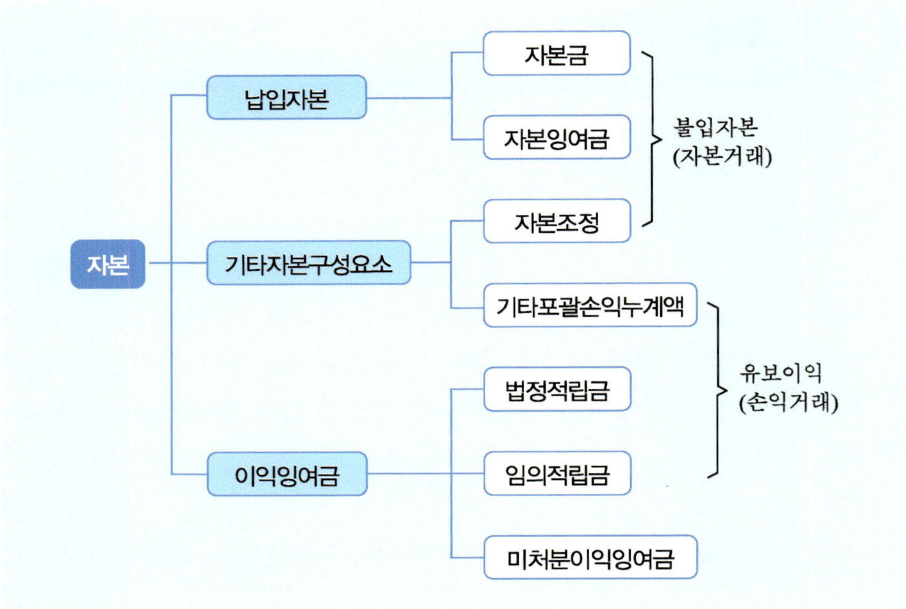

한국채택국제회계기준에서는 자본을 납입자본, 이익잉여금 및 기타자본구성요소로만 구분하고 있어 세분화된 분류에 대해서는 국가마다 또는 기업마다 차이를 보이고 있다. 한편, 이론적인 관점에서 볼 때 납입자본은 법정자본금인 자본금과 증자 또는 감자 등 자본거래를 통해 발생한 잉여금인 자본잉여금(예 : 주식발행초과금, 자기주식처분이익, 감자차익 등)으로 구성되는 것이 타당할 것이다.

하지만 의료법인의 경우에는 불입자본을 기본금이라고 하며, 자본거래에 있어서도 추가출연으로 인한 출연금의 증가는 가능하지만 자본금의 감소(감자)는 불가능하다. 따라서 의료법인의 출연금은 당초 출연금 또는 추가 출연으로 인한 출연금의 합계액으로 구성된다.

한편, 유보이익은 출연자 이외의 자와의 거래를 통하여 창출한 이익을 기업의 내부에 적립한 것으로 이익의 성격에 따라 기타포괄손익누계액이나 이익잉여금으로 분류된다. 기타포괄손익누계액으로 분류되는 항목은 자산재평가차익, 확정급여제도의 재측정요소, 해외사업장환산외환차이, FVOCI금융자산평가손익, 현금흐름위험회피평가손익 등이며, 나머지 거래손익은 이익잉여금에 포함된다. 여기에서 이익잉여금은 특정한 목적을 위하여 처분이 제한된 법정적립금과 임의적립금이 있으며 배당 등으로 처분이 가능한 미처분이익잉여금으로 구성된다. 의료기관의 자본 관련 세부적 계정과목을 정리하면 다음과 같다.

구 분	세부적 계정과목
기본금	법인기본금, 기타기본금
자본잉여금	자산재평가적립금, 기타자본잉여금
기타포괄손익누계액	자산재평가차익, 확정급여제도의 재측정요소, 해외사업장환산외환차이, FVOCI금융자산평가손익, 현금흐름위험회피평가손익
이익잉여금	법정적립금, 임의적립금, 미처분이익잉여금

PART

5

포괄손익계산서 계정별 회계처리

1 수익

1.1 의의

1.1.1 정의

수익(revenue)은 주주의 출자 관련 증가분을 제외하고 자본의 증가를 수반하는 것으로 정상적인 영업활동(예 : 매출액, 수수료수익, 이자수익, 임대수익, 로열티수익 등)에서 발생하는 경제적효익의 총유입을 의미한다. 그런데 광의의 수익은 아래와 같이 협의의 수익에 정상적인 영업활동 이외의 거래에서 발생하는 차익(예 : 유형자산처분이익, 보험차익 등)도 포함하고 있다.

광의의 수익(income) = 협의의 수익(revenue) + 차익(gain)

1.1.2 인식

수익은 아래와 같이 가득기준과 실현기준이 만족하면 장부에 인식한다.

1. 가득기준 : 의무의 완수
2. 실현기준 : 권리의 측정가능

즉, 수익은 가득과정이 완료되어야 한다. 가득과정이 완료되었다는 것은 수익창출에 따른 경제적효익을 향유할 만큼 충분한 정도의 의무를 이행하였다는 것을 의미한다. 예를 들어, 재화의 인도, 용역의 제공, 기간의 경과 등이 수익의 가득과정이 완료된 경우에 해당한다. 한편, 수익은 실현되었거나 실현가능해야 한다. 즉, 제품, 상품, 기타자산이 현금 또는 현금청구권으로 즉시 전환될 수 있으며 수익금액을 신뢰성 있게 측정할 수 있는 경우에 수익의 실현기준이 충족된다.

1.1.3 측정

수익은 재화의 판매, 용역의 제공이나 자산의 사용에 대하여 받았거나 받을 대가의 공정가치로 측정하되 매출에누리, 환입 및 할인은 차감한다. 따라서 대부분의 판매대가는 현금의 형태가 되기 때문에 수익금액은 현금의 금액이 된다. 그러나 판매대가를 재화의 판매나 용역의 제공 이후 장기간에 걸쳐 회수하는 경우에는 판매대가의 공정가치가 미래에 받을 금액(명목금액)보다 작게 된다. 예를 들어, 상품의 현금 판매대가가 ₩10,000인데 이를 3년 이후에 회수함으로써 총판매금액이 ₩13,000이라고 가정하면, 수익금액의 공정가치는 미래에 받을 금액의 현재가치인 ₩10,000이다. 한편, 수익금액의 공정가치와 명목금액 간의 차액인 ₩3,000은 현금회수기간(3년)에 걸쳐 이자수익으로 인식해야 한다. 이에 대한 회계처리를 제시하면 다음과 같다.

수익인식시 :	(차) 장기매출채권	10,000	(대) 매　　출	10,000
이자수익 인식시(3년분) :	(차) 장기매출채권	3,000	(대) 이자수익	3,000
판매대금 회수시 :	(차) 현　　금	13,000	(대) 매출채권	13,000

한편, 성격과 가치가 유사한 재화나 용역의 교환거래는 수익이 발생하는 거래로 보지 않는다. 예를 들어, 원유나 우유와 같은 상품의 경우, 공급기업들이 특정 지역의 수요를 적시에 충족시키기 위하여 여러 지역에 있는 재고자산을 서로 교환하는 경우에는 수익으로 보지 않는다.

1.1.4 거래의 식별

일반적으로 수익의 인식은 각 거래별로 적용한다. 이때 각 거래는 재화의 판매, 용역의 제공, 이자 · 배당금 · 로열티 등으로 구분한다. 즉, 재화의 판매가격에 재화판매 후 제공할 용역에 대한 대가가 포함되어 있는 경우에는 이를 재화의 판매로 보지 않고 용역의 제공으로 본다. 예를 들어, 소프트웨어를 판매하고 그 판매대가에 소프트웨어 운용용역의 대가가 포함되어 있는 경우 재화판매거래(소프트웨어 판매)와 용역제공거래(소프트웨어 운용용역)로 구분하여 회계처리한다.

그러나 용역의 제공 여부가 총거래가격에 영향을 거의 미치지 않고 계약상 재화판매에 부수적으로 수반된다고 명시한 경우 용역의 제공을 재화의 판매거래에 포함시킨다. 예를 들어, 품질보증조건으로 재화를 판매하는 경우 품질관리용역은 재화의 판매거래에 포함시킨다.

또한 위와 반대로 재화의 제공 여부가 총거래가격에 영향을 거의 미치지 않고 계약상 용역제공에 수반된다고 명시한 경우 재화의 제공을 용역의 제공거래에 포함시킨다. 예를 들어, 부품공급을 포함한 설비유지보수계약이 확정가격으로 체결된 경우 부품의 공급(재화의 공급)은 용역의 제공(설비유지보수)에 포함시킨다.

반면, 둘 이상의 거래가 서로 연계되어 있어 경제적 효과가 일련의 거래를 통해서만 파악되는 경우에는 그 거래 전체에 대해서 수익인식기준을 적용한다. 예를 들어, 재화를 판매하는 동시에 나중에 그 재화를 재구매하기로 약정한 경우의 판매거래(재구매조건부판매)는 실질적으로 상쇄가 되며 이러한 거래는 하나의 거래로 본다. 즉, 재화를 판매한 것이 아니라 재화를 담보로 자금을 차입한 것으로 본다.

1.2 재화의 판매

1.2.1 정의

재화는 판매를 목적으로 취득한 상품과 제조한 제품 등을 말한다. 재화는 일반적으로 인도되는 경우에 판매된 것으로 본다. 여기에서 인도란 구매자에게 물리적으로 재화를 전달하는 것이 아니라 구매자에게 재화의 소유에 따른 위험과 보상을 실질적으로 이전하는 것을 말한다.

1.2.2 인식

구체적으로 재화의 판매로 인한 수익의 인식은 다음의 다섯 가지 요건이 성립해야 한다.

1. 재화의 소유에 따른 유의적인 위험과 보상이 구매자에게 이전된다.
2. 판매자는 판매된 재화에 대하여 통상적인 수준의 지속적인 관리와 효과적인 통제를 하지 않는다.
3. 수익금액을 신뢰성 있게 측정할 수 있다.
4. 재화의 판매와 관련된 경제적효익의 유입가능성이 높다.
5. 재화의 판매와 관련하여 발생하였거나 발생할 원가를 신뢰성 있게 측정할 수 있다.

여기에서 일반적으로 재화의 소유에 따른 위험과 보상의 이전은 법적 소유권의 이전이나 재화의 물리적 이전과 동시에 이루어진다. 그러나 경우에 따라서는 소유에 따른 위험과 보상의 이전시점이 법적 소유권의 이전시점이나 재화의 물리적 이전시점과 다를 수 있다. 한편, 재화의 판매자는 다음과 같이 재화를 판매했음에도 불구하고 중요한 위험을 부담할 수 있는데 이와 같은 경우에는 재화의 판매로 인한 수익을 인식하지 않는다.

1. 인도된 재화의 결함에 대하여 정상적인 품질보증범위를 초과하여 책임을 지는 경우
2. 판매대금의 회수가 구매자의 재판매에 의해 결정되는 경우
3. 설치조건부판매에서 계약의 중요한 부분을 차지하는 설치가 아직 완료되지 않은 경우
4. 구매자가 판매계약서에 명시된 사유에 따라 구매를 취소할 권리가 있고 해당 재화의 반품가능성을 예측하기 어려운 경우

한편, 재화의 판매로 인한 수익은 경제적효익의 유입가능성이 높고 판매로 인한 수익금액을 신뢰성 있게 측정할 수 있어야 한다. 또한 판매로 인한 관련 원가(예 : 품질보증비 등)를 신뢰성 있게 측정할 수 없는 경우에는 설령 재화의 판매대가를 받았다 하더라도 수익으로 인식할 수 없으며 부채인 선수금으로 인식해야 한다.

1.3 용역의 제공

1.3.1 정의

용역의 제공은 기술, 운송, 법률, 회계, 의료, 광고대행 등 계약상 합의된 과업을 일정한 기간에 수행하는 것을 말한다. 이와 같은 용역의 제공은 용역을 거래상대방에게 제공하는 것이 수익인식을 위한 가득기준을 충족하는 것이므로 실현기준(권리의 측정)을 만족한다면 용역제공의 진행 정도에 따라 수익을 인식하는 것이 합리적일 것이다.

1.3.2 인식

용역의 제공으로 인한 수익은 용역제공으로 인한 결과를 신뢰성 있게 측정할 수 있을 때 용역제공의 진행 정도에 따라 인식한다. 여기에서 다음의 조건을 모두 만족하는 경우 용역제공으로 인한 결과를 신뢰성 있게 측정할 수 있는 것으로 본다.

1. 수입금액을 신뢰성 있게 측정할 수 있다.
2. 거래와 관련된 경제적효익의 유입가능성이 높다.
3. 보고기간말에 그 거래의 진행률을 신뢰성 있게 측정할 수 있다.
4. 이미 발생한 원가 및 거래의 완료를 위한 원가를 신뢰성 있게 측정할 수 있다.

일반적으로 수수되는 용역과 관련된 거래 당사자들의 법적 구속력, 용역제공의 대가, 대금의 결제방법 및 결제조건 등에 대하여 거래 당사자들끼리 합의한 경우에 수익금액을 신뢰성 있게 측정할 수 있다.

또한 용역제공의 진행률은 다음과 같이 다양한 방법을 사용하여 측정할 수 있는데 일반적으로 원가기준법을 사용하여 진행률을 산정한다. 아래에서 고객으로부터 받은 중도금이나 선수금은 용역의 진행 정도를 반영하지 못하므로 진행률 산정시 고려하지 않는다.

구 분	산정방법
1. 원가기준법	현재까지 발생한 누적원가/총추정원가
2. 투하노력법	현재까지 수행한 누적용역량/총예상용역량* * 노동시간, 기계시간 등
3. 산출량기준법	현재까지 발생한 누적산출량/총예상산출량* * 생산량, 작업수행 정도 등

한편, 용역제공으로 인한 결과를 신뢰성 있게 측정할 수 없는 경우에는 발생원가의 범위 내에서 회수가능성이 높은 금액을 수익으로 인식한다. 또한 발생원가의 회수가능성조차 높지 않은 경우에는 수익을 인식하지 않고 발생한 원가만 비용으로 인식한다.

1.4 이자 · 배당금 · 로열티수익

1.4.1 이자수익

이자는 원칙적으로 유효이자율법을 적용하여 발생기준에 따라 수익을 인식한다. 또한 이자부 투자자산을 취득하기 전에 지급되지 아니한 이자가 발생한 경우에는 취득 후 처음 받은 이자에 대해서는 취득 이전과 이후 기간으로 배분하여 취득 이후 기간에 해당하는 이자만을 수익으로 인식한다.

1.4.2 배당금수익

배당금은 주주로서 배당을 받을 권리가 확정되는 시점에 수익을 인식한다. 즉, 주식의 발행회사의 배당선언일[1]에 배당금수익을 인식한다. 이때 수익으로 인식하는 금액은 주식배당을 제외한 현금배당만을 의미한다.

1) 현행 상법상 배당선언일은 주주총회의 결의일이다. 다만, 중간배당의 경우에는 이사회 결의일이다.

1.4.3 로열티수익

로열티란 상표권, 특허권, 저작권, 영화필름 등의 무형자산을 제공하고 지급받는 사용료를 말한다. 이러한 로열티는 계약의 실질을 반영하여 발생기준에 따라 수익을 인식한다. 즉, 특정한 기간 동안 사용할 권리를 갖는 경우에는 그 사용기간 동안 정액법으로 수익을 인식한다. 한편, 실질적으로 판매에 해당하는 경우에는 무형자산을 제공한 시점에 수익을 인식한다.

예를 들어, (주)종현은 영화를 제작하여 판매하는 회사(결산일은 매년 12월 31일)로 20×1년 7월 1일에 영화의 상영권을 배급업자인 (주)명미에 1년간 제공하고 ₩1,200,000을 수령하였다고 가정한다. 이때 (주)종현이 20×1년에 인식해야 할 로열티수익은 ₩600,000(=₩1,200,000×6/12)이다. 한편, (주)종현이 위 영화의 상영권을 언제든지 자유롭게 사용할 수 있도록 (주)명미에 제공한 경우에는 실질적인 판매에 해당하므로 영화의 상영권을 배급업자에게 제공한 시점인 20×1년에 로열티 ₩1,200,000을 수익으로 전액 인식한다.

2 비용

2.1 의의

2.1.1 정의

비용(expense)은 주주에게 분배 관련 감소분을 제외하고 자본의 감소를 수반하는 것으로 정상적인 영업활동(예 : 매출원가, 수수료비용, 이자비용, 임차료비용 등)에서 발생하는 경제적효익의 감소를 의미한다. 그런데 광의의 비용은 아래와 같이 협의의 비용에 정상적인 영업활동 이외의 거래에서 발생하는 차손(예 : 유형자산처분손실, 재해손실 등)도 포함하고 있다.

광의의 비용 = 협의의 비용 + 차손(loss)

2.1.2 인식

비용은 자산의 감소나 부채의 증가와 관련하여 미래 경제적효익이 감소하고 이를 신뢰성 있게 측정할 수 있을 때 포괄손익계산서에 인식한다. 그러나 현실적으로 위와 같은 논리를 적용하는 것이 어렵기 때문에 비용은 일반적으로 수익을 인식하는 기간에 대응하여 인식하며 이를 수익비용대응원칙(matching principle)이라고 한다. 한편, 이러한 수익비용대응원칙에 따라 비용을 인식하는 방법은 다음의 그림과 같이 세 가지가 있다.

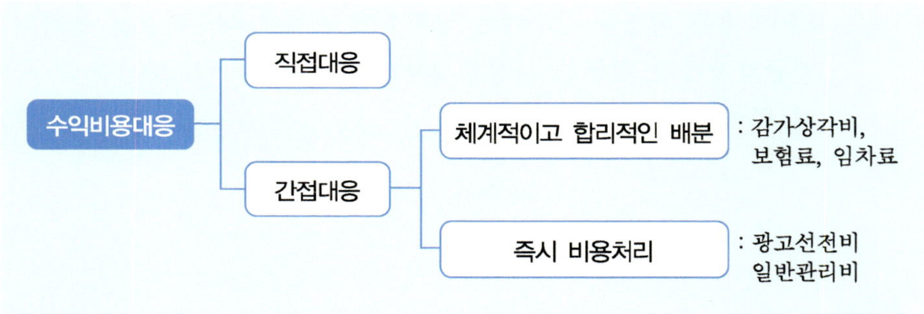

매출원가, 판매수수료 등의 비용은 수익획득과정과 직접적인 인과관계가 있기 때문에 수익을 인식한 시점에 비용을 인식하는 직접대응을 한다. 또한 특정 수익과 직접적인 인과관계는 파악할 수 없지만 수익창출과정에 기여한 것으로 판단되는 경우에는 체계적이고 합리적인 방법에 따라 기간별로 배분한다. 이러한 예로는 감가상각비, 보험료, 임차료 등이 있다. 한편, 광고선전비, 일반관리비 등과 같이 당기에 발생한 원가가 미래 경제적효익을 제공하지 못하거나 미래 경제적효익의 제공가능성이 낮은 경우에는 발생한 기간에 비용으로 즉시 인식한다.

이하에서는 비용의 가장 대표적인 항목인 종업원급여, 법인세에 대해 구체적으로 살펴본다.

2.2 종업원급여

2.2.1 정의

종업원이 제공한 근로용역에 대한 대가로 기업이 제공하는 모든 종류의 혜택을 종업원급여(employee benefit)라고 한다. 종업원급여는 아래의 그림과 같이 일반적으로 근로의 대가로 근속중에 지급하는 단기종업원급여와 기타장기종업원급여가 있으며 퇴직 후에 지급하는 퇴직급여가 있다. 한편, 퇴직위로금, 명예퇴직급여 등과 같이 퇴직에 대한 대가로 지급하는 해고급여가 있다.

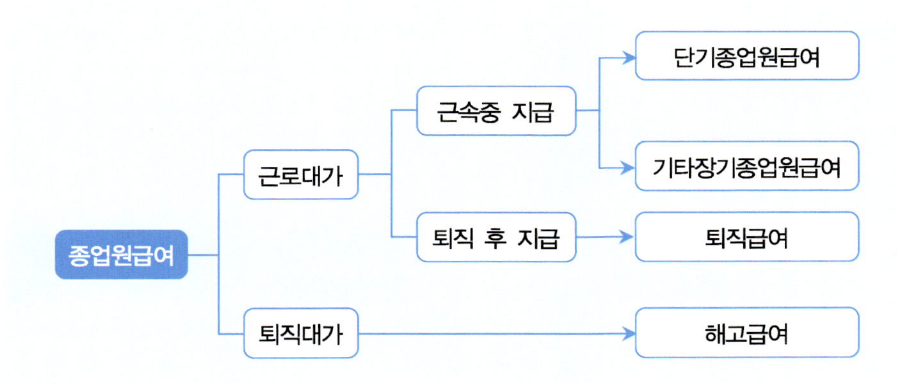

2.2.2 단기종업원급여

단기종업원급여(short-term employee benefit)는 종업원이 근무용역을 제공하는 연도 이후 12개월 이내에 지급되는 임금, 상여금, 이익분배금, 사회보장분담금(예 : 국민연금 회사부담분), 유급연차휴가, 유급병가, 비화폐성급여(예 : 의료, 주택, 자동차 등)를 말한다.

이러한 단기종업원급여는 화폐의 시간가치를 고려하지 않으며 근무용역을 제공하는 시점에 자산의 원가에 포함되는 경우를 제외하고는 비용으로 인식한다. 예를 들어, 당기중에 발생한 단기종업원급여가 ₩1,000,000이며 그 지급한 금액이 각각 ₩500,000과 ₩1,500,000인 경우 회계처리를 하면 다음과 같다.

구 분	회계처리			
부족지급시	(차) 단기종업원급여	1,000,000	(대) 현 금	500,000
			미지급비용	500,000
초과지급시	(차) 단기종업원급여	1,000,000	(대) 현 금	1,500,000
	선 급 비 용	500,000		

2.2.3 퇴직급여

(1) 정의

퇴직급여(post-employment benefit)는 퇴직일시금, 퇴직연금, 퇴직 후 생명보험, 퇴직 후 의료급여 등을 말한다. 퇴직급여제도는 다음의 그림과 같이 제도의 협약에 따라 확정기여제도와 확정급여제도로 분류된다.

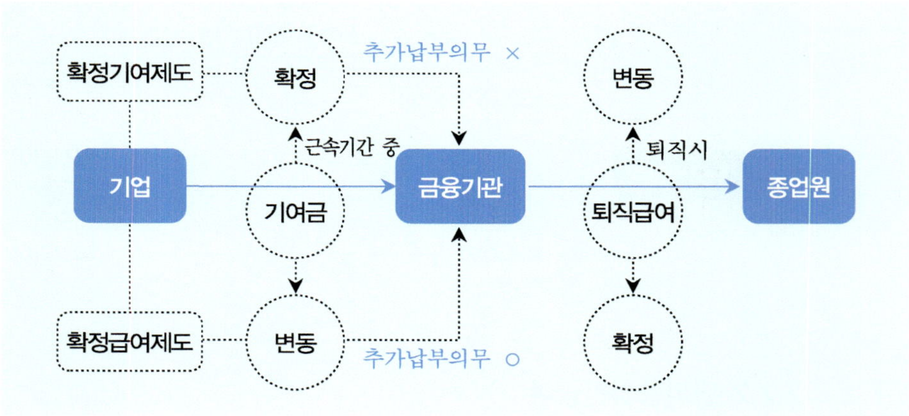

확정기여제도(defined contribution plan)는 기업이 별개의 실체(기금, 보험회사 등)에 고정된 기여금을 납부하는 것으로 기업의 의무가 종료되는 퇴직급여제도이다. 즉, 기업이 납부한 기여금의 한도 내에서 기업의 의무는 종결되며 종업원이 퇴직시 받을 퇴직급여액은 보험회사 등에 출연한 기여금과 그 투자수익에 따라 변동하게 된다. 따라서 투자로 인한 위험은 종업원이 부담하게 된다. 확정기여제도에 의한 퇴직급여의 회계처리는 비교적 간단한다. 즉, 아래와 같이 납부해야 할 기여금과 이미 납부한 기여금을 차감한 금액을 부채(미지급비용)로 인식하고 이미 납부한 기여금이 납부하여야 할 기여금을 초과하는 경우에는 그 차액을 자산(선급비용)으로 인식한다.

구 분	회계처리			
부족납부시	(차) 퇴 직 급 여	×××	(대) 현　　　금 미지급비용	××× ×××
초과납부시	(차) 퇴 직 급 여 선 급 비 용	××× ×××	(대) 현　　　금	×××

이에 반해 확정급여제도(defined benefit plan)는 확정기여제도 이외의 모든 퇴직급여제도를 말한다. 확정급여제도는 보험수리적가정에 따라 종업원이 퇴직시 지급할 퇴직금을 예상하여 종업원의 근속기간 동안에 비용으로 인식하고 이에 따른 부채를 계상하는 제도이다. 이러한 확정급여제도는 퇴직시 종업원에게 지급하는 퇴직금이 고정되어 있기 때문에 기업이 보험수리적가정에 따른 위험과 투자위험을 실질적으로 부담하게 된다. 따라서 기업이 보험회사 등에 불입하는 기여금은 종업원의 근속기간중 보험수리적가정과 투자수익률에 따라 변동된다.

이하에서는 퇴직급여제도 중 복잡한 확정급여제도를 중심으로 설명하도록 한다.

(2) 확정급여채무

확정급여채무는 당기와 과거 기간에 종업원이 근무용역을 제공하고 발생한 급여채무를 기업이 결제하는 데 필요한 예상미래지급액을 말한다. 이러한 확정급여채무는 여러 가지 변수들(예 : 종업원의 이직률, 사망률, 미래임금상승률 등)에 의해 영향을 받기 때문에 보험수리적가정을 세워야 한다. 한편, 확정급여채무는 장기성 채무이기 때문에 재무상태표에 표시할 때 현재가치로 측정해야 한다. 이를 위해 다음과 같은 계산과정을 거치게 된다.

1단계 : 보험수리적가정에 따른 확정급여채무 추정

↓

2단계 : 확정급여채무를 종업원의 기대근무기간에 걸쳐 균등배분

↓

3단계 : 2단계에서 각 기간별로 배분된 확정급여채무에 적절한 할인율 적용

위에서 종업원의 퇴직률, 예상근속기간, 예상급여증가율, 사망률 등을 고려하여 종업원들의 예상퇴직시점의 확정급여채무를 추정한다. 이렇게 추정된 확정급여채무를 종업원의 예상근속기간에 걸쳐 균등하게 배분하며 균등하게 배분된 금액에 적절한 할인율을 적용하여 현재가치로 측정한다. 여기에서 적용되는 할인율은 퇴직급여채무와 유사한 만기를 가진 우량회사채의 시장수익률을 참조하여 결정하며 회사채를 적용하는 것이 적절하지 않은 경우에는 국공채의 시장수익률을 사용한다.

확정급여채무의 현재가치 계산을 다음의 〈사례 2-1〉을 통해 살펴본다.

사례 2-1

수민건설은 20×1년초에 처음으로 확정급여제도를 도입하였다. 종업원이 3년간 근무용역을 제공하고 3년 후에 퇴직하는 경우 보험수리적가정을 통해 예측한 미래 퇴직급여의 지급액은 ₩3,000이었다. 한편, 확정급여채무의 현재가치 산정시 적용할 이자율은 10%라고 가정한다. 또한 수민건설의 결산일은 매년 12월 31일이다.

위의 〈사례 2-1〉에서 아래와 같이 확정급여채무는 종업원이 퇴직할 경우 지급할 것으로 예상되는 퇴직급여를 의미한다.

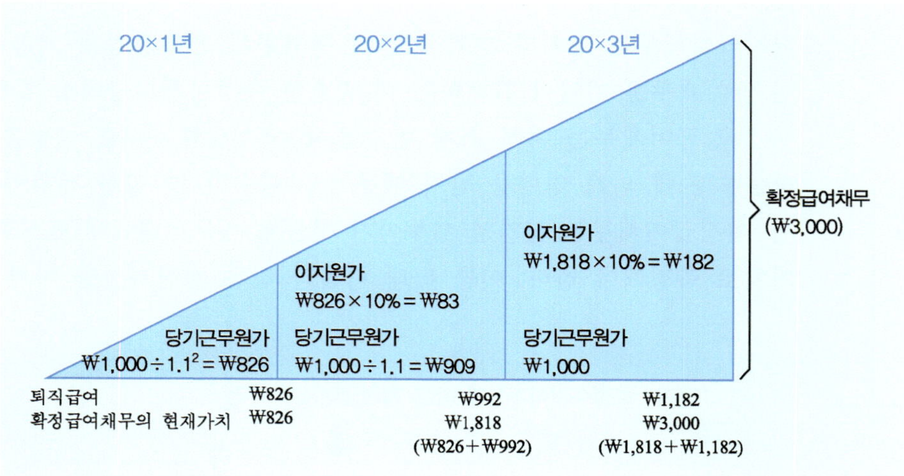

한편, 확정급여채무는 당기근무원가와 이자원가에 의해 매년 증가한다. 당기근무원가는 당기에 종업원이 근무용역을 제공함에 따라 발생하는

확정급여채무의 증가액으로 20×1년, 20×2년 및 20×3년에 각각 ₩826(= ₩1,000÷1.1^2), ₩909(=₩1,000÷1.1)과 ₩1,000이 발생하였다. 이에 반해 이자원가는 기초 확정급여채무의 미지급에 따른 이자보상원가로 20×2년과 20×3년에 각각 ₩83(=₩826×10%)과 ₩182(=₩1,818×10%)이 발생하였다. 따라서 당기 인식 퇴직급여는 당기근무원가와 이자원가를 가산한 금액이 되며 기중에 퇴직급여의 지급이 없다고 가정하면 다음과 같을 것이다.

퇴직급여 = 당기근무원가 + 이자원가

위의 사항에 대해 연도별 회계처리를 제시하면 다음과 같다.

연 도	회계처리			
20×1년	(차) 퇴 직 급 여	826	(대) 확정급여채무	826
20×2년	(차) 퇴 직 급 여 * ₩909+₩83	992*	(대) 확정급여채무	992
20×3년	(차) 퇴 직 급 여 * ₩1,000+₩182	1,182*	(대) 확정급여채무	1,182

한편, 기초의 확정급여채무에서 당기근무원가와 이자원가를 가산한 금액이 당기말 보험수리적가정에 따라 추정한 확정급여채무와 일치하지 않을 수 있다. 즉, 여기에서 발생하는 차이를 아래와 같이 재측정요소로 간주하여 기타포괄손익에 반영한다.

구 분	회계처리			
확정급여채무 증가시	(차) 재측정손실	×××	(대) 확정급여채무	×××
확정급여채무 감소시	(차) 확정급여채무	×××	(대) 재측정이익	×××

(3) 사외적립자산

사외적립자산은 퇴직급여의 지급을 위하여 사외에 적립한 기금으로 금융회사는 이 기금을 운용하여 투자수익을 얻으며 종업원이 퇴직하면 이 기금에서 퇴직급여를 지급한다. 사외적립자산은 공정가치로 측정하며 재무상태표에 표시할 때에는 아래와 같이 확정급여채무에서 차감하는 형식으로 나타난다.

재무상태표

⋮	⋮		
	확정급여부채		
	확정급여채무	×××	
	사외적립자산	(×××)	×××

한편, 사외적립자산을 운용하여 이자수익, 배당수익 등의 투자수익이 발생할 수 있다. 이러한 경우에는 사외적립자산이 증가하게 되어 아래와 같이 퇴직원가에서 차감하는 방식으로 당기손익에 반영한다.

(차) 사외적립자산	×××	(대) 퇴 직 급 여	×××*

* 기초사외적립자산×할인율

위의 회계처리에서 주의할 점은 사외적립자산에서 발생하는 실제수익은 변동성이 크기 때문에 확정급여채무의 이자원가 산정시 사용한 할인율을 사용하여 예상투자수익(기초사외적립자산×할인율)을 당기손익에 반영해야 한다는 점이다. 따라서 당기손익으로 인식한 예상투자수익과 실제투자수익 간의 차이는 아래와 같이 재측정요소로 간주하여 기타포괄손익에 반영한다.

구 분	회계처리			
예상수익 > 실제수익	(차) 재측정손실	×××	(대) 사외적립자산	×××
예상수익 < 실제수익	(차) 사외적립자산	×××	(대) 재측정이익	×××

2.2.4 기타장기종업원급여

기타장기종업원급여(other long-term employee benefit)는 종업원이 근무용역을 제공하는 연도 이후 12개월 이후에 지급되는 이익분배금, 상여금, 장기근속휴가, 장기유급휴가(예 : 안식년 휴가 등), 장기근속급여, 장기장애급여, 이연된 보상 등을 말한다.

기타장기종업원급여는 자산의 원가에 포함되는 경우를 제외하고는 다음의 순합계 금액을 당기손익에 반영한다.

1. 근무원가
2. 순확정급여부채(자산)의 순이자
3. 순확정급여부채(자산)에 대한 재측정요소

한편, ① 보고기간말 현재 확정급여채무의 현재가치와 ② 확정급여채무를 직접 결제하는 데 사용할 수 있는 사외적립자산의 보고기간말 현재 공정가치의 차이금액을 부채로 인식한다.

2.2.5 해고급여

해고급여(termination benefit)는 명예퇴직 등을 원인으로 종업원을 해고하는 대가로 제공되는 급여를 말한다. 이러한 해고급여는 통상적인 퇴직시점 이전에 종업원을 해고하고자 하는 기업의 결정이나 해고의 대가로 기업이 제안하는 급여를 수락하는 종업원의 결정으로 인해 발생한다. 따라서 종업원의 요청으로 인한 해고나 의무적인 퇴직규정으로 인하여 발생하는 종업원급여는 해고급여가 아니라 퇴직급여이다.

기업이 해고급여의 제안을 철회할 수 없거나 해고급여의 지급을 수반하는 구조조정에 대한 원가를 인식할 때 해고급여에 대한 비용과 부채를 인식한다.

2.3 법인세

2.3.1 의의

회계이익은 수익에서 비용을 차감하여 계산한다. 수익은 실현기준, 비용은 수익비용대응원칙에 따라 장부에 인식한다. 한편, 법인세의 기초가 되는 과세소득은 익금에서 손금을 차감하여 산정한다. 세법에서는 수익을 익금, 비용을 손금이라고 부르며 권리의무확정주의에 따라 장부에 기록한다. 따라서 회계이익과 과세소득은 일반적으로 차이가 존재할 수밖에 없으며 포괄손익계산서상 법인세비용을 세법의 권리의무확정주의에 따라 산정하는 경우에는 비용의 수익비용대응원칙에 어긋나게 된다.

이러한 문제점을 해결하기 위해서 세법에 따라 과세소득에 근거하여 실제로 납부할 법인세를 계산하더라도 포괄손익계산서에서는 회계이익에 대응되는 법인세비용을 인식하게 되고 세법에 따라 납부할 법인세와 포괄손익계산서의 법인세비용 간의 차이를 재무상태표에 법인세와 관련된 자산 또는 부채로 계상하게 된다. 예를 들어, (주)종현의 20×1년과 20×2년 회계이익과 과세소득이 다음과 같고, (주)종현이 부담하는 법인세율은 30%라고 가정하자.

구 분	20×1년	20×2년	계
회계이익	₩100,000	₩100,000	₩200,000
과세소득	₩50,000	₩150,000	₩200,000

위에서 세법의 규정에 따라 산정된 당기 납부할 법인세는 20×1년에 ₩15,000(=₩50,000×30%), 20×2년에 ₩45,000(=₩150,000×30%)이다. 그런데 세법에 의해 납부할 법인세를 법인세비용으로 처리하게 되면 다음과 같이 동일한 회계이익에 대하여 상이한 법인세비용이 인식되므로 수익비용대응원칙에 어긋나게 된다.

구 분	20×1년	20×2년	계
회계이익	₩100,000	₩100,000	₩200,000
법인세비용	(15,000)	(45,000)	(60,000)
당기순이익	₩85,000	₩55,000	₩140,000

이러한 문제점을 해결하기 위해 법인세를 기간별로 배분하게 된다. 즉, 20×1년과 20×2년 회계이익이 동일하므로 법인세비용도 동일하게 ₩30,000(=₩60,000×50%)으로 인식하게 된다. 이를 위해 다음과 같은 회계처리가 필요하다.

연 도	회계처리			
20×1년	(차) 법인세비용	30,000	(대) 미지급법인세	15,000
			이연법인세부채	15,000
20×2년	(차) 법인세비용	30,000	(대) 미지급법인세	45,000
	이연법인세부채	15,000		

위에서 보듯이 특정 연도에 회계이익과 과세소득으로 인한 세금효과를 차기 이후의 기간에 걸쳐 배분하면 아래와 같이 동일한 회계이익에 동일한 법인세비용이 인식되어 수익비용대응원칙에 충실하며 법인세와 관련된 자산(이연법인세자산)과 부채(이연법인세부채)를 적절하게 평가할 수 있다.

구 분	20×1년	20×2년	계
회계이익	₩100,000	₩100,000	₩200,000
법인세비용	(30,000)	(30,000)	(60,000)
당기순이익	₩70,000	₩70,000	₩140,000

2.3.2 회계이익과 과세소득의 차이

과세소득은 익금에서 손금을 차감하여 계산해야 하나 대부분 수익과 익금, 비용과 손금은 일치하기 때문에 다음의 그림과 같이 회계이익을 기초로 세법과 차이가 나는 부분을 조정하여 과세소득을 산출하고 있다.[2)]

2) 회계이익과 과세소득 간 차이가 발생하는 원인으로는 조세정책적 목적에 의한 차이(예 : 세법상 접대비와 기부금의 한도 내 손금인정 등), 손익의 인식기준에 의한 차이(예 : 세법상 권리의무확정주의 원칙 등), 과세소득의 개념에 의한 차이(예 : 자기주식처분이익 등 일부 자본거래를 세법상 익금에 포함 등), 자산과 부채의 평가방법(예 : 세법상 자산평가손익 불인정 등)에 의한 차이 등이 있다.

기업회계	+	세무조정	=	세 법
수익	+	+익금산입 −익금불산입	=	익금
−		+		−
비용	+	+손금산입 −손금불산입	=	손금
=		=		=
회계이익	+	+익금산입 · 손금불산입 −손금산입 · 익금불산입	=	과세소득

위에서 회계이익은 회계기준에 의해 산출한 법인세비용차감전순이익이고 과세소득은 당기의 납부할 법인세 계산의 기초가 되는 과세표준이다. 한편, 과세소득을 산출하기 위해 회계이익을 조정하는 것을 세무조정이라고 하며, 세무조정은 아래와 같이 네 가지 종류가 있다.

구 분		내 용
과세소득 증가	익금산입	기업회계상 수익이 아니지만 세법상 익금으로 보는 항목
	손금불산입	기업회계상 비용이나 세법상 손금으로 보지 않는 항목
과세소득 감소	손금산입	기업회계상 비용이 아니지만 세법상 손금으로 보는 항목
	익금불산입	기업회계상 수익이나 세법상 익금으로 보지 않는 항목

회계이익을 과세소득으로 조정하는 방법은 회계이익에서 출발하여 익금산입과 손금불산입을 회계이익에 가산하고 손금산입과 익금불산입을 회계이익에 차감하여 과세소득을 산정하게 된다.

2.3.3 계산방법

회계이익과 과세소득의 차이는 다음의 그림과 같이 일정한 기간이 경과하면 차이가 해소되는 일시적차이와 기간이 경과해도 차이가 해소되지 않는 영구적차이로 구분된다.

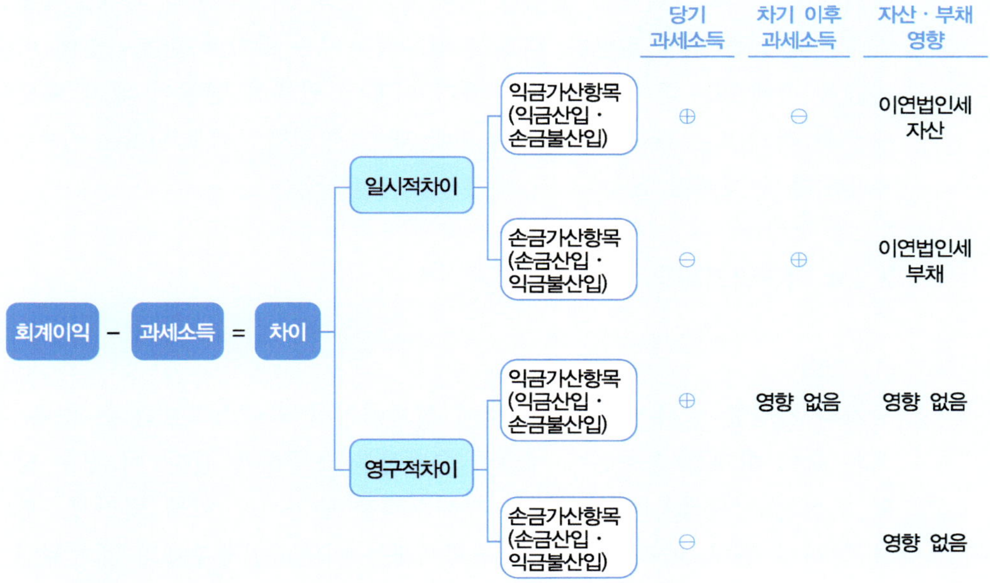

일시적차이(temporary difference)는 회계이익과 과세소득 간 장부의 인식 시점이 상이함에 따라 발생하는 차이를 말한다. 이러한 일시적차이는 다시 회계이익보다 당기의 과세소득을 증가시키는 익금가산항목(익금산입과 손금불산입)과 당기의 과세소득을 감소시키는 손금가산항목(손금산입과 익금불산입)이 있다. 익금가산항목은 당기의 회계이익보다 과세소득을 증가시키나 차기 이후 과세소득을 감소시키기 때문에 차감할 일시적차이라고도 한다. 이러한 차감할 일시적차이는 차기 이후에 과세소득을 줄여 법인세의 부담을 감소시키므로 당기에 회계이익보다 더 많이 세금을 부담한 부분에 대해서는 자산(이연법인세자산)으로 계상해야 한다.

이에 반해 손금가산항목은 당기의 회계이익보다 과세소득을 감소시키나 차기 이후 과세소득을 증가시키기 때문에 가산할 일시적차이라고도 한다. 이러한 가산할 일시적차이는 차기 이후에 과세소득을 늘려 법인세의 부담을 증가시키므로 당기의 회계이익보다 더 적게 세금을 낸 부분에 대해서는 부채(이연법인세부채)로 계상해야 한다.

한편, 영구적차이(permanent difference)는 위의 일시적차이와는 다르게 당기에 회계이익과 과세소득 간 차이가 발생하는 경우 동 차이는 기간이 지나도 조정되지 않는다. 즉, 영구적차이는 일시적차이와는 다르게 특정 회계연도의 과세소득에만 영향을 미치며 미래의 회계연도의 과세소득에는 반대의 영향을 주지 못한다. 따라서 영구적차이는 당기에 회계이익에 비해 세금을 적게(또는 많이) 납부하고 차기 이후에 반대의 영향이 없기 때문에 세금을 적게(또는 많이) 납부한 부분에 대한 이연법인세부채(또는 이연법인세자산)를 인식하지 않는다.

2.3.4 이연법인세부채

(1) 의의

당기의 가산할 일시적차이로 인하여 회계이익이 과세소득보다 큰 경우 아래와 같이 회계상 순자산이 세법상 순자산을 초과하게 된다. 이 경우 당기의 가산할 일시적차이는 미래의 과세소득을 증가시켜 미래 법인세부담액을 늘리게 된다. 따라서 당기 재무제표에는 이연법인세부채가 계상된다.

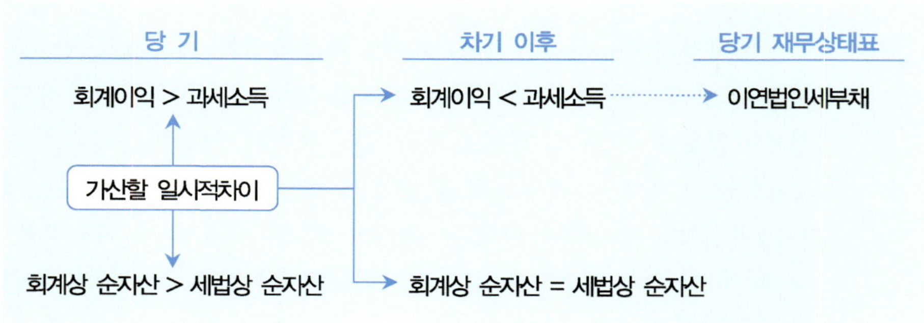

즉, 당해 연도에 가산할 일시적차이가 발생하게 되면 과세소득이 회계이익보다 가산할 일시적차이만큼 감소하여 당해 법인세부담액은 줄어들게 된다. 그러나 당기의 가산할 일시적차이는 미래에 반대로 과세소득을 늘려주게 되므로 가산할 일시적차이에 의한 법인세효과를 당기의 재무제표에 이연법인세부채의 계정과목으로 유동부채로 인식해야 한다.

(2) 계산방법

이연법인세부채의 계산을 다음의 〈사례 2-2〉를 통해 살펴본다.

사례 2-2

1. 수민건설은 20×1년초에 영업을 개시하였다. 다음은 수민건설의 20×1년 법인세계산서식에서 발췌한 자료이다.

법인세계산서

회계이익(법인세비용차감전순이익)		₩1,000,000
익금가산항목		
접대비한도초과액	₩100,000	100,000
손금가산항목		
미수이자	(50,000)	
재고자산	(150,000)	(200,000)
과세소득(과세표준)		₩900,000
세율		×30%
법인세부담액		₩270,000

2. 위의 법인세계산서의 추가자료는 다음과 같다.
   (1) 접대비한도초과액은 영구적차이이며 미수이자와 재고자산은 가산할 일시적항목이다.
   (2) 당기에 발생한 일시적차이의 소멸시기는 차기이며 세율은 매년 30%로 동일하다.

위의 〈사례 2-2〉에서 당기의 미지급법인세는 법인세부담액인 ₩270,000이고 20×1년말에 인식해야 할 이연법인세부채는 당기의 가산할 일시적차이로 인하여 미래 회계연도에 과세소득의 증가로 인하여 늘어나는 세액 ₩60,000(=₩50,000×30%+₩150,000×30%)이 된다. 당기의 법인세비용은 당기의 미지급법인세 ₩270,000과 당기에 이연법인세부채로 계상한 금액 ₩60,000의 합인 ₩330,000이 된다.

구 분	20×1년	20×2년	
회계이익	₩1,000,000	×××	
접대비한도초과액	100,000		
미수이자	(50,000)	₩50,000	×30%=₩60,000
재고자산	(150,000)	150,000	
과세소득	₩900,000		
세율	×30%		
법인세부담액	₩270,000		

위의 사항을 회계처리로 제시하면 다음과 같다.

(차) 법인세비용	330,000	(대) 미지급법인세	270,000
		이연법인세부채	60,000

2.3.5 이연법인세자산

(1) 의의

당기의 차감할 일시적차이로 인하여 과세소득이 회계이익보다 큰 경우 아래와 같이 세법상 순자산이 회계상 순자산을 초과하게 된다. 이 경우 당기의 차감할 일시적차이는 미래의 과세소득을 감소시켜 미래 법인세부담액을 줄이게 된다. 따라서 당기 재무제표에는 이연법인세자산이 계상된다.

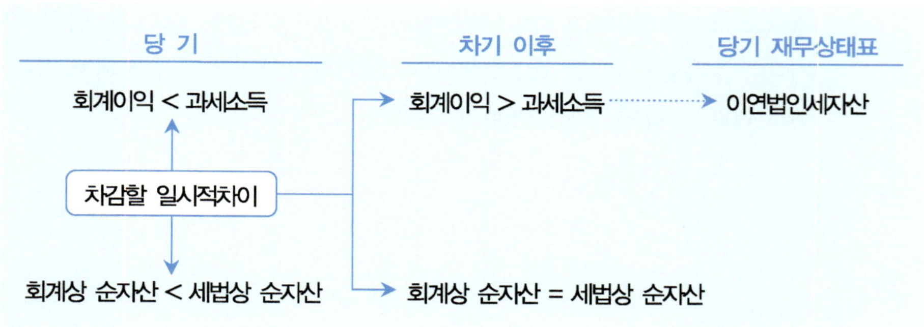

즉, 당해 연도에 차감할 일시적차이가 발생하게 되면 과세소득이 회계

이익보다 차감할 일시적차이만큼 증가하여 당해 법인세부담액은 늘어나게 된다. 그러나 당기의 차감할 일시적차이는 미래에 반대로 과세소득을 줄여주게 되므로 차감할 일시적차이에 의한 법인세효과를 당기의 재무제표에 이연법인세자산의 계정과목으로 유동자산으로 인식해야 한다.

(2) 계산방법

이연법인세자산의 계산을 다음의 〈사례 2-3〉을 통해 살펴본다.

사례 2-3

1. 수민건설은 20×1년초에 영업을 개시하였다. 다음은 수민건설의 20×1년 법인세계산서식에서 발췌한 자료이다.

법인세계산서

회계이익(법인세비용차감전순이익)		₩1,000,000
익금가산항목		
대손충당금	₩100,000	
퇴직급여부채	200,000	300,000
손금가산항목		
비과세이자수익	(100,000)	(100,000)
과세소득(과세표준)		₩1,200,000
세율		×30%
법인세부담액		₩360,000

2. 위의 법인세계산서의 추가자료는 다음과 같다.
   (1) 비과세이자수익은 영구적차이이며 대손충당금과 퇴직급여부채는 차감할 일시적항목이다.
   (2) 당기에 발생한 일시적차이의 소멸시기는 차기이며 세율은 매년 30%로 동일하다.

위의 〈사례 2-3〉에서 당기의 미지급법인세는 법인세부담액인 ₩360,000이고 20×1년말에 인식해야 할 이연법인세자산은 당기의 차감할 일시적차이로 인하여 미래 회계연도에 과세소득의 감소로 인하여 줄어드는 세액 ₩90,000(=₩100,000×30%+₩200,000×30%)이 된다. 당기의 법인세비용은 당기의 미지급법인세 ₩360,000에서 당기에 이연법인세자산으로 계상한 금액 ₩90,000을 차감한 ₩270,000이 된다.

구 분	20×1년	20×2년	
회계이익	₩1,000,000	×××	
대손충당금	100,000		
퇴직급여부채	200,000	₩200,000	×30%＝₩90,000
비과세이자수익	(100,000)	100,000	
과세소득	₩1,200,000		
세율	×30%		
법인세부담액	₩360,000		

위의 사항을 회계처리로 제시하면 다음과 같다.

(차) 법인세비용	270,000	(대) 미지급법인세	360,000
이연법인세자산	90,000		

(3) 실현가능성 검토

이연법인세부채와는 다르게 이연법인세자산은 미래의 과세소득을 줄이는 경제적효익이 있어야만 자산성이 인정될 것이다. 즉, 미래에 결손이 계속적으로 발생하는 경우에는 미래에 납부해야 할 세금이 원래부터 없기 때문에 차감할 일시적차이로 인하여 미래의 경제적효익을 기대할 수 없을 것이다. 따라서 차감할 일시적차이가 사용될 수 있는 과세소득의 발생가능성이 높은 경우에만 이연법인세자산을 인식해야 한다.

또한 이연법인세자산의 장부금액은 매 보고기간말에 검토하여 차감할 일시적차이에 대한 미래의 세금혜택이 충분하지 않은 경우에는 이연법인세자산의 장부금액을 감액시킨다. 한편, 감액된 금액은 사용되기에 충분한 과세소득이 발생하여 차감할 일시적차이에 대한 세금혜택의 발생가능성이 높아지면 그 범위 내에서 환입한다.

PART

6

병원 원가 · 관리회계와 의사결정

1 활동기준원가

1.1 의의

활동기준원가계산(ABC : activity based costing)은 기업의 기능을 여러 가지 활동으로 구분한 다음 활동을 기준으로 원가를 집계하고 활동에 따른 적절한 원가동인(cost driver)을 파악하여 집계된 원가를 원가동인에 따라 제품에 배부하는 원가계산방법이다. 즉, 기업들은 제품을 생산하기 위해 경제적 자원을 소비하는 다양한 활동들을 수행하며 이러한 활동들을 수행하면서 발생한 원가를 제품에 보다 정확하게 배부하기 위해 원가를 발생시킨 활동별 원가동인을 파악하여 원가계산을 하는 방법이다. 다음 그림은 일반적인 제조기업의 활동기준원가계산의 절차를 나타낸 것이다.

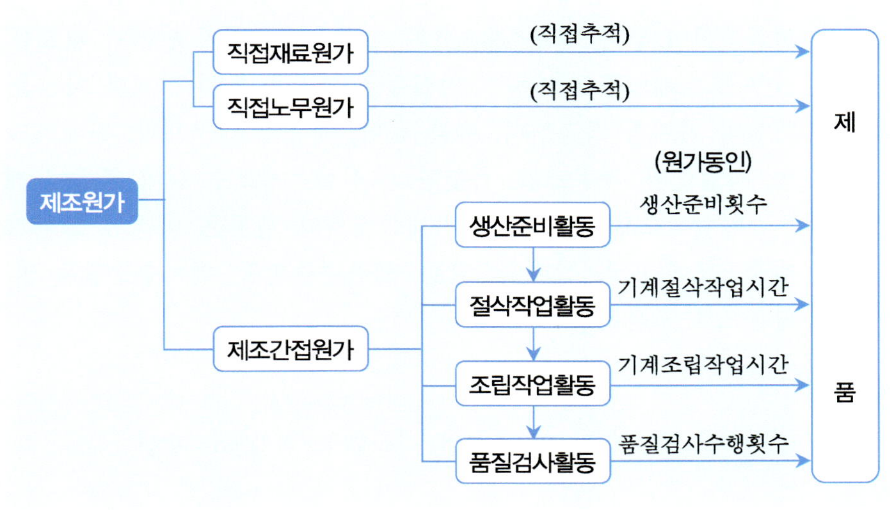

활동기준원가계산은 생산공정이 자동화되면서 제조간접원가가 제품원가에서 차지하는 비중이 증가함에 따라 기존의 전통적인 원가계산방식의 한계점을 극복하고자 1980년대 미국기업을 중심으로 도입되었다. 즉, 전통적인 개별원가계산방식에서는 제조간접원가를 기계시간, 노무시간 등 생

산량 중심의 조업도를 중심으로 제품에 배부하였다. 그러나 제조간접원가의 비중이 커지고 제조활동이 복잡해짐에 따라 기존의 생산량을 중심으로 제조간접원가를 제품에 배부하는 방법으로는 제품원가를 정확히 산정하는데 한계점이 존재한다.

따라서 위의 그림과 같이 제조간접원가를 발생시키는 활동들(예 : 생산준비활동, 절삭작업활동, 조립작업활동, 품질검사활동 등)을 구체적으로 파악한 뒤 각 활동에 적합한 다양한 배부기준인 원가동인을 찾아내어 각 개별제품에 배부하는 것이다. 예를 들면, 일반적인 제조기업의 제조간접원가는 생산준비활동, 절삭작업활동, 조립작업활동 및 품질검사활동 등에서 발생하며 이에 적합한 제조간접원가의 배부기준은 각각 생산준비횟수, 기계절삭작업시간, 기계조립작업시간 및 품질검사수행횟수가 될 수 있다.

1.2 활동의 구분

활동기준원가계산에서는 활동별로 원가가 집계되므로 활동에 대한 이해가 선행되어야 한다. 활동(activity)은 기업이 운영되기 위해서 필요한 세부적인 업무 프로세스를 의미하며 기업들은 활동을 통해 경제적 자원을 소비하여 기업의 가치를 창출한다. 예를 들면, 제품의 연구개발, 원재료의 구매, 운송, 작업준비, 부품조립, 품질관리, 시설유지보수 등이 활동에 해당한다.

일반적으로 활동기준원가계산에서의 활동은 아래의 그림과 같이 그 계층구조에 따라 설비수준활동, 제품수준활동, 배치수준활동 및 단위수준활동으로 구분된다.

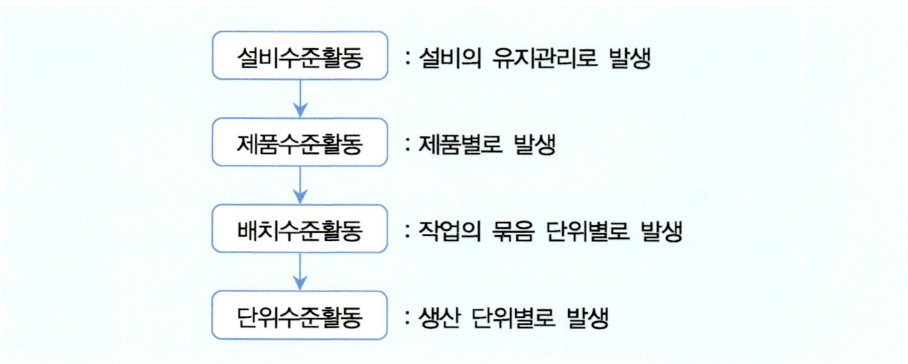

설비수준활동(facility level activity)은 생산공장의 제조공정을 유지관리하기 위해 수행되는 활동이다. 예를 들면, 공장의 보안경비활동, 환경미화활동, 설비유지보수활동, 안전유지활동 등이 포함되며 설비수준활동에서 발생하는 원가는 제품의 생산량, 배치수, 제품의 수와는 무관하게 일정하게 발생한다. 한편, 제품수준활동(product level activity)은 기업이 생산하는 제품의 제조라인을 유지하기 위해 수행되는 활동이다. 즉, 제품의 개발활동, 제품의 개선활동, 제품의 품질유지활동 등이 제품수준활동에 포함되며 이와 관련된 원가는 제품종류의 수에 따라 비례적으로 발생한다. 다음으로 배치수준활동(batch level activity)은 작업의 묶음 단위인 배치별로 수행되는 활동을 말한다. 예컨대, 묶음 단위로 수행되는 구매주문활동, 제품운송활동, 품질검사활동 등이 배치수준활동에 포함되며 이에 대한 원가는 배치수를 나타내는 횟수나 건수 등에 따라 발생한다. 마지막으로 단위수준활동(unit level activity)은 제품의 생산량에 따라 비례적으로 발생하는 활동으로 절삭작업활동, 조립작업활동, 전수품질검사활동 등이 이에 해당한다. 이러한 단위수준활동과 관련된 원가는 제품의 생산량에 따라 비례적으로 발생한다.

1.3 활동기준원가의 계산절차

활동기준원가계산은 일반적으로 아래의 그림과 같이 다섯 단계를 거친다.

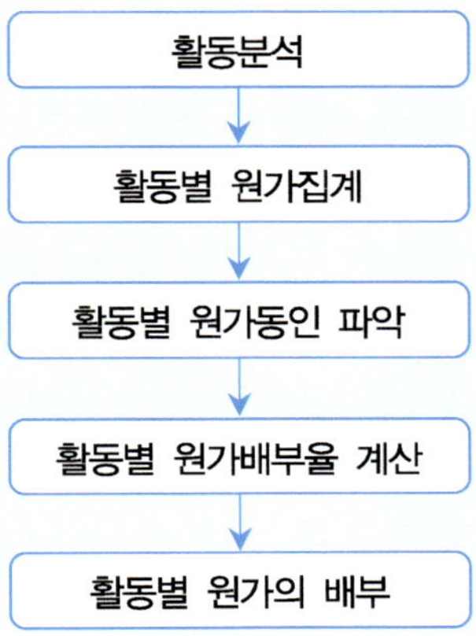

활동기준원가계산의 절차를 다음의 〈사례 1-1〉을 통해 구체적으로 살펴본다.

사례 1-1

활동기준원가계산을 채택하고 있는 (주)승진은 고급 승용차와 일반 승용차를 생산하고 있으며 연간 생산량은 각각 200단위와 300단위이다. 직접재료원가, 직접노무원가, 활동구분, 원가동인, 활동별 원가, 활동사용에 대한 자료는 다음과 같다.

1. 직접재료원가와 직접노무원가

구 분	고급 승용차	일반 승용차
생산량	200단위	300단위
직접재료원가	₩40,000	₩20,000
직접노무원가	20,000	13,000

2. 제조간접원가

활동구분	원가동인	활동별 원가	활동사용		
			고급 승용차	일반 승용차	계
생산준비	생산준비횟수	₩8,000	4회	4회	8회
절삭작업	절삭기계작업시간	10,000	4시간	1시간	5시간
조립작업	조립기계작업시간	20,000	8시간	2시간	10시간
품질검사	검사시간	60,000	4시간	2시간	6시간

1.3.1 활동분석

활동기준원가계산을 적용하기 위해서는 우선 활동을 분석해야 한다. 활동분석(activity analysis)은 제품을 생산하거나 서비스를 제공하는 데 투입된 활동들을 구분하여 분석하는 것을 말한다. 활동분석을 통해 제품이나 서비스의 가치를 증가시키는 부가가치활동(value added activity)과 그렇지 못한 비부가가치활동(non-value added activity)을 파악할 수 있다. 이러한 비부가가치활동은 경제적 자원의 낭비만 초래하고 기업의 가치증대와 무관하므로 적절한 활동관리를 통해 제거시키는 것이 효과적인 원가절감방안이다.

위의 〈사례 1-1〉에서는 제조간접원가를 발생시키는 활동을 생산준비, 절삭작업, 조립작업 및 품질검사 등으로 구분하였다.

1.3.2 활동별 원가집계

활동분석이 종료되면 파악된 활동별로 투입된 경제적 자원인 원가를 집계해야 한다. 이때 활동별 원가를 집계하는 단위를 활동중심점(activity center)이라고 한다. 활동중심점은 개별 활동별로 설정하거나 유사한 활동을 묶어서 설정할 수도 있다. 기업이 제품을 생산하거나 서비스를 제공하는 경우 투입되는 활동은 매우 다양하기 때문에 일반적으로 유사한 활동들을 통합하여 활동중심점을 설정한다.

〈사례 1-1〉에서는 제조간접원가에 대해 생산준비, 절삭작업, 조립작업 및 품질검사 등 4개의 활동중심점을 설정했으며 각각의 원가를 ₩8,000, ₩10,000, ₩20,000, ₩60,000으로 집계하였다.

1.3.3 활동별 원가동인 파악

활동중심점별로 원가를 집계한 다음 집계된 원가를 제품이나 서비스에 배부하기 위한 배부기준을 설정해야 한다. 이러한 배부기준을 원가동인(cost driver)이라고 한다. 이러한 원가동인은 투입된 활동과 인과관계가 높아야 하며 측정이 용이해야 한다. 원가동인의 유형으로는 거래동인(예 : 구매주문건수, 작업준비건수, 원재료처리건수 등), 시간동인(예 : 노동시간, 기계작업시간, 검사시간 등) 등이 있다.

〈사례 1-1〉에서는 생산준비횟수, 절삭기계작업시간, 조립기계작업시간, 검사시간을 각각 생산준비활동, 절삭작업활동, 조립작업활동 및 품질검사활동에 대한 원가동인으로 결정하였다.

1.3.4 활동별 원가배부율 계산

활동중심점별로 원가를 집계하고 원가동인이 결정되었으면 다음과 같이 활동중심점별로 원가배부율을 산정해야 한다.

활동중심점별 원가배부율
= 활동중심점별 총원가 ÷ 활동중심점별 원가동인의 총량

〈사례 1-1〉에서 생산준비활동, 절삭작업활동, 조립작업활동 및 품질검사활동에 대한 원가배부율을 산정하면 다음과 같다.

활동중심점	활동별 원가		원가동인의 총수		활동중심점별 원가배부율
생산준비	₩8,000	÷	8회	=	@1,000
절삭작업	10,000	÷	5시간	=	2,000
조립작업	20,000	÷	10시간	=	2,000
품질검사	60,000	÷	6시간	=	10,000

〈사례 1-1〉에서는 4개의 활동중심점을 설정하였으며 활동별 원가를 원가동인의 총수로 나누어 활동중심별 원가배부율을 산정하였다. 이렇게 산정한 생산준비활동, 절삭작업활동, 조립작업활동 및 품질검사활동에 대한 원가배부율은 각각 ₩1,000, ₩2,000, ₩2,000, ₩10,000이다.

1.3.5 활동별 원가의 배부

활동중심점별 원가배부율이 결정되면 각 제품 또는 서비스가 소비한 원가동인에 따라 아래와 같이 활동별 원가를 개별 제품 또는 서비스에 배부해야 한다. 또한 활동중심점별 원가를 배부한 다음에 각 제품 또는 서비스에 직접적으로 투입된 직접재료원가와 직접노무원가를 고려하여 제품원가를 산정한다.

활동원가배부액
　　= 각 제품 또는 서비스가 소비한 원가동인의 양 × 원가배부율

〈사례 1-1〉에서 생산준비활동, 절삭작업활동, 조립작업활동 및 품질검사활동에 대한 각 제품의 원가배부액을 계산하면 다음과 같다.

활동중심점	고급 승용차		일반 승용차		계
생산준비	@1,000×4회=	₩4,000	@1,000×4회=	₩4,000	₩8,000
절삭작업	@2,000×4시간=	8,000	@2,000×1시간=	2,000	10,000
조립작업	@2,000×8시간=	16,000	@2,000×2시간=	4,000	20,000
품질검사	@10,000×4시간=	40,000	@10,000×2시간=	20,000	60,000
계		₩68,000		₩30,000	₩98,000

위의 〈사례 1-1〉에서 고급 승용차와 일반 승용차에 배부된 활동별 원가의 총액은 각각 ₩68,000과 ₩30,000이다. 또한 각 제품의 단위당 원가를 계산하면 아래와 같다.

구 분	고급 승용차		일반 승용차		계
직접재료원가		₩40,000		₩20,000	₩60,000
직접노무원가		20,000		13,000	33,000
제조간접원가		68,000		30,000	98,000
생산준비	₩4,000		₩4,000		8,000
절삭작업	8,000		2,000		10,000
조립작업	16,000		4,000		20,000
품질검사	40,000		20,000		60,000
제조원가		₩128,000		₩63,000	₩191,000
생산량		200단위		300단위	
단위당 원가		@640		@210	

고급 승용차와 일반 승용차의 직접원가(직접재료원가와 직접노무원가)는 각각 ₩60,000(=₩40,000+₩20,000)과 ₩33,000(=₩20,000+₩13,000)이다. 또한 고급 승용차와 일반 승용차에 배부된 활동별 원가를 가산한 총제조원가(직접재료원가, 직접노무원가 및 제조간접원가)는 각각 ₩128,000(=₩40,000+₩20,000+₩68,000)과 ₩63,000(=₩20,000+₩13,000+₩30,000)이 되어 단위당 원가는 각각 @640(=₩128,000÷200단위)과 @210(=₩63,000÷300단위)으로 산정된다.

1.4 활동기준원가계산의 효익과 한계점

활동기준원가계산은 전통적인 원가계산방법이 가지는 원가왜곡현상을 해결하기 위해 등장하였으며 다음과 같은 장점을 가지고 있다.

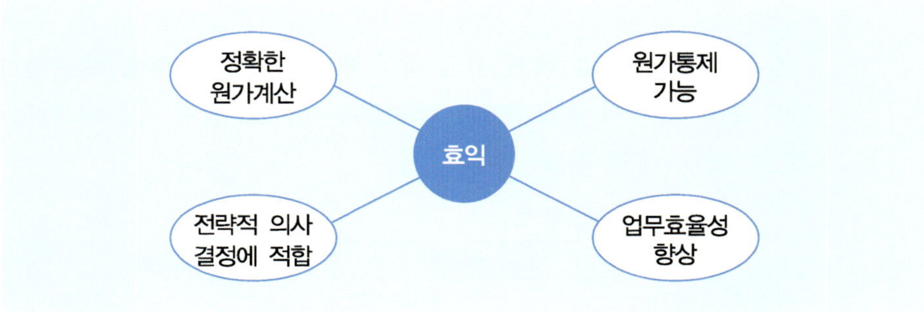

첫째, 활동기준원가계산은 활동중심점별로 원가를 집계하고 각 활동중심점별 원가동인을 파악하여 제조간접원가를 각 제품 또는 서비스에 배부하므로 정확한 원가계산이 가능하다. 둘째, 활동기준원가계산은 각 제품 또는 서비스가 소비한 활동을 기준으로 원가가 산정되므로 기업에서 생산하는 제품이나 서비스의 구성이 변화하더라도 정확한 원가정보를 산출할 수 있어 제품의 가격결정, 수익성 분석 및 판매전략의 수립 등과 같은 경영자의 전략적 의사결정에 적합하다. 셋째, 활동분석을 통해 확인된 비부가가치활동을 제거함으로써 기업의 원가통제를 가능하게 한다. 마지막으로 활동기준원가계산은 비재무적 지표(예 : 기계시간, 노동시간, 구매주문건수 등)를 이용하여 성과평가를 하므로 생산현장의 관리자가 이해하기 쉬우며 의사소통이 용이하여 회사 전체의 업무효율성을 높일 수 있다.

활동기준원가계산은 위에서 언급한 여러 가지 효익을 기업에 가져다주지만 다음과 같은 한계점도 지닌다.

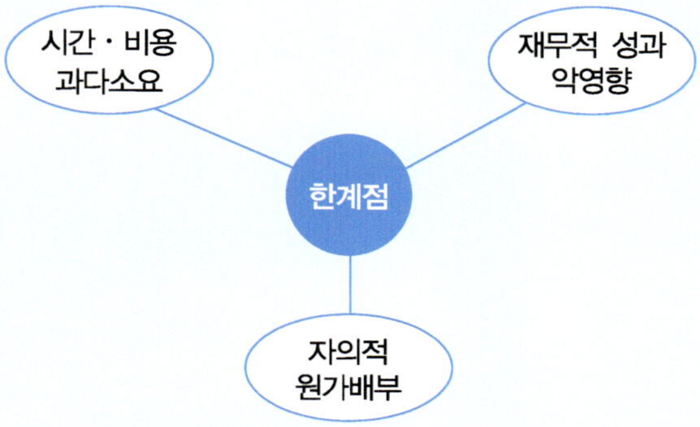

활동기준원가계산을 수행하기 위해서는 경영자의 주관적 판단에 의해 다양한 활동중심점을 구분하고 원가동인을 파악해야 하는데 이러한 과정은 시간과 비용을 과다하게 소요할 수 있다. 또한 활동중심점을 설정하거나 원가동인을 확인하는 과정에서 관리자의 지나친 주관이 개입될 수 있으며 자의적인 원가배분이 가능해진다. 뿐만 아니라 원가동인별 활동분석을 통해 원가절감을 수행하는 경우 회사 전체의 경영성과에 악영향을 미칠 수 있다. 예를 들면, 재료구매원가의 원가동인이 재료구매횟수일 때 재료구매원가를 절감시키려면 재료구매횟수를 줄여야 하는데 이 과정에서 구매의 크기를 증가시킬 경우 불필요한 재료구매의 문제가 나타날 수 있다.

2 원가의 분류와 추정

2.1 원가의 분류

일반적으로 원가(cost)란 '어떤 재화나 용역을 얻기 위해 투입한 경제적 자원을 화폐가치로 평가한 것'을 말한다. 이러한 원가는 사용하는 목적에 따라 다양한 유형으로 분류할 수 있으며 이를 측정하는 방법도 여러 가지이다. 즉, 아래의 그림과 같이 제조활동, 원가동인, 의사결정과의 관련성, 경영자의 통제가능성 등에 따라 다양하게 분류할 수 있다.

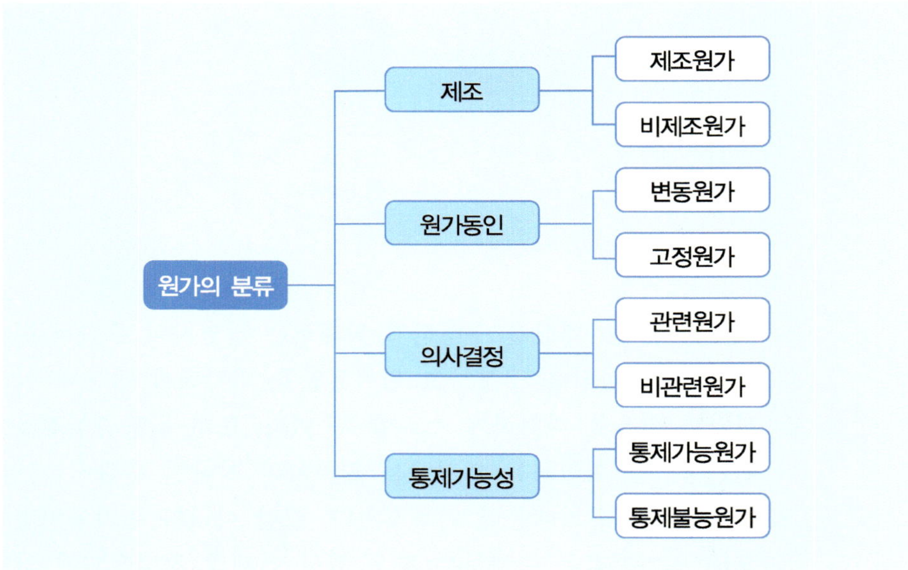

우선 원가는 제품원가에 포함되느냐의 여부에 따라 제조원가와 비제조원가로 구분된다. 제조원가는 직접재료원가, 직접노무원가 및 제조간접원가 등과 같이 제품의 원가를 구성하는 항목들인 데 반해 비제조원가는 판매비와 관리비 등과 같이 제품원가를 구성하지 않는 항목이다.

다음으로 원가동인(예 : 생산량, 판매량 등)의 수준과의 관련성 여부에 따라 변동원가(variable cost)와 고정원가(fixed cost)로 구분된다. 변동원가는 원가동인의 수준이 변화함(예 : 생산량이나 판매량이 늘거나 주는 경우 등)에 따라 비례적으로 변화하는 원가를 말하며 고정원가는 원가동인의 수준과 관계없이 일정하게 발생하는 원가를 의미한다.

원가는 경영자의 의사결정과의 관련성에 따라 관련원가(relevant cost)와 비관련원가(irrelevant cost)로 구분된다. 즉, 다양한 대안 중 대안간에 차이가 발생하지 않는 원가를 비관련원가라고 하고 차이가 존재하는 원가를 관련원가라고 한다. 예를 들면, 결합제품의 분리점에서 경영자가 즉시 판매 또는 추가가공 후 판매에 대한 의사결정을 하는 경우 분리점 이후에 발생한 추가가공원가는 관련원가가 되지만, 분리점 이전에 발생한 결합원가는 비

관련원가라고 할 수 있다.

마지막으로 원가는 경영자 등의 통제가능성 여부에 따라 통제가능원가(controllable cost)와 통제불능원가(uncontrollable cost)로 구분된다. 즉, 특정 관리자가 원가발생을 통제할 수 있으면 통제가능원가에 해당하는 것이며 통제가 불가능하면 통제불능원가가 된다. 예를 들면, 생산공장의 관리책임자의 경우에 당해 생산공장에서 발생한 원가는 통제가능원가이지만, 본사의 관리부서에서 발생하는 원가는 통제불능원가에 해당한다. 또한 원가의 통제가능성에 따라 책임 여부가 결정된다. 즉, 생산공장의 관리책임자는 생산공장에서 발생한 원가에 대해서는 책임을 지지만, 본사의 관리부서에서 발생한 원가에 대해서는 책임을 부담하지 않는다.

2.2 원가의 행태

원가행태(cost behavior)는 원가동인의 수준에 따라 원가가 일정한 형태를 유지하면서 변화할 때 그 변화되는 형태를 말한다. 원가의 행태를 파악하는 것은 경영자가 과거의 경영성과를 평가하고 미래의 원가를 예측하는 데 중요한 정보를 주기 때문에 경영자의 의사결정과정에서 중요한 비중을 차지한다. 원가의 행태는 아래의 그림과 같이 크게 변동원가, 고정원가, 준변동원가, 준고정원가 등 네 가지로 구분된다.

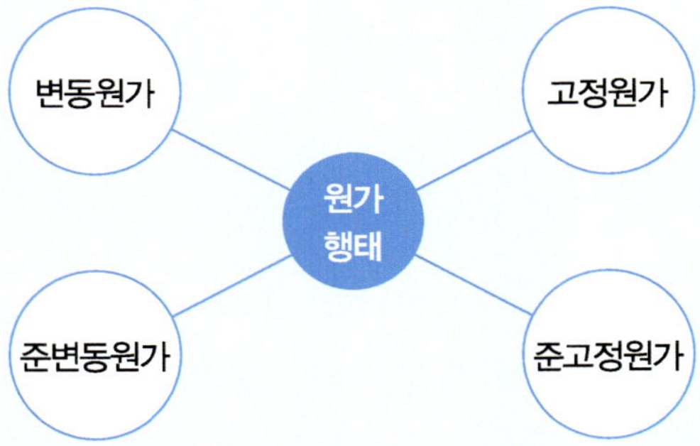

2.2.1 변동원가

변동원가(variable cost)는 원가동인의 수준 변동(예 : 생산량, 판매량 등)에 따라 총원가가 비례적으로 변화하는 원가를 의미한다. 예를 들면, 직접재료원가, 직접노무원가, 매출액에 따라 지급되는 판매수수료 등이 이에 해당한다. 원가동인의 수준과 변동원가의 관계를 나타내면 아래 그림과 같다.

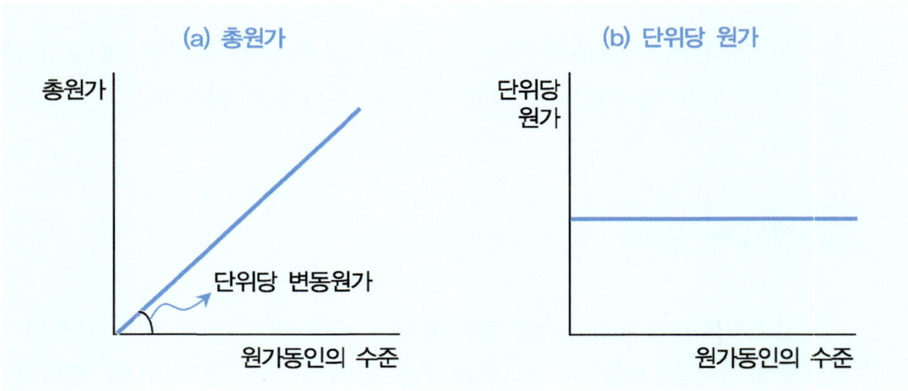

위의 그림에서 (a)는 원가동인의 수준과 총변동원가의 관계를 나타낸 것이며 총변동원가선의 기울기는 단위당 변동원가를 의미한다. 한편, (b)는 원가동인의 수준과 단위당 변동원가의 관계를 나타낸 것이다. 위의 그림에서 알 수 있듯이 변동원가의 경우 원가동인의 수준이 증가할수록 총변동원가는 비례적으로 증가하지만, 단위당 변동원가는 원가동인의 수준과는 상관없이 일정한 값을 가진다.

2.2.2 고정원가

고정원가(fixed cost)는 원가동인의 수준과는 상관없이 총원가가 변동하지 않고 일정한 금액을 가지는 원가를 말한다. 예를 들면, 공장이나 기계장치의 감가상각비, 사무직 임직원의 급여, 임차료, 세금 등이 이에 해당한다. 이러한 원가는 제품을 1단위 생산하든, 100단위 생산하든 상관없이 일정한 기간 동안 동일한 금액이 발생하기 때문에 고정원가에 해당한다. 원가동인의 수준과 고정원가의 관계를 나타내면 다음 그림과 같다.

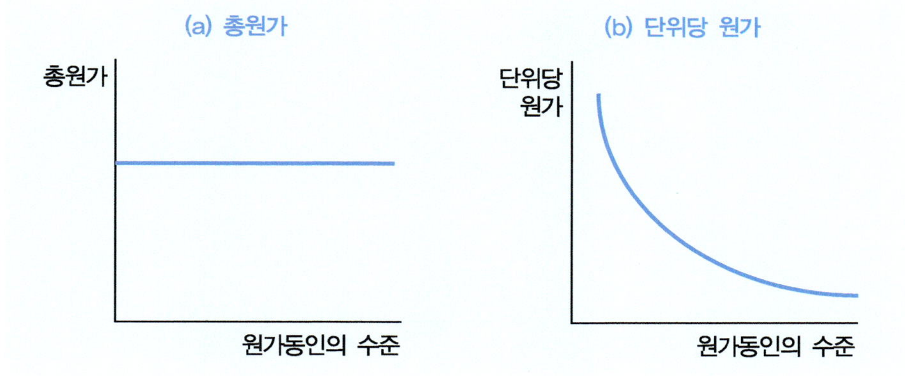

위의 그림에서 (a)는 원가동인의 수준과 총고정원가의 관계를 나타낸 것이다. 총고정원가는 원가동인의 수준이 변동하더라도 일정한 값을 가지므로 기울기가 0인 직선으로 표시된다. 또한 (b)는 원가동인의 수준과 단위당 고정원가의 관계를 나타낸 것인데 단위당 고정원가는 원가동인의 수준이 증가할수록 낮아지는 것을 알 수 있다. 예를 들면, 기계장치의 감가상각비가 연간 ₩1,000이 발생한다고 가정하면 기업에서 제품을 연간 10단위를 생산하는 경우에는 제품 1단위당 감가상각비는 ₩100이 된다. 그러나 연간 100단위를 생산하는 경우에는 연간 발생하는 감가상각비는 ₩1,000으로 일정하지만, 제품 1단위당 감가상각비는 ₩10으로 줄어들게 된다. 즉, 총고정원가는 원가동인의 수준과 상관없이 일정하게 발생하지만, 단위당 고정원가는 원가동인의 수준이 증가할수록 낮아지게 된다.

2.2.3 준변동원가

준변동원가(semi-variable cost)는 원가동인의 수준에 따라 비례적으로 발생하는 변동원가와 원가동인의 수준과는 상관없이 일정하게 발생하는 고정원가의 두 가지 요소가 합쳐진 원가를 의미한다. 이러한 준변동원가는 다음의 그림과 같이 변동원가와 고정원가의 두 가지 특징을 모두 지니고 있기 때문에 혼합원가(mixed cost)라고도 한다.

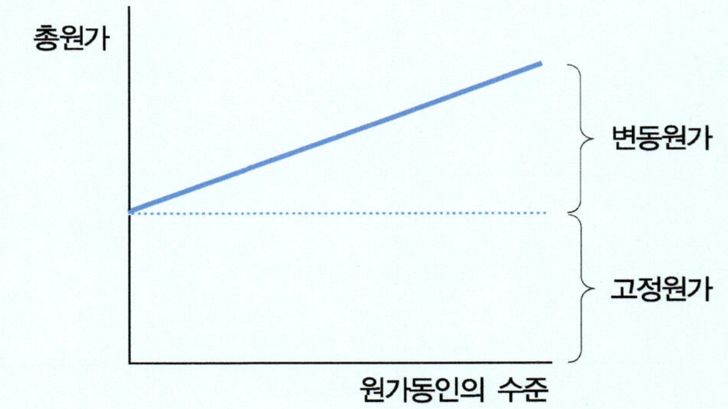

위의 그림과 같은 준변동원가의 예로는 전기료, 수도료 등이 있다. 전기료, 수도료 등의 총원가에는 고정원가의 기본료와 변동원가의 사용료가 함께 포함되어 있다. 즉, 이러한 준변동원가는 원가동인의 수준이 0이더라도 일정금액이 기본적으로 발생하지만, 원가동인의 수준이 증가함에 따라 변동원가 부분은 비례적으로 증가하게 된다.

2.2.4 준고정원가

준고정원가(semi-fixed cost)는 원가동인 수준범위 내에서는 고정원가와 동일하게 일정한 금액이 발생하지만, 그 수준범위를 벗어나면 총원가가 달라지는 원가를 말한다. 준고정원가의 행태는 일반적으로 아래의 그림과 같이 계단 모양을 가지고 있기 때문에 계단원가(step cost)라고도 한다.

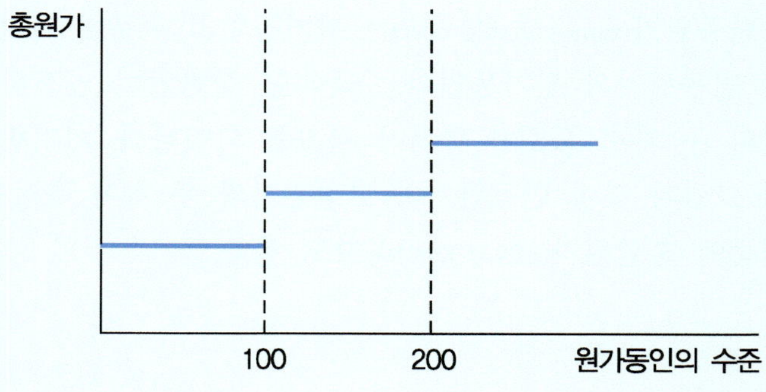

준고정원가는 생산과정에 투입되는 요소들이 불가분성(indivisibility)을 가지기 때문에 발생한다. 예를 들면, 현재의 기계장치 1대를 완전 가동하여 자동차를 연간 100대 생산한다고 가정하자. 그런데 자동차의 생산량을 100대 이하로 줄여도 이 기계장치에 대한 감가상각비는 줄어들지 않는 고정원가이다. 만약, 생산량을 50% 늘려 자동차를 150대 생산하려면 기계장치를 추가적으로 1대 더 구입해야 한다. 이 경우 구입가능한 최소규모의 기계장치의 생산량이 100대라면 이 기업의 총생산능력은 200대가 되며 실제로 기업이 생산하는 자동차 150대와는 상관없이 기계장치 2대에 해당하는 감가상각비가 발생할 것이다. 즉, 이 기업은 자동차를 100대와 200대 사이에서 생산하는 경우 동일한 감가상각비가 발생하게 된다.

2.3 원가의 추정

원가추정(cost estimation)이란 원가동인의 수준과 총원가의 관계를 찾아내는 것이다. 원가를 추정하는 목적은 미래의 원가를 예측하여 경영자의 의사결정에 유용한 정보(예 : 제품의 판매가격 결정 등)를 제공하고 미래의 경영활동을 통제하기 위해서이다. 원가의 추정은 일반적으로 하나의 원가동인만이 존재하고 관련 범위 내에서 원가행태가 선행이라는 가정하에 이루어진다. 원가를 추정하는 방법은 아래의 그림과 같이 계정분석법, 고저점법, 회귀분석법, 공학분석법 등 네 가지를 사용한다.

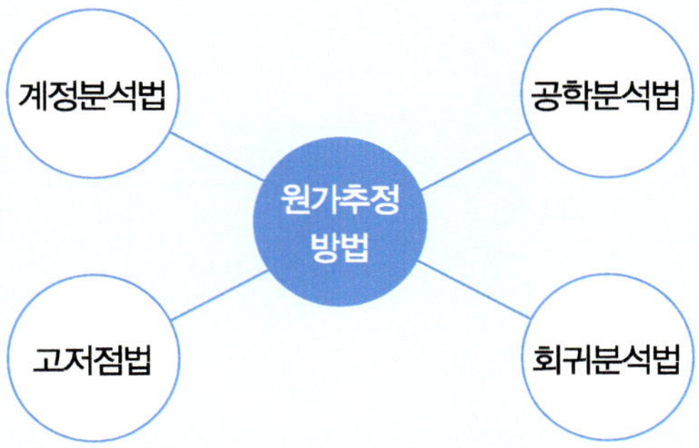

2.3.1 계정분석법

계정분석법(account analysis)은 과거의 각 장부계정의 잔액을 이용하여 미래의 원가를 예측하는 방법이다. 구체적으로 일정기간 동안 장부계정상에 기록된 원가를 변동원가와 고정원가로 구분한 다음 아래와 같은 원가방정식을 추정한다.

Y = a + bX (단, X : 원가동인, Y : 총원가)

위의 원가추정식에서 a는 과거의 고정원가계정의 합이고 b는 과거의 변동원가의 합을 과거의 원가동인의 총량으로 나눈 원가동인 단위당 변동원가를 의미한다. 계정분석법에 의한 원가추정을 다음의 〈사례 2-1〉을 통해 살펴본다.

사례 2-1

(주)상회는 자동차를 생산하는 기업이며, 20×1년 원가 및 생산량의 자료는 다음과 같다.

구 분	원가행태	변동원가	고정원가	계
직접재료원가	변동원가	₩100,000	–	₩100,000
직접노무원가	변동원가	200,000	–	200,000
제조간접원가				
전기수도료	변동원가	70,000	–	70,000
소모품비	변동원가	30,000	–	30,000
감가상각비	고정원가	–	₩130,000	130,000
임차료	고정원가	–	220,000	220,000
제조원가		₩400,000	₩350,000	₩750,000
생산량	400대			
단위당 원가		@1,000	@875	@1,875

계정분석법에 따라 원가를 추정하기 위해서는 우선 (주)상회의 장부계정에 나타난 원가들을 전문가적 판단에 따라 변동원가와 고정원가로 구분해야 한다. (주)상회는 직접재료원가, 직접노무원가, 전기수도료, 소모품비

를 변동원가로, 감가상각비와 임차료를 고정원가로 구분하였다. (주)상회의 연간 생산량이 400대이므로 단위당 변동원가는 ₩1,000{=(₩100,000+₩200,000+₩70,000+₩30,000)÷400대}이고, 고정원가는 ₩350,000(=₩130,000+₩220,000)이 된다. 따라서 계정분석법에 의한 원가추정식은 다음과 같다.

예상총제조원가 = ₩350,000 + ₩1,000 × 예상생산량

위와 같은 계정분석법에 의한 원가추정방법은 추정이 용이하고 신속하며 비용이 적게 소요된다는 장점이 있는 반면, 각 계정을 변동원가와 고정원가로 구분하는 과정에서 자의적이고 주관적 판단이 많이 개입되어 신뢰성이 떨어진다는 한계점도 존재한다.

2.3.2 고저점법

고저점법(high-low method)은 과거 원가동인의 수준이 최고점과 최저점일 때의 원가자료를 이용하여 원가방정식을 추정하는 방법이다. 즉, 아래와 같이 원가동인 단위당 변동원가를 구하고 이를 이용하여 총고정원가를 산출하게 된다.

단위당 변동원가 = (최고점에서의 총원가 − 최저점에서의 총원가)
÷ (최고점 − 최저점)
총고정원가 = 최고점에서의 총원가 − 단위당 변동원가 × 최고점
= 최저점에서의 총원가 − 단위당 변동원가 × 최저점

고저점법에 의한 원가추정을 다음의 〈사례 2-2〉를 통해 살펴본다.

사례 2-2

(주)상회는 자동차를 생산하는 기업이며, 20×1년에서 20×4년까지 원가 및 생산량의 자료는 다음과 같다.

구 분	20×1	20×2	20×3	20×4
직접재료원가	₩100	₩180	₩220	₩280
직접노무원가	200	320	430	500
제조간접원가				
전기수도료	70	110	150	180
소모품비	30	50	80	100
감가상각비	130	160	250	300
임차료	220	240	250	300
제조원가	₩750	₩1,060	₩1,380	₩1,660
생산량	4대	6대	8대	10대

고저점법에 의해서 원가를 추정할 때에는 원가동인 수준의 최고점과 최저점의 원가자료를 사용해야 한다. 〈사례 2-2〉에서 원가동인이 생산량이므로 연간 생산량이 가장 많은 20×4년과 가장 적은 20×1년의 자료를 이용하면 된다. (주)상회의 원가동인 단위당 변동원가는 ₩151.67{=(₩1,660−₩750)÷(10대−4대)}이고, 고정원가는 ₩143.33(=₩750−₩151.67×4대)이 된다. 따라서 고저점법에 의한 원가추정식은 다음과 같다.

예상총제조원가 = ₩143.33 + ₩151.67 × 예상생산량

위와 같은 고저점법에 의한 원가추정방법은 각 계정을 변동원가와 고정원가로 구분하는 과정이 없어 계정분석법보다는 객관적인 방법이라고 할 수 있다. 그러나 최고점과 최저점이라는 극단적인 두 원가동인의 수준만을 이용하여 원가행태를 추정하기 때문에 비정상적인 결과를 초래할 수 있다. 왜냐하면, 만약 최고점과 최저점의 원가동인 수준이 비정상적인 생산활동에서 발생한 것이라면 이러한 추정결과는 정상적인 생산활동에서의 원가추정의 정보로는 부적합하기 때문이다.

2.3.3 회귀분석법

회귀분석법(regression analysis method)은 설명변수 X가 한 단위 변화함에 따른 종속변수 Y의 평균적인 변화량을 측정하여 X와 Y의 관계를 가장 적절하게 나타내는 추정식을 찾아내는 통계적 방법이다. 회귀분석 중 가장 일반적으로 사용되는 방법이 최소자승법(least square method)이다. 최소자승법은 아래의 그림과 같이 추정선과 실제 자료점의 수직거리인 추정오차를 제곱한 값들의 합이 최소화되도록 추정선을 찾는 방법이다. 여기에서 추정오차의 값들을 제곱하는 이유는 추정오차는 양 또는 음의 값을 가지므로 제곱하지 않으면 서로 상쇄되기 때문이다.

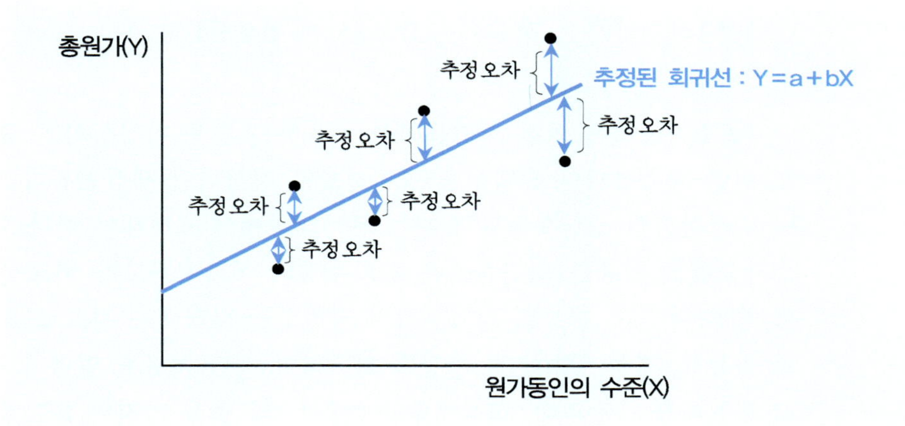

최소자승법에서는 원가동인 단위당 변동원가와 총고정원가를 다음과 같이 계산한다.

단위당 변동원가 = (표본의 수 × $\Sigma XY - \Sigma X \times \Sigma Y$) ÷ (표본의 수 × $\Sigma X^2 - (\Sigma X)^2$)
총고정원가 = ΣY ÷ 표본의 수 − 단위당 변동원가 × ΣX ÷ 표본의 수

최소자승법에 의한 원가추정을 위의 〈사례 2-2〉를 통해 살펴본다.

(단위 : 대, ₩)

연 도	생산량(X)	제조원가(Y)	X×Y	X^2
20×1	4	750	3,000	16
20×2	6	1,060	6,360	36
20×3	8	1,380	11,040	64
20×4	10	1,660	16,600	100
계	28	4,850	37,000	216

(주)상회의 원가동인 단위당 변동원가는 ₩152.5{=(4×37,000−28×4,850)÷(4×216−28^2)}이고, 고정원가는 ₩145(=4,850÷4−₩152.5×28÷4)이 된다. 따라서 최소자승법에 의한 원가추정식은 다음과 같다.

예상총제조원가 = ₩145 + ₩152.5 × 예상생산량

최소자승법에 의한 회귀분석을 이용하는 경우 비정상적인 생산활동으로 인한 예측결과의 편향성을 방지하고자 정상적인 생산활동의 결과가 아닌 비정상적인 생산활동의 결과는 분석대상에서 제외해야 한다. 따라서 최소자승법을 이용한 회귀분석은 원가추정의 예측정확도가 비교적 높은 방법 중 하나이다. 참고로 회귀분석의 정확도를 나타내는 지표로는 결정계수가 있는데, 결정계수(R^2)는 추정된 회귀식이 해당 자료를 얼마나 잘 설명하고 있는지를 측정한다. 결정계수는 0에서 1의 값을 가지며 1에 가까울수록 추정된 회귀식이 해당 자료를 보다 잘 설명하고 있다고 본다.

2.3.4 공학분석법

공학분석법(engineering analysis method)은 과거의 유사한 원가자료가 없는 경우에 사용되는 방법으로 제품을 생산하기 위해 투입된 자원과 생산 이후 산출되는 결과 간의 관계를 계량적으로 분석하여 원가방정식을 추정하는 방법이다. 일반적으로 직접재료원가는 제품의 설계도나 생산계획을 참조하여 예상소비량을 구하고 예상단가를 곱하여 계산한다.

예상직접재료원가 = 예상소비량 × 예상단가

한편, 직접노무원가는 시간연구, 동작연구 등과 같은 작업측정법(work measurement method)을 사용하여 필요작업시간을 구하고 시간당 임률을 곱하여 계산한다.

예상직접노무원가 = 예상필요작업시간 × 시간당 임률

공학분석법은 직접재료원가와 직접노무원가는 비교적 정확하게 계산하나 나머지 제조원가는 주관적 경험에 기초하여 추정한다. 예를 들면, 제조간접원가 등은 직접노무원가의 일정비율로 추정한다. 이러한 공학분석법은 과거의 원가자료가 없는 경우에도 유용하게 사용할 수 있으며 비교적 원가추정이 정확하다는 장점이 있다. 그러나 원가를 추정하는 데 시간과 비용이 많이 소요된다는 한계점도 동시에 지니고 있다.

3 관련원가와 의사결정

의사결정(decision making)이란 선택가능한 다양한 대안들(alternatives) 중에서 경영자의 목적을 가장 효율적으로 달성할 수 있는 최적의 대안을 선택하는 것을 말한다. 의사결정은 다음의 그림과 같이 기간에 따라 크게 단기와 장기 의사결정으로 나뉠 수 있으며 단기의사결정은 다시 경영자의 일상적인 경영활동과 관련된 의사결정과 특수한 상황하에서의 의사결정으로 구분될 수 있다.

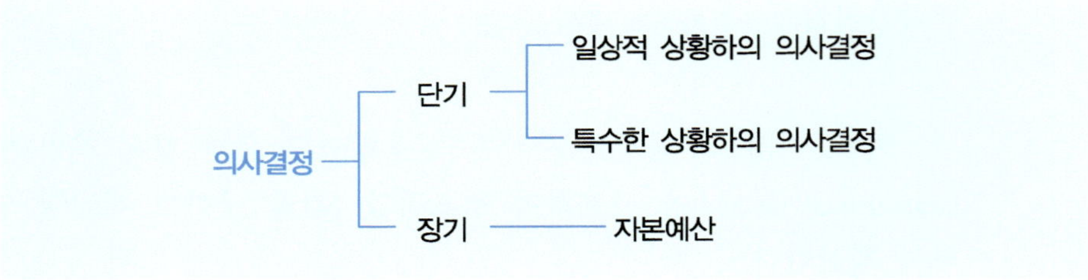

단기의 의사결정은 의사결정으로 인한 결과가 1년 이내에 발생하는 것으로 주로 제품의 생산계획, 임률 결정, 판매가격 결정 등과 같은 일상적인 상황에서의 의사결정과 아래의 그림과 같이 특수한 상황(생산라인의 유지 또는 포기, 부품의 자가생산 또는 외부구입, 특별주문, 제약자원의 활용 등)에서의 의사결정이 포함된다.

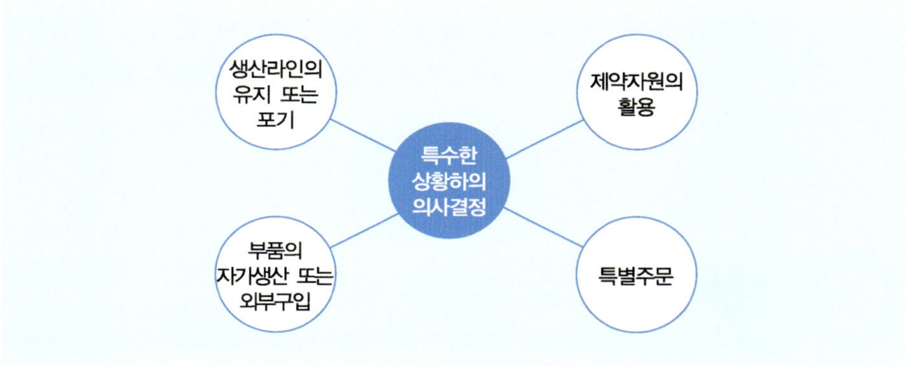

한편, 장기의 의사결정은 기계장치, 건물 등에 대한 투자로 인하여 의사결정의 결과가 1년 이상에 걸쳐 나타나는 것으로 경영자의 장기적인 경영계획에 기초를 두고 있다.

3.1 생산라인의 유지 또는 포기

기업에서 생산하는 제품이 여러 종류인 경우 특정 제품에 손실이 발생하면 경영자는 해당 제품의 생산라인을 유지할 것인가 아니면 포기할 것인가를 결정하게 된다. 특정 제품의 생산라인을 유지할 것인가 아니면 포기할 것인가에 대한 경영자의 의사결정과정을 다음의 〈사례 3-1〉을 통해 살펴본다.

사례 3-1

(주)명미는 자동차를 생산하는 기업이며, 각 제품별 손익현황은 다음과 같다.

구 분	제품 A	제품 B	제품 C	계
매출	₩1,000	₩1,500	₩2,000	₩4,500
변동제조원가	500	600	900	2,000
변동판매관리비	200	300	200	700
공헌이익	₩300	₩600	₩900	₩1,800
고정제조원가	200	250	300	750
고정판매관리비	200	250	300	750
영업이익(손실)	(₩100)	₩100	₩300	₩300

위의 〈사례 3-1〉에서 제품 A, B, C의 영업손익은 각각 (₩100), ₩100, ₩300이다. (주)명미의 제품 중 영업손실이 발생하는 제품은 A이며 경영자는 제품 A의 생산라인을 유지할 것인가 아니면 포기할 것인가를 고민할 것이다. 이때 경영자의 의사결정은 제품 A의 생산라인을 유지 또는 포기함으로써 회사 전체의 이익에 얼마큼의 영향을 미치는지를 고려하여 특정제품의 생산라인을 유지 또는 포기할 것이다. 즉, 제품 A의 생산라인을 포기할 경우 유지하는 경우보다 회사의 이익에 미치는 영향이 더 크다면 경영자는 제품 A의 생산라인을 포기할 것이다.

여기에서 주의할 점은 제품 A의 생산라인의 포기와 관련하여 변동원가(변동제조원가와 변동판매관리비)뿐만 아니라 포기로 인하여 감소하는 고정원가(고정제조원가와 고정판매관리비)도 고려해야 한다는 것이다. 즉, 고정원가의 경우 제품 A의 생산라인을 포기할 경우 줄어드는 제품 A의 생산라인에 종사하는 감독자 급여, 제품 A의 광고선전비 등과 같은 회피가능원가(avoidable cost)를 고려해야 한다. 그러나 제품 A의 생산라인을 포기할 경우라도 줄어들지 않는 본사에서 발생하는 소모품비 배부액, 광고선전비 배부액 등과 같은 회피불가능원가(unavoidable cost)는 제품 A의 생산라인의 유지 또는 포기 여부를 결정하는 과정에서 고려되어서는 안 된다.

위의 〈사례 3-1〉에서 고정원가가 회피가능한 경우와 회피불가능한 경우로 구분하여 제품 A의 생산라인을 포기하는 경우 회사의 영업이익에 미치는 영향을 요약하면 다음과 같다.

구 분	회피가능원가	회피불가능원가
매출액의 감소	(₩1,000)	(₩1,000)
변동제조원가의 감소	500	500
변동판매관리비의 감소	200	200
고정제조원가의 감소	200	–
고정판매관리비의 감소	200	–
영업이익의 변화	₩100	(₩300)

위의 표에서 알 수 있듯이 고정제조원가와 고정판매관리비가 회피가능원가라면 경영자가 제품 A의 생산라인을 포기하는 경우 증분수익은 감소하는 변동원가 ₩700(=₩500+₩200)과 고정원가 ₩400(=₩200+₩200)의 합인 ₩1,100인 데 반해 증분원가는 감소하는 매출 ₩1,000이므로 영업이익은 ₩100만큼 증가하게 되어 제품 A의 생산라인을 포기하는 것이 유리하다. 그러나 고정제조원가와 고정판매관리비가 회피불가능원가라면 증분수익은 감소하는 변동원가 ₩700(=₩500+₩200)만 해당하며 증분원가는 감소하는 매출 ₩1,000이므로 영업이익은 ₩300만큼 감소하여 제품 A의 생산라인을 유지하는 것이 유리하다. 따라서 고정원가의 회피가능성 여부에 따라 제품 A의 생산라인 유지 또는 포기의 의사결정은 달라지게 된다.

한편, 경영자가 특정 제품의 생산라인을 유지 또는 포기하는 의사결정을 하는 경우 양적 수치뿐만 아니라 생산라인의 포기로 인하여 미치는 질적 영향도 동시에 고려해야 한다. 즉, 경영자는 특정 제품의 생산라인을 포기하는 경우 기업의 이미지 실추와 다른 제품의 판매량 감소 등과 같은 영향들도 동시에 고려해야 한다.

이 사례는 '병원 내에 특정 과를 둘 것인지 폐지할 것인지'를 결정하는 의사결정으로 응용이 가능하다. 단순히 과별 이익만 고려하여 폐지 여부를 결정하면 회사의 전체적 이익이 감소하는 결과를 가져올 수 있으므로 폐지로 인한 관련원가를 분석하여 의사결정을 하여야 한다.

3.2 부품의 자가생산 또는 외부구입

기업들은 제품에 들어갈 부품을 직접 생산하거나 외부에서 구입하여 조립 후 제품을 생산한다. 대부분의 기업들은 핵심적인 부품을 제외한 상당 부분의 부품들을 외부에서 조달받는다. 외부에서 구입하는 부품들은 기업이 자체적으로 생산하는 부품들에 비해 원가가 낮다는 장점이 있는 반면, 부품의 수급, 품질관리 측면에서 문제가 발생할 수 있다. 따라서 경영자는 제품생산에 필요한 부품을 기업이 직접 생산할지 아니면 외부에서 구입할지를 신중히 검토할 것이다.

특정 부품을 기업이 직접 생산할지 아니면 외부에서 구입할지에 대한 경영자의 의사결정과정을 다음의 〈사례 3-2〉를 통해 살펴본다.

사례 3-2

(주)명미는 자동차를 생산하는 기업이며, 다음은 자동차에 들어갈 엔진의 생산원가(연간 소비량 : 100대)를 나타낸 표이다. (주)명미는 올해초 외부공급업자인 (주)종현으로부터 단위당 ₩450에 필요한 만큼의 엔진을 공급하겠다는 제의를 받았다.

구 분	단위당 원가	총원가	비 고
직접재료원가	₩100	₩10,000	회피가능원가
직접노무원가	200	20,000	회피가능원가
변동제조간접원가	50	5,000	회피가능원가
고정제조간접원가			
재료관리원가	50	5,000	회피가능원가
감가상각비	80	8,000	회피불가능원가
본사 배부액	10	1,000	회피불가능원가
계	₩490	₩49,000	

부품의 자가생산 또는 외부구입과 관련된 의사결정을 하는 경우 경영자는 자가생산하는 경우의 관련원가와 외부구입가격을 비교하여 자가생산하는 경우의 관련원가가 외부구입가격보다 낮으면 자가생산하고 반대일 경우에는 외부에서 구입할 것이다. 이러한 의사결정을 할 때 고려되는 관련원가는 변동제조원가, 회피가능한 고정제조원가뿐만 아니라 외부에서 부품을 구입하는 경우 기존의 설비를 임대하거나 다른 제품의 생산에 사

용함으로써 추가적으로 얻게 되는 수익(예 : 임대수익, 또는 제품의 공헌이익 등) 등도 포함되어야 한다. 왜냐하면, 이러한 수익은 기존 설비를 사용함으로써 포기한 기회비용에 해당하기 때문이다.

만약, 위의 〈사례 3-2〉에서 기존 설비를 임대하는 경우 연간 ₩6,000의 임대수익이 존재하는 경우와 존재하지 않는 경우를 구분하여 엔진의 외부구입이 회사의 영업이익에 미치는 영향을 요약하면 다음과 같다.

구 분	임대수익 존재 안 함	임대수익 존재함	비 고
엔진의 외부구입액	(₩45,000)	(₩45,000)	@450×100대
직접재료원가 감소	10,000	10,000	@100×100대
직접노무원가 감소	20,000	20,000	@200×100대
변동제조간접원가 감소	5,000	5,000	@50×100대
재료관리원가 감소	5,000	5,000	@50×100대
기존 설비의 임대수익	−	6,000	연간 임대수익
영업이익의 변화	(₩5,000)	₩1,000	

위의 표에서 알 수 있듯이 임대수익이 존재하지 않는 경우 경영자가 엔진을 (주)종현으로부터 구입하면 증분수익은 감소하는 직접재료원가 ₩10,000, 직접노무원가 ₩20,000, 변동제조간접원가 ₩5,000와 고정제조간접원가 중 회피가능한 재료관리원가 ₩5,000의 합인 ₩40,000인 데 반해 증분원가는 엔진의 외부구입으로 인한 지출액 ₩45,000이므로 영업이익은 ₩5,000만큼 감소하게 되어 엔진을 자가생산하는 것이 유리하다. 그러나 엔진의 외부구입으로 인하여 기존 설비를 임대할 수 있는 경우에는 증분수익이 임대수익이 없는 경우와 비교하여 ₩6,000이 증가하므로 영업이익은 ₩1,000만큼 증가한다. 따라서 경영자는 임대수익이 존재하는 경우 엔진을 (주)종현에서 구입하면 자가생산하는 경우에 비해 유리하게 된다.

한편, 경영자는 특정 부품을 자가생산 또는 외부구입하는 경우 양적 수치뿐만 아니라 질적 요소도 동시에 고려해야 한다. 즉, 경영자는 특정 부품의 자가생산이 양적 수치로는 유리하더라도 외부공급업체와의 유대관계, 과잉투자로 인한 위험성 등을 고려해야 한다. 또한, 반대로 외부에서 특정 부품을 구입하는 것이 재무적 측면에서 유리하더라도 부품의 적시 공급가능성, 외부공급업체의 품질관리능력 등의 질적 요소도 함께 고려해야 한다.

이 사례는 '병원 내에 여러 분석실을 둘 것인가 아니면 외주로 이용할 것인가'의 의사결정에 응용이 가능하다. 분석실이 내부에 있음으로 인해 발생하는 증분수익과 증분비용을 따져서 의사결정을 하는 것이 필요하다.

3.3 특별주문

기업들은 종종 예기치 못한 고객으로부터 특별한 형태의 주문을 요청받는 경우가 있다. 이러한 특별주문(special order)은 일반적으로 기업의 정상적인 영업과는 별도로 한시적인 주문인 경우가 많다. 이러한 경우 기업의 생산능력에 여유가 있고 가격이 적절하다면 경영자는 특별주문을 수락하겠지만 기업의 생산능력에 여유가 없거나 가격이 너무 낮은 경우에는 특별주문의 수락 또는 거절을 신중히 검토할 것이다.

특별주문에 대한 경영자의 수락 또는 거절의 의사결정과정을 다음의 〈사례 3-3〉을 통해 살펴본다.

사례 3-3

(주)성일은 의류를 생산하여 판매하는 기업으로, 20×1년 판매량은 100단위이며, 20×1년의 매출, 제조원가 등에 대한 자료는 다음과 같다. 또한 (주)성일은 지금까지 내수판매만 해왔으나, 20×2년초 외국의 의류구매업자로부터 단위당 ₩7에 50단위의 의류를 구입하겠다는 특별주문을 받았다.

구 분	금 액	비 고
매출	₩1,000	@10×100단위
변동제조원가	400	@4×100단위
변동판매관리비	100	@1×100단위
공헌이익	₩500	
고정제조원가	200	@2×100단위
고정판매관리비	200	@2×100단위
영업이익	₩100	

기업이 고객으로부터 특별주문을 받는 경우 경영자는 특별주문의 수

락으로 인하여 증가하는 수익과 원가를 비교하여 특별주문의 수락 여부를 결정할 것이다. 만약, 기업이 특별주문을 수락하더라도 생산능력에 여유가 있어 기존 생산설비를 사용할 수 있다면 비교적 간단하게 특별주문으로 인한 관련손익을 계산할 수 있다. 즉, 특별주문으로 인하여 증가하는 매출액과 변동원가(예 : 변동제조원가, 변동판매관리비 등)를 고려하여 수락 여부를 결정하면 된다. 그러나 기업의 생산능력에 여유가 없는 경우에는 특별주문을 수락하기 위해서는 생산설비를 확충하거나 기존 시장에서 판매되는 정규 판매량을 감소시켜야 한다. 따라서 기업의 생산능력에 여유가 없는 경우에는 추가적인 관련원가로 확충된 생산설비에 대한 고정원가, 기존 시장의 정규 판매량 감소로 인한 공헌이익 감소액 등을 고려해야 한다. 위의 내용을 간략하게 요약하면 아래 그림과 같다.

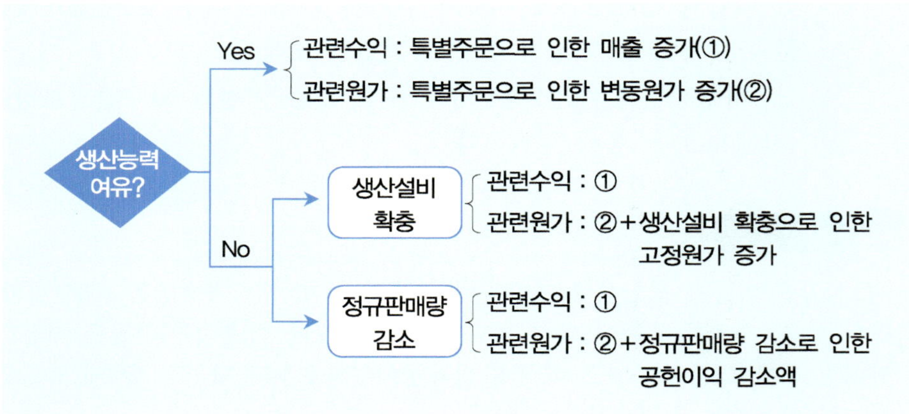

만약, 위의 〈사례 3-3〉에서 (주)성일의 생산능력에 여유가 있는 경우와 없는 경우를 구분하여 특별주문이 회사의 영업이익에 미치는 영향을 요약하면 다음과 같다. 단, (주)성일의 생산능력에 여유가 없어 추가적인 생산설비를 구입하는 경우 추가적으로 발생하는 연간 고정제조원가는 ₩200이라고 가정한다.

구 분	생산능력 여유 있음	생산능력 여부 없음		비 고
		정규시장 포기	생산설비 확충	
매출 증가	₩350	₩350	₩350	@7×50단위
변동제조원가 증가	(200)	(200)	(200)	@4×50단위
변동판매관리비 증가	(50)	(50)	(50)	@1×50단위
정규시장 공헌이익 감소	–	(250)	–	@5×50단위
설비확충 고정원가 증가	–	–	(200)	연간 고정원가
영업이익의 변화	₩100	(₩150)	(₩100)	

위의 표에서 알 수 있듯이 기업의 생산능력에 여유가 있는 경우 경영자는 특별주문을 통해 특별주문으로 인한 매출증가라는 증분수익 ₩350을 얻는 데 반해 증분원가는 특별주문으로 인한 변동제조원가의 증가 ₩200과 변동판매관리비의 증가 ₩50의 합인 ₩250이므로 영업이익은 ₩100만큼 증가하게 되어 경영자는 특별주문을 수락한다. 그러나 기업의 생산능력에 여유가 없는 경우에는 정규 판매시장에서 판매를 포기하거나 생산설비를 확충해야 한다. 정규 판매시장에서 판매를 포기하거나 생산설비를 확충하는 경우 증가하는 관련원가는 각각 ₩250과 ₩200이므로 이를 반영한 기업의 영업이익에 미치는 영향은 각각 (₩150)과 (₩100)으로 모두 음의 값을 가지게 된다. 따라서 경영자는 기업의 생산능력에 여유가 없는 경우 특별주문을 거절해야 한다.

한편, 경영자는 특별주문의 수락 또는 거절의 의사결정을 하는 경우 양적 수치뿐만 아니라 질적 요소도 동시에 고려해야 한다. 즉, 경영자는 특별주문의 수락으로 인하여 기존 판매시장에서의 가격인하압력, 장기적인 가격구조, 미래의 판매량에 미치는 영향 등의 질적 요소도 함께 고려해야 한다.

본 사례는 병원의 경우 외국인 환자를 치료할 때 현재 의료진과 장비가 완전히 사용되고 있다면 정규시장(내국인)진료 감소로 인한 부분도 고려하여 의사결정하는 문제로 응용될 수 있다.

3.4 제약자원의 활용

기업들은 제품을 생산하기 위해 다양한 자원(예 : 원재료, 노동시간, 기계작업시간 등)을 생산과정에 투입한다. 그러나 기업이 사용할 수 있는 자원은 한정되어 있기 때문에 경영자는 한정된 자원 내에서 이익을 극대화하고자 할 것이다. 제약된 자원이 존재하는 경우 경영자의 의사결정과정을 다음의 〈사례 3-4〉를 통해 살펴본다.

사례 3-4

(주)승진은 자동차를 생산하는 기업이며, 각 제품별 판매가격, 공헌이익 등은 아래와 같다. 또한 회사가 이용가능한 연간 기계시간은 1,000시간이며, 제품 A를 한 단위 생산하는 데 1기계시간, 제품 B는 4기계시간이 소요된다.

구 분	제품 A	제품 B
단위당 판매가격	₩1,000	₩1,500
단위당 변동제조원가	500	600
단위당 변동판매관리비	200	300
단위당 공헌이익	₩300	₩600
기계시간당 공헌이익	₩300/시간	₩150/시간

위의 〈사례 3-4〉에서 제품 A와 B의 제품 단위당 공헌이익은 각각 ₩300과 ₩600이며, 기계시간당 공헌이익은 각각 ₩300/시간과 ₩150/시간이 된다. 만약, (주)승진의 생산설비가 충분히 커서 생산능력에 제약이 없다면 경영자는 제품 A와 B를 시장에서 요구되는 수요량만큼 생산하면 될 것이다. 그러나 생산능력에 제약이 존재하는 경우 경영자는 이용가능한 자원을 가장 효율적으로 사용하기 위해서 제약된 자원당 공헌이익이 큰 제품을 우선적으로 생산해야 한다. 즉, 기계시간당 공헌이익이 큰 제품 B를 우선적으로 생산해야 한다. 여기에서 주의할 점은 제약자원이 존재하는 경우 제품 단위당 공헌이익이 큰 제품 A를 우선적으로 생산해서는 안 된다.

만약, 위의 〈사례 3-4〉에서 제품 단위당 공헌이익과 기계시간당 공헌이익을 기준으로 제품을 생산하는 경우 회사의 영업이익을 요약하면 다음과 같다.

구 분	제품 단위당 공헌이익		기계시간당 공헌이익	
생산량	250대(제품 B)		1,000대(제품 A)	
매출	@1,500×250대	₩375,000	@1,000×1,000대	₩1,000,000
변동제조원가	@600×250대	150,000	@500×1,000대	500,000
변동판매관리비	@300×250대	75,000	@200×1,000대	200,000
공헌이익	@600×250대	₩150,000	@300×1,000대	₩300,000

위의 표에서 알 수 있듯이 연간 사용가능한 기계시간이 1,000시간으로 제약되어 있는 상태에서 제품 단위당 공헌이익을 기준으로 제품을 생산하는 경우 250대(=1,000기계시간÷4기계시간)의 제품 B를 생산할 수 있다. 제품 B를 250대 생산하는 경우 공헌이익은 ₩150,000(=@600×250대)으로 계산된다. 한편, 〈사례 3-4〉의 제약자원인 기계시간을 기준으로 제품을 생산하는 경우 제품 A를 생산하며 생산량은 1,000대(=1,000기계시간÷1기계시간)이다. 제품 A가 1,000대일 때 공헌이익은 ₩300,000(=@300×1,000대)이 된다. 즉, 기계시간당 공헌이익을 기준으로 제품을 생산하는 경우가 제품 단위당 공헌이익을 기준으로 제품을 생산하는 경우보다 공헌이익이 ₩150,000(=₩300,000−₩150,000)만큼 증가하게 된다. 따라서 제약자원이 존재하는 경우에는 제약되는 자원당 공헌이익이 큰 순서대로 제품을 생산해야 기업의 이익이 극대화가 된다.

이 사례는 병원의 경우 장비 사용시간이 한정되어 있는 경우 '어떻게 활용하는 것이 병원의 이익을 극대화하는가?'의 문제로 응용될 수 있다. 따라서 병원에서 새로운 장비가 도입되거나 기존의 장비가 지속적으로 사용되고 있다면 현재 사용 정책을 이러한 관점에서 검증해 볼 필요가 있을 것이다.

PART

7

의료기관 세무

1 조세의 종류

조세는 국가나 지방자치단체가 공공경비에 충당할 목적으로 국민들로부터 개별적인 반대급부 없이 강제적으로 징수하는 금전급부를 말한다. 조세는 특정 재화나 용역(예 : 전기, 수돗물 등)을 소비하고 그 대가로 지급하는 요

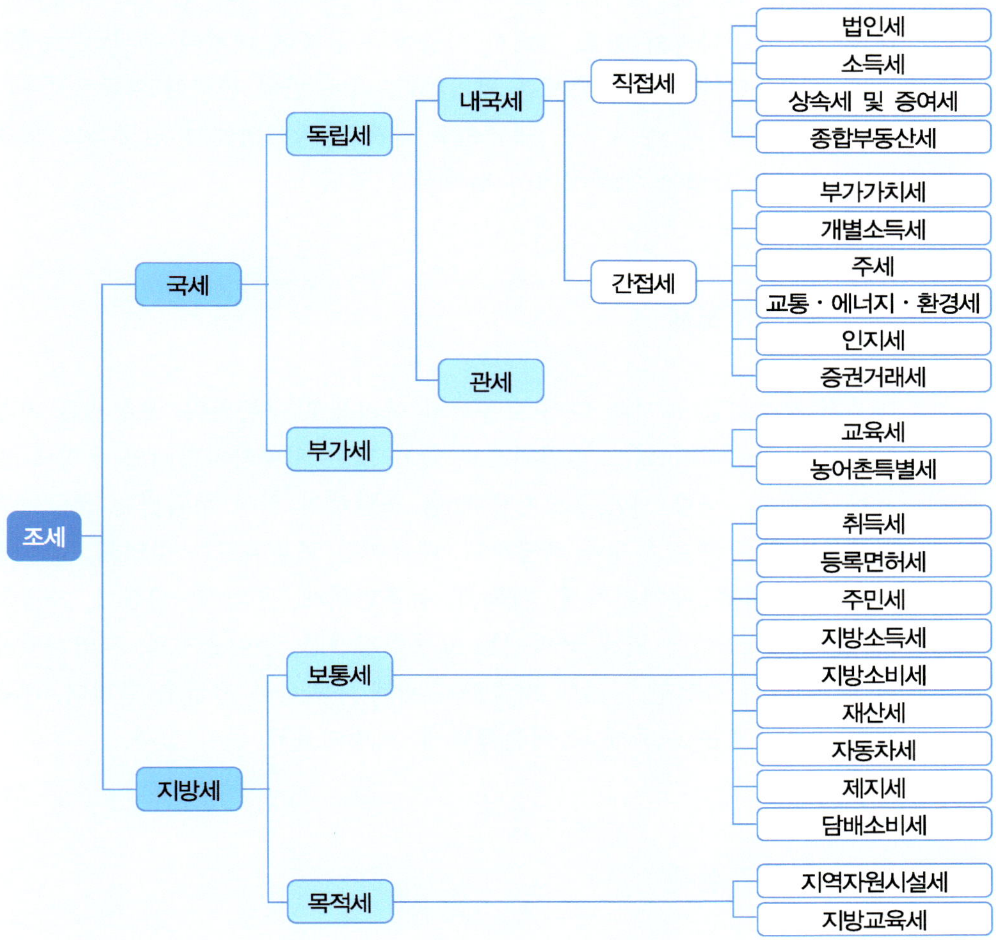

[그림 1-1] 조세의 종류

금(예 : 전기요금, 수도요금 등)과는 다른 개념이다. 현재 우리나라에서 시행되고 있는 조세의 종류는 [그림 1-1]과 같다.

1.1 국세와 지방세

조세는 크게 국세와 지방세로 구분된다. 국세는 국가의 재정수입을 위하여 국가가 과세요건을 충족하는 모든 자에게 부과·징수하는 조세를 말한다. 국세는 과세권의 주체가 국가라는 점에서 지방자치단체가 부과·징수하는 지방세와는 다르다. 일반적으로 국세의 종류는 내국세와 관세로 대별된다. 내국세는 우리나라의 영토 안에서 사람이나 물품에 대하여 부과하는 세금으로 일반적인 국세는 내국세를 의미한다. 이에 반해 관세란 외국으로부터 물품을 수입할 때 부과하는 세금으로 국세가 국세청에서 담당하고 있는 것과는 달리 관세는 관세청에서 담당하고 있다.

1.2 보통세와 목적세

조세를 징수하는 목적에 따라 보통세와 목적세로 구분된다. 보통세는 지출목적으로 특정하지 않고 일반적으로 국가 또는 지방자치단체의 운영에 필요한 경비(예 : 국방, 치안, 도로건설 등)를 조달하기 위해 부과하는 세금이며 대부분의 세금은 보통세에 해당한다. 대표적인 보통세로는 법인세, 소득세, 상속세, 증여세, 부가가치세, 취득세, 등록면허세, 주민세, 재산세, 자동차세 등이 있다. 이에 반해 목적세는 교육환경개선, 농어촌지원, 지역자원개발 등과 같이 특정한 목적에 지출하기 위해 부과하는 세금을 말한다. 대표적인 목적세로는 교육세, 농어촌특별세, 지방교육세 등이 있다.

1.3 직접세와 간접세

조세부담의 전가 여부에 따라 직접세와 간접세로 구분할 수 있다. 즉, 세법상 세금을 납부해야 할 의무자와 세금을 부담하는 사람이 동일한 경우를 직접세라고 하며 대부분의 세금은 직접세에 해당한다. 이에 반해 간접세는 조세부담을 납세의무자 이외의 다른 사람에게 전가하는 세금을 의미한다. 예를 들어, 부가가치세를 납부할 의무가 있는 자는 재화나 용역을 공급한 사업자인 데 반해 이러한 부가가치세를 부담하는 자는 실제로 재화나 용역을 소비한 사람이다. 위와 같은 간접세의 예로는 부가가치세, 개별소비세, 주세, 인지세, 증권거래세 등이 있다.

1.4 특별(광역)시세와 구세(또는 도세와 시 · 군세)

지방세는 세금의 징수목적의 유무에 따라 보통세와 목적세로 구분하며 과세권자에 따라 특별(광역)시세와 구세(또는 도세와 시 · 군세)로 구분된다. 특별(광역)시세와 구세의 종류는 각각 도세와 시 · 군세의 항목과 유사하며, 지역자원시설세, 지방교육세 등은 특별(광역)시 또는 도에서 부과하는 목적세이다.

2 조세부과 및 징수기간

세금은 각 세법에서 정하는 납세의무자, 과세물건, 과세표준, 세율 등의 과세요건이 성립하는 경우에 납세의무가 성립하게 된다. 이러한 납세의무는 추상적이기 때문에 납세의무를 구체적으로 확정하는 과정이 필요한데 이러한 과정을 납세의무의 확정이라고 한다. 납세의무의 확정은 과세권자의 조사결정 및 납세고지, 신고서 제출 등의 절차를 통해서 이루어지며 납부를 통해 납세의무는 소멸한다. 즉, 납세의무는 다음의 그림과 같이 성립, 확정, 소멸의 과정을 거치게 된다.

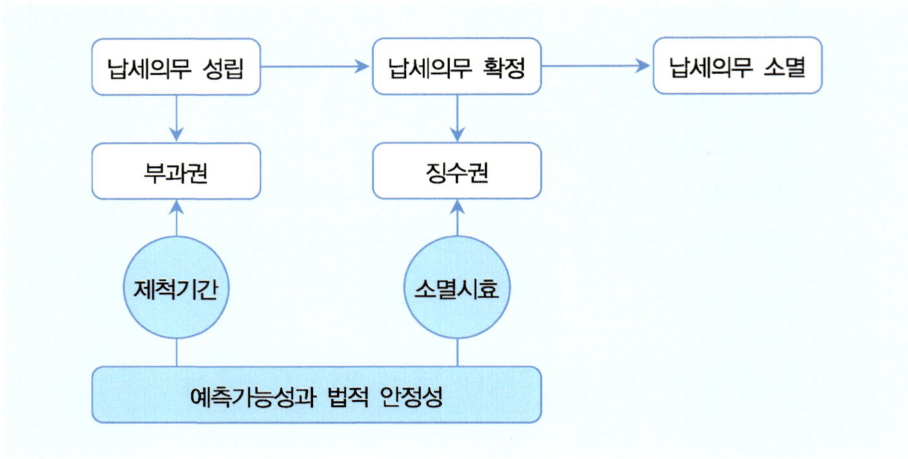

각 세법의 과세요건이 만족되어 납세의무가 성립되는 경우 과세권자는 세금을 부과할 수 있는 권리가 생기게 되며 이러한 권리를 조세의 부과권이라고 한다. 조세의 부과권은 납세의무자의 의사와는 상관없이 과세권자의 일방적인 의사표시에 의해 발생하는 형성권이다. 한편, 납세의무의 성립은 추상적인 개념이기 때문에 과세권자는 납세고지, 신고서 제출 등의 절차를 통해 납세의무를 확정한다. 납세의무가 확정된 경우 과세권자는 납세의무자에게 조세를 징수할 수 있는 청구권이 생기는데 이러한 권리를 조세의 징수권이라고 한다.

위와 같은 조세의 부과권과 징수권은 국민들의 재산권을 침해할 가능성이 있기 때문에 조속한 시일 내에 법률관계를 확정하여 납세의무자의 세금에 대한 예측가능성과 법적 안정성을 확보할 필요성이 있다. 따라서 세법에서는 일정한 기간 안에 세금을 부과할 수 있도록 규정하고 있는데 이러한 기간을 제척기간이라고 한다. 즉, 제척기간은 과세권자가 세금의 부과권을 행사할 수 있는 기간을 의미한다. 한편, 과세권자는 납세의무의 확정으로 인하여 발생한 세금의 징수권을 일정기간 동안 행사하지 않으면 소멸하는데 이러한 행사기간을 소멸시효라고 한다. 즉, 조세의 부과권과 징수권은 세금과 관련된 법률관계를 조속히 확정하여 납세의무자의 세금에 관한 예측가능성과 법정 안정성을 확보하기 위한 제도적 안전장치라고 볼 수 있다.

2.1 조세부과의 제척기간

조세부과의 제척기간은 세금을 부과할 수 있는 날로부터 기산하며 세금의 종류에 따라 5년에서 15년까지 다양하다. 다음의 표는 조세부과의 제척기간을 요약한 것이다.

조세부과의 제척기간

<table>
<tr><th>세금의 종류</th><th>상 황</th><th>제척기간</th></tr>
<tr><td rowspan="4">상속세와 증여세</td><td>일반적인 경우</td><td>10년</td></tr>
<tr><td>법정신고기간 내에 신고하지 않은 경우</td><td rowspan="3">15년</td></tr>
<tr><td>법정신고기간 내에 허위신고 또는 누락신고한 경우</td></tr>
<tr><td>사기, 기타 부정한 행위로써 세금을 포탈하거나 환급 또는 공제받은 경우</td></tr>
<tr><td rowspan="3">상속세와 증여세 이외</td><td>일반적인 경우</td><td>5년</td></tr>
<tr><td>법정신고기간 내에 신고하지 않은 경우</td><td>7년</td></tr>
<tr><td>사기, 기타 부정한 행위로써 세금을 포탈하거나 환급 또는 공제받은 경우</td><td>10년</td></tr>
</table>

위의 표의 제척기간은 조세를 부과할 수 있는 날로부터 기산하며 세법은 상속세와 증여세 및 기타의 세금으로 구분하여 제척기간을 달리 규정하고 있다. 우선 상속세와 증여세를 보면, 일반적인 경우에 법정신고기간의 다음날로부터 10년간이 제척기간이며 법정신고기간에 신고를 하지 않거나, 허위신고, 누락신고, 세금포탈 등의 부정행위가 있는 경우에는 제척기간이 15년으로 증가하게 된다. 다음으로 상속세와 증여세를 제외한 세금의 제척기간은 일반적으로 법정신고기간의 다음날로부터 5년간이 제척기간에 해당한다. 그러나 신고기간에 무신고를 하는 경우에는 7년, 부정한 행위로 세금을 포탈하는 경우에는 10년으로 제척기간이 증가하게 된다.

2.2 조세징수의 소멸시효

과세권자가 세금을 확정하여 고지하였음에도 불구하고 납세의무자가 재산이 없는 등의 사유로 인하여 과세권자가 세금을 징수할 수 없는 경우에는 세금이 체납상태에 놓이게 된다. 이 경우에 과세권자가 세금을 징수하기 위한 절차(예 : 독촉, 납부최고, 교부청구, 압류 등)를 취하지 않으면 조세의 징수권이 소멸하게 되는데, 이러한 조세의 징수권의 행사기간을 소멸시효라고 한다.

위의 조세의 징수권은 이를 행사할 수 있는 때로부터 5년(5억원 이상인 경우에는 10년)간 행사하지 않으면 소멸시효가 완성된다. 여기에서 소멸시효의 기산일은 세금의 법정신고기한의 다음날 또는 납세고지에 의한 납부기한의 다음날부터 시작한다.

그러나 과세권자가 납세의 고지, 독촉, 납부최고, 교부청구 및 압류 등의 조치를 취하는 경우에는 이미 경과한 시효기간은 효력을 상실하게 되는데 이러한 것을 소멸시효의 중단이라고 한다. 예를 들면, 아래의 그림과 같이 소멸시효기간 5년 중 4년이 경과한 상태에서 소멸시효의 중단사유인 납세의 고지, 독촉, 납부최고, 교부청구 및 압류 등의 조치가 취해진 경우에는 고지·독촉·납부최고에 의한 납부기간, 교부청구, 압류해제 등의 기간이 경과한 때로부터 새로운 소멸시효가 시작된다.

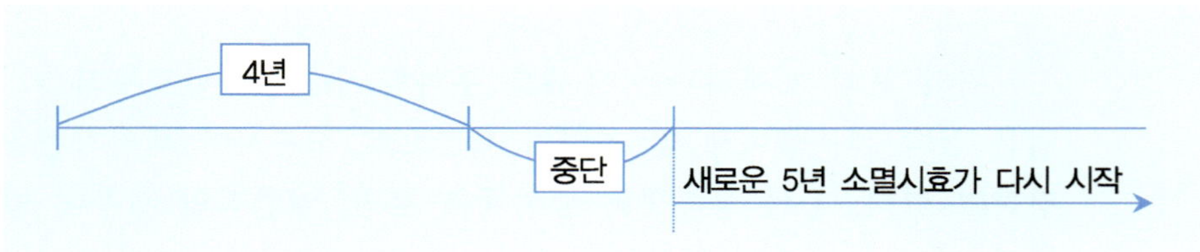

한편, 소멸시효의 진행중에 징수유예기간, 분할납부기간, 연부연납기간, 체납처분유예기간, 사해행위취소소송, 채권자대위소송이 있는 경우에는 그 기간만큼 소멸시효가 일시적으로 유예되는데 이러한 것을 소멸시효의 정지라고 한다. 즉, 아래의 그림과 같이 소멸시효기간 5년 중 4년이 경과된 시점에서 정지사유가 발생하였다면 정지사유가 종료된 후 나머지 기간 1년이 경과하면 소멸시효가 완성되게 된다.

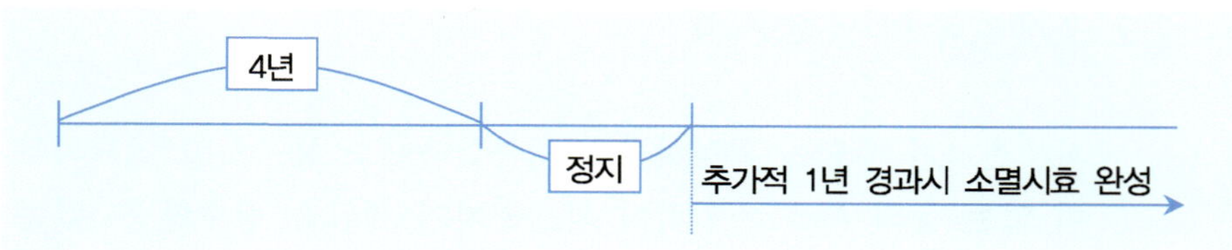

3 절세 · 탈세 · 조세회피

절세, 탈세, 조세회피 등은 모두 납세의무자가 본인의 세금부담을 줄일 목적으로 행해진다는 점에서 공통점이 있으나 그 방법이 서로 다르다.

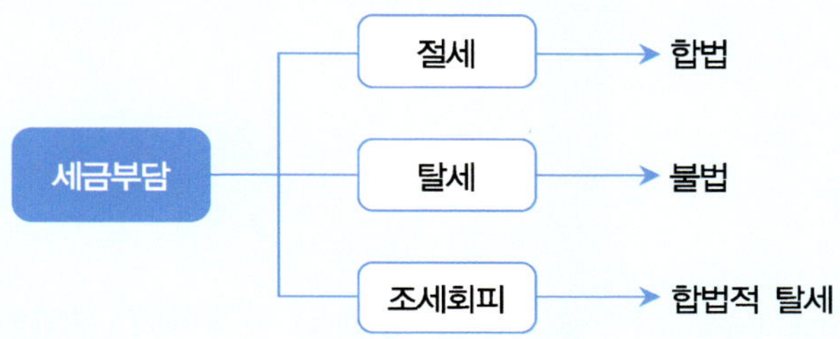

3.1 절세

절세(tax saving)는 세법에서 인정하는 범위 내에서 합법적으로 세금을 절감하는 행위를 말한다. 절세는 구체적인 방법이 있는 것은 아니며 세법을 충분히 숙지하여 이해하고 전문가적 조언을 경청하는 것이 세금을 합법적으로 줄이는 최선의 방법이다. 예를 들어 다음의 그림과 같이 사업과 관련된 증빙자료를 철저히 수집하고 장부정리를 꼼꼼히 하여 불필요한 세금을 최대한 줄이도록 해야 한다. 또한 세법에서 인정하고 있는 각종 비과세, 소득공제, 세액공제 및 감면 등의 조세지원혜택을 충분히 활용하며 세법에서 규정하고 있는 각종 의무사항을 충실히 이행하여 불이익(예 : 가산세 등)을 받지 않도록 해야 한다.

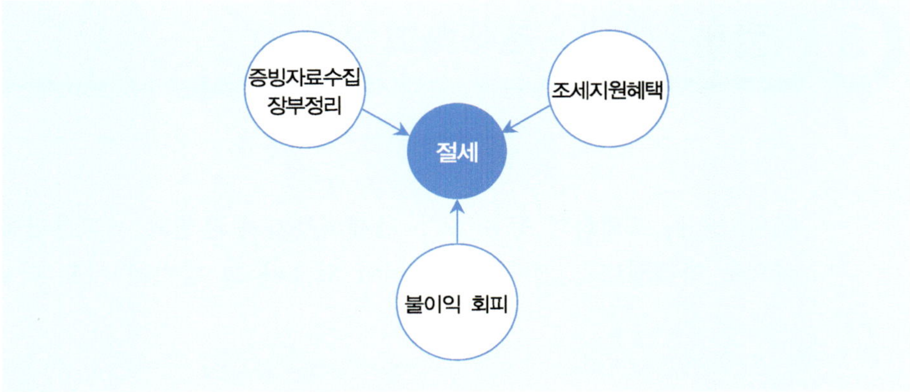

3.2 탈세

탈세(tax evasion)는 불법적인 방법을 사용하여 부당하게 세금을 줄이려는 행위를 말한다. 탈세의 유형으로는 아래 그림과 같은 수입금액 누락, 가공경비 계상, 비용의 과대계상, 허위계약서 작성, 문서의 위조 등이 있다.

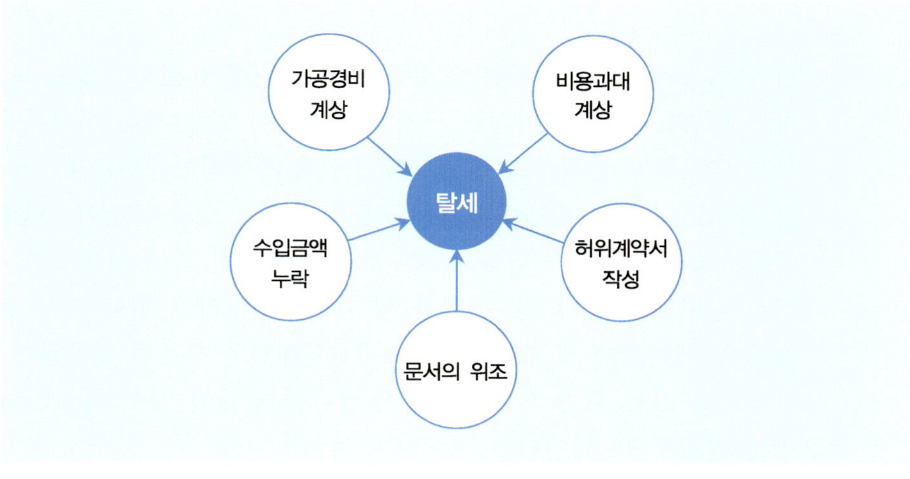

탈세는 국가 재정을 위태롭게 하며 다른 성실한 납세자에게 피해를 준다는 점에서 문제가 있을 수 있다. 따라서 정부는 탈세를 방지하기 위한 다양한 노력을 기울이고 있다. 예를 들면, 신용카드가맹점 확대, 주류구매

전용카드 시행, 입장권 전산발매시스템 도입 등으로 과세권자가 과세자료를 자동적으로 포착할 수 있도록 하고 있다. 또한 탈세를 하는 경우에는 「조세범처벌법」에 의해서 2년 이하의 징역 또는 포탈세액, 환급 · 공제받은 세액의 2배 이하에 상당하는 벌금에 처하도록 규정하고 있다. 한편, 포탈세액 등이 3억원 이상이고 포탈세액 등이 신고 · 납부하여야 할 세액의 100분의 30 이상(또는 포탈세액 등이 5억원 이상)인 경우에는 3년 이하의 징역 또는 포탈세액, 환급 · 공제받은 세액의 3배 이하에 상당하는 벌금에 처하도록 규정하고 있다.

3.3 조세회피

조세회피(tax avoidance)는 세법에서 예상하고 있는 정상적인 거래를 우회하여 특이한 거래형식을 취하면서 그 효과는 정상적인 거래와 동일하면서 합법적으로 세금을 줄이는 행위를 말한다. 예를 들어, 「상속세 및 증여세법」이 개정되기 전에 세금이 적은 전환사채를 이용하여 사실상의 주식을 증여한 후 상장하여 시세차익을 얻는 행위 등이 조세회피에 해당한다.

조세회피행위는 도덕적인 비난의 대상은 될 수는 있으나 현재의 세법하에서 처벌대상이 되지는 않는다. 즉, 조세회피행위는 합법적인 탈세라고 말할 수 있다. 왜냐하면, 정부가 조세회피행위를 방지하는 규정을 만들고는 있으나 “소급과세원칙”에 따라 과거의 사건에 대해서는 과세를 하지 못하기 때문이다. 따라서 과세권자는 조세회피행위의 발생가능성이 높은 자본거래에 대해서는 포괄과세제도를 도입하고 있다.

4 법인세 총론

4.1 법인세의 납세의무

법인은 자연인과 동일하게 소득이 발생하는 경우 세금을 부담하게 되는데 이러한 세금을 법인세라고 한다. 즉, 법인세는 하나의 사업연도 동안 사업을 통해 발생한 소득을 기준으로 납부하는 세금으로 자연인인 개인에게 부과되는 소득세와 유사하다. 이러한 법인세는 과세되는 대상에 따라 아래와 같이 ① 각 사업연도소득에 대한 법인세, ② 토지 등 양도소득에 대한 법인세, ③ 청산소득에 법인세로 구분된다.

법인별 납세의무

구 분		각 사업연도소득	토지 등 양도소득	청산소득
내국	영리	국내외 모든 소득	○	○
	비영리	국내외 열거된 수익사업에서 발생한 소득	○	×
외국	영리	국내원천소득	○	×
	비영리	국내원천소득 중 열거된 수익사업에서 발생한 소득	○	×
국가·지방자치단체		×	×	×

각 사업연도소득에 대한 법인세는 각 사업연도의 법인이 창출한 이윤을 기준으로 부과되는 세금을 말한다. 또한 토지 등 양도소득에 대한 법인세는 지정지역에 소재한 주택(부수 토지 포함), 비사업용 토지를 양도하는 경우에 각 사업연도소득에 추가하여 납부하는 세금을 의미한다. 한편, 청산소득에 대한 법인세는 법인이 해산절차를 거쳐 소멸하는 경우 자기자본 총액을 초과하는 재산가액이 존재하는 경우에 부과되는 세금을 말한다.

위의 세 가지 소득에 대해서 내국법인 또는 외국법인, 영리법인 또는 비영리법인인지에 따라 과세되는 대상 소득이 다르게 된다. 여기에서 내국법인은 국내에 본점이나 주사무소(또는 사업의 실질적 관리장소)를 둔 법인을 말하며 외국법인이란 국내에 사업의 실질적 관리장소가 아닌 경우로서 외국에 본점 또는 주사무소를 둔 법인을 의미한다. 내국법인에 대해서는 국내 또는 국외에서 발생한 모든 소득에 대해서 각 사업연도의 소득에 대한 법인세의 납세의무를 지는 데 반해 외국법인은 원칙적으로 국내에서 발생하는 소득(국내원천소득)에 대해서만 각 사업연도의 소득에 대한 법인세의 납세의무가 있다.

한편, 영리법인은 상법에 의하여 영리를 목적으로 설립된 주식회사, 합명회사, 합자회사, 유한회사와 특별법에 의하여 영리를 목적으로 설립된 법인을 말한다. 이러한 영리법인은 해당 법인에 귀속되는 모든 소득에 대하여 각 사업연도소득에 대한 법인세 납세의무를 부담하는 데 반해 비영리법인은 원칙적으로 「법인세법」에서 규정하고 있는 수익사업에서 발생하는 소득에 대해서만 납세의무를 진다. 또한 각 사업연도소득에 대한 법인세와는 별도로 납세의무가 없는 국가와 지방자치단체를 제외하고는 모든 법인은 보유하고 있는 주택(부수 토지 포함)과 비사업용 토지를 양도하는 경우 토지 등 양도소득에 대한 법인세를 추가적으로 납부해야 한다. 이에 반해 청산소득에 대한 법인세의 납세의무는 영리내국법인에 국한되며 비영리법인 또는 외국법인에 대해서는 납세의무를 부담하지 않는다.

4.2 사업연도와 납세지

법인의 소득은 지속적으로 발생하기 때문에 과세권자가 과세를 하기 위해서는 인위적으로 일정한 기간을 구분하여야 한다. 위와 같이 법인의 소득을 확정하기 위해 구분된 일정한 기간을 사업연도라고 한다. 사업연도는 원칙적으로 법령이나 정관에서 정하는 1회계기간으로 하되 1년을 초과하지 못한다. 즉, 과세소득은 법인의 결산과정을 바탕으로 이루어지고 있기 때문에 법인의 사업연도를 회계기간과 일치시키고 있다. 또한 사업연도의 범위를 1년으로 한정함으로써 법인세의 지나친 납부지연을 방지하고 있다. 법인의 최초 사업연도의 개시일은 설립등기일(또는 국내사업장을 가지게 된 날)이며 사업연도를 변경하고자 하는 법인은 그 법인의 직접 사업연도 종료일부터 3개월 이내에 납세지를 관할하는 세무서장에서 신고하여야 한다.

납세지란 납세의무자가 납세의무를 이행하고 과세권자가 세금을 부과

징수하기 위해 기준이 되는 장소를 말한다. 내국법인의 납세지는 원칙적으로 그 법인의 등기부에 따른 본점 또는 주사무소의 소재지(또는 사업을 실질적으로 관리하는 장소의 소재지)이며, 외국법인의 납세지는 주된 사업장의 소재지이다. 또한 법인은 그 납세지가 변경된 경우에는 그 변경된 날부터 15일 이내에 변경 후의 납세지 관할세무서장에게 이를 신고해야 하며 신고를 받은 세무서장은 그 신고받은 내용을 변경 전의 납세지 관할세무서장에게 통보해야 한다. 한편, 관할지방국세청장(또는 국세청장)은 법인의 납세지가 적당하지 않다고 인정되는 경우에는 그 법인의 해당 사업연도 종료일부터 45일 이내에 납세지를 지정하여 해당 법인에게 알려주어야 한다.

4.3 법인세의 신고 · 납부절차

법인세의 신고 · 납부절차를 요약하면 다음의 그림과 같다.

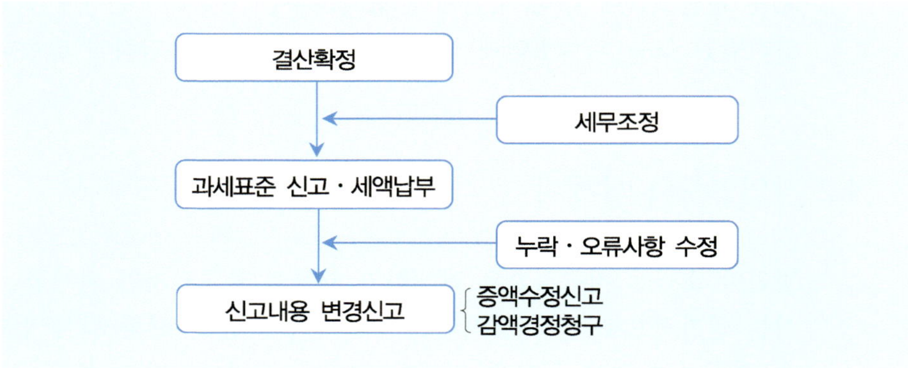

4.3.1 결산확정

법인세를 신고 · 납부하기 위해서는 우선적으로 기업회계기준에 따라 재무제표를 작성 · 완료해야 한다. 왜냐하면, 법인세는 기업의 승인된 재무제표를 바탕으로 계산되기 때문이다. 따라서 경영자가 기업회계기준에 따라 작성된 재무제표를 상법상의 절차에 의해 주주총회에서 결산확정한 이후에 세무조정을 통해서 법인세의 과세표준을 신고 · 납부하게 된다.

4.3.2 세무조정

세무조정이란 기업회계기준에 의하여 작성된 재무제표상의 당기순손익을 기초로 세법의 규정에 따라 익금과 손금을 조정함으로써 정확한 과세소득을 계산하기 위한 일련의 절차를 말한다. 즉, 결산서상의 당기순손익과 세법상의 각 사업연도소득금액 간의 차이는 아래의 그림과 같으며 양자간의 차이를 조정하는 것이 세무조정이다.

결산서	세무조정	세 법
수익	(+) 익금산입 (−) 익금불산입	익금
−		−
비용	(+) 손금산입 (−) 손금불산입	손금
‖		‖
당기순손익	(+) 익금산입 · 손금불산입 (−) 손금산입 · 익금불산입	각 사업연도 소득금액

결산서상 당기순손익과 세법상 각 사업연도소득금액의 차이는 다음의 사항들을 가감하여 조정하면 된다. 즉, 당기순손익에서 익금산입과 손금불산입 항목을 가산하고 손금산입과 익금불산입 항목을 차감하여 각 사업연도소득금액을 구한다.

세무조정사항

가. 익금산입 : 기업회계기준상 수익이 아니나 세법상 익금으로 인정하는 항목
나. 익금불산입 : 기업회계기준상 수익이나 세법상 익금으로 보지 않는 항목
다. 손금산입 : 기업회계기준상 비용이 아니나 세법상 손금으로 인정하는 항목
라. 손금불산입 : 기업회계기준상 비용이나 세법상 손금으로 보지 않는 항목

위와 같이 세무조정이 필요한 이유는 세법이 원칙적으로 기업회계기준을 존중하고 있으나 조세정책 또는 사회정책적인 목적으로 인하여 예외적으로 기업회계기준과는 다른 규정들(예 : 지급이자손금불산입, 접대비한도

액, 기부금한도액 등)을 두고 있기 때문이다. 따라서 정확한 과세소득을 산정하기 위해서는 기업회계기준에 따라 올바르게 재무제표를 작성하고 세법의 규정들을 충분히 이해해야 한다.

기업회계기준상 당기순손익과 세법상 각 사업연도소득금액 간의 차이가 발생하는 이유는 양 기준의 목적과 기능이 서로 차이가 발생하기 때문이다. 그러나 세법에서는 특정한 항목에 대하여 법인 내의 의사결정인 결산확정을 하는 경우에만 세법상 손금으로 인정하는데 이러한 항목을 결산조정항목이라고 한다. 결산조정항목을 예시하면 다음의 표와 같다.

결산조정항목

항 목	비 고
감가상각비	국제회계기준 적용법인의 유형고정자산 및 내용연수 비한정 무형고정자산은 신고조정 가능
고유목적사업준비금	외부감리를 받는 비영리법인은 신고조정 가능
퇴직급여충당금 · 대손충당금 · 구상채권상각충당금	
대손금	소멸시효 완성분 등은 신고조정 의무
재고자산 · 고정자산 · 주식의 평가손실	1) 파손 · 부패 등의 사유로 정상가격으로 판매할 수 없는 재고자산의 평가손실 2) 천재 · 지변 등에 의한 고정자산평가손실 3) 주식을 발행한 법인이 부도발생, 회생계획인가결정, 파산, 부실징후기업이 된 경우
생산설비의 폐기손실	

따라서 위의 결산조정항목을 세법상 금액보다 과대계상한 경우 손금불산입으로 세무조정을 해야 하지만 과소계상한 경우에는 손금산입의 세무조정은 할 수 없게 된다. 즉, 결산조정항목은 세법상 손금으로 인정받기 위해서는 반드시 결산서상 비용으로 계상하여야 한다.

한편, 결산조정항목과는 다르게 법인이 결산서상 수익 또는 비용으로 계상하지 않더라도 세무조정에 의해서 세법상 익금 또는 손금으로 인정받는 항목이 있는데, 이러한 항목을 신고조정항목이라고 한다. 신고조정항목을 예시하면 다음의 표와 같다.

신고조정항목

항 목	비 고
무상으로 받은 자산의 가액 · 채무의 면제 또는 소멸로 인한 부채의 감소액	이월결손금의 보전에 충당한 금액
퇴직보험료 · 퇴직연금 분담금	
일정한 요건의 고정자산취득가액	공사부담금 · 보험차익 · 국고보조금으로 취득한 경우
임의 자산평가손실	
충당금 · 준비금 등 한도초과액	
감가상각비 한도초과액	
과대계상 건설자금이자	
손익의 귀속 사업연도 차이로 인한 익금과 손금	
「조세특례제한법」상 준비금	당해 사업연도의 이익처분시 준비금으로 적립한 경우에 한함

위의 신고조정항목은 일반적으로 객관적인 외부거래로 인하여 발생한 것이며 익금 또는 손금이 강제된 항목들이다. 따라서 법인이 이러한 항목들을 세법상 금액보다 과대 또는 과소하게 계상한 경우에는 익금산입 · 익금불산입(또는 손금산입 · 손금불산입) 등의 세무조정을 통해 올바른 금액으로 수정하여야 한다.

위와 같이 세법상의 각 사업연도소득금액을 산출하는 것은 상당히 복잡한 과정을 통해 이루어지고 있다. 따라서 다음의 표와 같이 기업회계기준상 당기순손익과 세법상 각 사업연도소득금액의 차이가 많이 발생할 것으로 예상되는 경우에는 정확하고 성실한 납세의무의 이행을 위하여 세무사(공인회계사 및 변호사 포함)로부터 세무조정계산을 받아 법인세를 신고 · 납부해야 하는데 이러한 제도를 외부조정 신고제도라고 한다. 또한 다음의 외부조정 신고대상 법인이 이를 이행하지 아니한 경우에는 무신고가산세가 부과된다.

외부조정 신고대상

대 상
가. 직전 사업연도의 수입금액이 70억원 이상인 법인, 「주식회사 등의 외부감사에 관한 법률」에 의하여 외부감사를 받는 법인
나. 직전 사업연도의 수입금액이 3억원 이상인 법인으로서 「조세특례제한법」 등에 의한 조세특례를 적용받는 법인
다. 직전 사업연도의 수입금액이 3억원 이상인 법인으로서 해당 사업연도 종료일 현재 「조세특례제한법」 등에 의한 준비금 잔액이 3억원 이상인 법인
라. 해당 사업연도 종료일부터 2년 이내에 설립된 법인으로서 해당 사업연도 수입금액이 3억원 이상인 법인
마. 직전 사업연도의 법인세 과세표준과 세액에 대하여 결정 또는 경정받는 법인
바. 해당 사업연도 종료일부터 소급하여 3년 이내에 합병 또는 분할한 합병법인, 분할법인, 분할신설법인 및 분할합병의 상대방 법인
사. 국외에 사업장을 가지고 있거나 외국자회사를 가지고 있는 법인
아. 정확한 세무조정을 위하여 세무사가 작성한 세무조정계산서를 첨부하려는 법인

4.3.3 과세표준신고 및 세액납부

법인은 결산확정된 재무제표를 바탕으로 세무조정을 실시한 이후에 다음의 서식 「법인세 과세표준 및 세액신고서」 및 「법인세 과세표준 및 세액조정계산서」를 작성하여 각 사업연도의 종료일이 속하는 달의 말일부터 3월 이내에 관할세무서에 신고하고 세금을 납부해야 한다. 예를 들면, A법인의 20×1년 사업연도가 1월 1일부터 12월 31일인 경우 각 사업연도소득에 대한 법인세는 차년도인 20×2년 3월 31일까지 신고·납부해야 한다. 또한 신고기한의 말일이 공휴일인 경우에는 그 다음 날까지 법인세를 신고·납부하면 된다.

■ 법인세법 시행규칙 [별지 제1호 서식] 〈개정 2023. 3. 20.〉

홈택스(www.hometax.go.kr)에서도 신고할 수 있습니다.

법인세 과세표준 및 세액신고서

※ 뒤쪽의 신고안내 및 작성방법을 읽고 작성하여 주시기 바랍니다. (앞쪽)

①사업자등록번호			②법인등록번호		
③법인명			④전화번호		
⑤대표자성명			⑥전자우편주소		
⑦소재지					
⑧업태		⑨종목		⑩주업종코드	
⑪사업연도	. . . ~ . . .		⑫수시부과기간	. . . ~ . . .	

⑬법인구분	1. 내국 2.외국 3.외투(비율 %)					⑭조정구분	1. 외부 2. 자기
⑮종류별구분	중소기업	일반 중견기업	일반 상호출자제한기업	일반 그외기업	당기순이익과세	⑯외부감사대상	1. 여 2. 부
영리법인 상장법인	11	71	81	91		⑰신고구분	1. 정기신고
영리법인 코스닥상장법인	21	72	82	92			2. 수정신고(가.서면분석, 나.기타)
영리법인 기타법인	30	73	83	93			3. 기한후 신고
비영리법인	60	74	84	94	50		4. 중도폐업신고
							5. 경정청구
⑱법인유형별구분				코드		⑲결산확정일	
⑳신고일						㉑납부일	
㉒신고기한 연장승인	1. 신청일					2. 연장기한	

구분	여	부	구분	여	부
㉓주식변동	1	2	㉔장부전산화	1	2
㉕사업연도의제	1	2	㉖결손금소급공제 법인세환급신청	1	2
㉗감가상각방법(내용연수)신고서 제출	1	2	㉘재고자산등평가방법신고서 제출	1	2
㉙기능통화 채택 재무제표 작성	1	2	㉚과세표준 환산시 적용환율		
㉛동업기업의 출자자(동업자)	1	2	㉜한국채택국제회계기준(K-IFRS)적용	1	2
㊼기능통화 도입기업의 과세표준 계산방법			㊽미환류소득에 대한 법인세 신고	1	2
㊾성실신고확인서 제출	1	2			

구분	법인세: 법인세	법인세: 토지 등 양도소득에 대한 법인세	법인세: 미환류소득에 대한 법인세	법인세: 계
㉝수입금액	(		)	
㉞과세표준				
㉟산출세액				
㊱총부담세액				
㊲기납부세액				
㊳차감납부할세액				
㊴분납할세액				
㊵차감납부세액				

㊶조정반번호		㊸조정자	성명	
			사업자등록번호	
㊷조정자관리번호			전화번호	

국세환급금계좌신고	㊹예입처	은행 (본)지점
	㊺예금종류	예금
	㊻계좌번호	

신고인은 「법인세법」 제60조 및 「국세기본법」 제45조, 제45조의2, 제45조의3에 따라 위의 내용을 신고하며, 위 내용을 충분히 검토하였고 신고인이 알고 있는 사실 그대로를 정확하게 적었음을 확인합니다.

년 월 일

신고인(법 인) (인)

신고인(대표자) (서명 또는 인)

세무대리인은 조세전문자격자로서 위 신고서를 성실하고 공정하게 작성하였음을 확인합니다.

세무대리인 (서명 또는 인)

세무서장 귀하

첨부서류	1. 재무상태표 2. (포괄)손익계산서 3. 이익잉여금처분(결손금처리)계산서 4. 현금흐름표(「주식회사 등의 외부감사에 관한 법률」 제2조에 따른 외부감사의 대상이 되는 법인의 경우만 해당합니다) 5. 세무조정계산서	수수료 없 음

210mm×297mm[백상지 80g/㎡ 또는 중질지 80g/㎡]

■ 법인세법 시행규칙 [별지 제3호 서식] 〈개정 2024. 3. 22.〉 (앞쪽)

사 업 연 도	. . . ~ . . .	**법인세 과세표준 및 세액조정계산서**	법 인 명	
			사업자등록번호	

구분		항목	코드	금액
① 각 사업연도 소득계산		(101) 결산서상 당기순손익	01	
	소득조정금액	(102) 익 금 산 입	02	
		(103) 손 금 산 입	03	
		(104) 차 가 감 소 득 금 액 ((101)+(102)−(103))	04	
		(105) 기 부 금 한 도 초 과 액	05	
		(106) 기부금한도초과이월액 손 금 산 입	54	
		(107) 각사업연도소득금액 ((104)+(105)−(106))	06	
② 과세표준 계산		(108) 각 사업연도소득금액 ((108)=(107))		
		(109) 이 월 결 손 금	07	
		(110) 비 과 세 소 득	08	
		(111) 소 득 공 제	09	
		(112) 과 세 표 준 ((108)−(109)−(110)−(111))	10	
		(159) 선 박 표 준 이 익	55	
③ 산출세액 계산		(113) 과 세 표 준((112)+(159))	56	
		(114) 세 율	11	
		(115) 산 출 세 액	12	
		(116) 지 점 유 보 소 득 (「법인세법」 제96조)	13	
		(117) 세 율	14	
		(118) 산 출 세 액	15	
		(119) 합 계((115)+(118))	16	
④ 납부할 세액 계산		(120) 산 출 세 액((120)=(119))		
		(121) 최저한세 적용대상 공 제 감 면 세 액	17	
		(122) 차 감 세 액	18	
		(123) 최저한세 적용제외 공 제 감 면 세 액	19	
		(124) 가 산 세 액	20	
		(125) 가 감 계((122)−(123)+(124))	21	
	기납부세액 / 기한내납부세액	(126) 중 간 예 납 세 액	22	
		(127) 수 시 부 과 세 액	23	
		(128) 원 천 납 부 세 액	24	
		(129) 간접투자회사등의 외 국 납 부 세 액	25	
		(130) 소 계 ((126)+(127)+(128)+(129))	26	
	기납부세액	(131) 신고납부전가산세액	27	
		(132) 합 계((130)+(131))	28	
		(133) 감면분추가납부세액	29	
		(134) 차 감 납 부 할 세 액 ((125)−(132)+(133))	30	
⑤ 토지등 양도소득에 대한 법인세 계산	양도차익	(135) 등 기 자 산	31	
		(136) 미 등 기 자 산	32	
		(137) 비 과 세 소 득	33	
		(138) 과 세 표 준 ((135)+(136)−(137))	34	
		(139) 세 율	35	
		(140) 산 출 세 액	36	
		(141) 감 면 세 액	37	
		(142) 차 감 세 액 ((140)−(141))	38	
		(143) 공 제 세 액	39	
		(144) 동업기업 법인세 배분액 (가산세 제외)	58	
		(145) 가 산 세 액 (동업기업 배분액 포함)	40	
		(146) 가 감 계((142)−(143)+(144)+(145))	41	
	기납부세액	(147) 수 시 부 과 세 액	42	
		(148) ( ) 세 액	43	
		(149) 계 ((147)+(148))	44	
		(150) 차감납부할세액((146)−(149))	45	
⑥ 미환류소득법인세		(161) 과세대상 미환류소득	59	
		(162) 세 율	60	
		(163) 산 출 세 액	61	
		(164) 가 산 세 액	62	
		(165) 이 자 상 당 액	63	
		(166) 납부할세액((163)+(164)+(165))	64	
⑦ 세액계		(151) 차감납부할 세액계 ((134)+(150)+(166))	46	
		(152) 사실과 다른 회계처리 경정 세액공제	57	
		(153) 분납세액계산범위액 ((151)−(124)−(133)−(145)−(152)+(131))	47	
		(154) 분 납 할 세 액	48	
		(155) 차 감 납 부 세 액 ((151)−(152)−(154))	49	

210mm×297mm[백상지 80g/㎡ 또는 중질지 80g/㎡]

법인세신고는 「법인세 과세표준 및 세액신고서」에 아래 표의 서류를 첨부하여야 한다. 특히, 아래의 첨부서류 중 가~다의 서류를 첨부하여 제출하지 않는 경우에는 법인세를 신고하지 아니한 것으로 본다.

첨부서류

항 목
가. 기업회계기준을 준용하여 작성한 개별 법인의 재무상태표, 포괄손익계산서
나. 기업회계기준을 준용하여 작성한 이익잉여금처분(결손금처리)계산서
다. 세무조정계산서
라. 기타 부속서류 및 현금흐름표, 표시통화 재무제표, 원화표시 재무제표
마. 피합병법인 등의 재무상태표, 합병·분할로 승계한 자산 및 부채 명세서 등

법인세 과세표준 및 세액신고서에 기재된 납부할 세액을 법인세의 과세표준신고 기한 내에 아래의 그림과 같은 납부서를 작성하여 가까운 은행(국고수납대리점) 또는 우체국에 납부하여야 한다. 이때 법인세에 부과되는 지방세인 법인세분 지방소득세도 별도의 납부서를 작성하여 반드시 과세표준신고기한 내에 납부하여야 한다.

법인세 납부서

영 수 증 서(납세자용)

[별지 제8호 서식] (제3면)

(전자)납부번호						수입징수관서	계좌번호	
분류기호	서코드	납부년월	납부구분	세 목				
0126						세무서		
상호(성명)		사업자(주민) 등록번호					일반회계	기획재정부소관 / 조세
사업장(주소)				전화			회계연도	

귀속연도/기분	년 귀속 기 분												
세 목 명	납부금액												
	조	천	백	십	억	천	백	십	만	천	백	십	원
세													
농어촌특별세													
계													

왼쪽의 금액을 한국은행 국고(수납)대리점인 은행 또는 우체국에 납부하시기 바랍니다.
(인터넷 등에 의한 전자납부 가능)
납부기한 년 월 일

년 월 일

은 행 지점
우체국

수납인

납부할 법인세액이 천만원을 초과하는 경우에는 다음의 금액을 납부기한이 지난 날부터 1개월(중소기업의 경우 2개월) 이내에 분납할 수 있다.

구 분	금 액
납부할 세액이 20,000,000만원 이하	10,000,000만원을 초과하는 금액
납부할 세액이 20,000,000만원 초과	50% 이하의 금액

예를 들면, 납부할 세액이 1,500만원인 경우 분납할 수 있는 세액은 1,000만원을 초과하는 금액인 500만원(=1,500만원－1,000만원) 이하이며 납부기한 내에 납부할 세액은 1,000만원(=1,500만원－500만원) 이상이다. 그런데 만약 납부할 세액이 3,000만원인 경우 분납할 수 있는 세액은 1,500만원(=3,000만원×50%) 이하이며 납부기한 내에 납부할 세액은 1,500만원(=3,000만원－3,000만원×50%) 이상이다.

4.3.4 신고내용 변경신고

법인세 과세표준 및 세액을 신고·납부하여야 할 납세의무가 있는 법인이 불성실하게 신고·납부를 하는 경우에는 다음의 그림과 같은 불이익을 받게 된다.

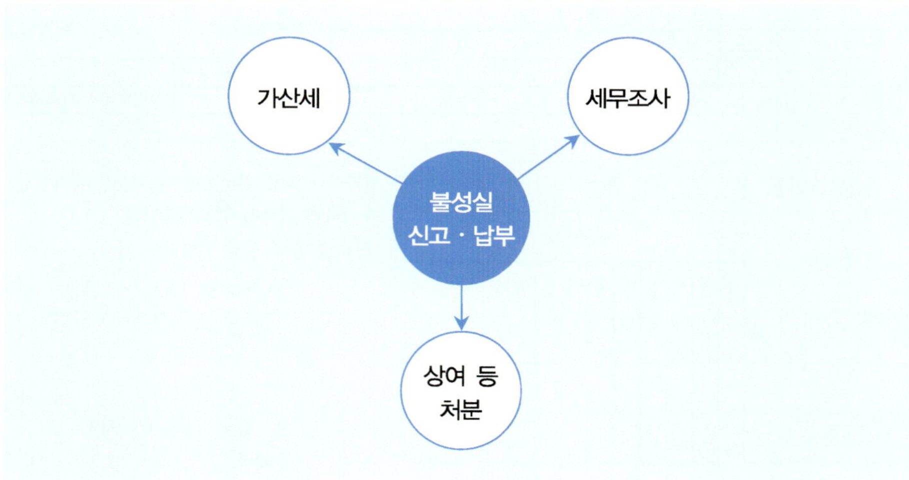

우선 법인이 세법에 따라 신고하여야 할 과세표준에 미치지 못하게 신고한 경우 과소신고가산세를 부과하고 당초 신고납부기한의 다음날부터 자진납부일 또는 고지일까지의 기간에 대하여 1일 0.022%에 상당하는 금액을 납부지연가산세로 추가적으로 부과한다. 또한 법인이 수입금액을 누락하거나 부실경비, 가공원가 등을 손금으로 계상한 경우 법인으로부터 그 상당금액을 가져간 사람에게 상여 또는 배당금으로 법인세를 추징하며 「조세범처벌법」에 의해 처벌을 받을 수 있다. 뿐만 아니라 납세자가 매년 세무서에 제출한 법인세 신고서와 그 부속서류를 바탕으로 과세권자는 그 납세자의 신고성실성을 평가하며 불성실 신고법인으로 분류된 법인은 세무조사 대상으로 선정하여 정밀조사를 실시한다.

따라서 법인은 불성실 신고・납부로 인한 불이익을 피하기 위해 법정신고기한 내에 제출한 신고서상에 기재된 과세표준 및 세액(환급세액 포함)이 세법상 정확한 금액과 다른 경우 증액하여 수정신고를 해야 한다. 수정신고는 관할세무서장이 법인세 과세표준 및 세액을 경정하여 통지를 하기 전으로서 국세 부과의 제척기간이 끝나기 전까지 할 수 있다. 법인이 수정신고시 일정부분 가산세는 경감된다. 즉, 법정신고기한 경과 후 6개월 이내에 수정신고한 경우에는 일정금액을 경감한다.

한편, 위의 수정신고와는 반대로 법정신고기한 내에 세금을 신고한 납세자가 정당하게 신고해야 할 금액보다 세금을 더 많이 신고한 경우에는 법정신고기한 경과 후 5년 이내(또는 안 날로부터 90일 이내)에 관할세무서장에게 정당한 금액으로 세금을 줄여줄 것을 청구할 수 있는데 이러한 제도를 경정청구라고 한다. 경정청구를 하고자 하는 납세자는 경정청구기한 내에 관할세무서장에게 경정청구서를 제출하면 되며 경정청구를 받은 관할세무서장은 청구를 받은 날로부터 2개월 이내에 처리결과를 납세자에게 통지해 준다.

4.4 각 사업연도소득에 대한 법인세

각 사업연도소득은 그 사업연도에 속하는 익금의 총액에서 손금의 총액을 공제한 금액으로 하고 손금의 총액이 익금의 총액을 초과하는 경우 그 초과하는 금액은 각 사업연도의 결손금으로 한다. 이때 각 사업연도소득에 대한 법인세는 아래의 그림의 절차에 따라 계산한다.

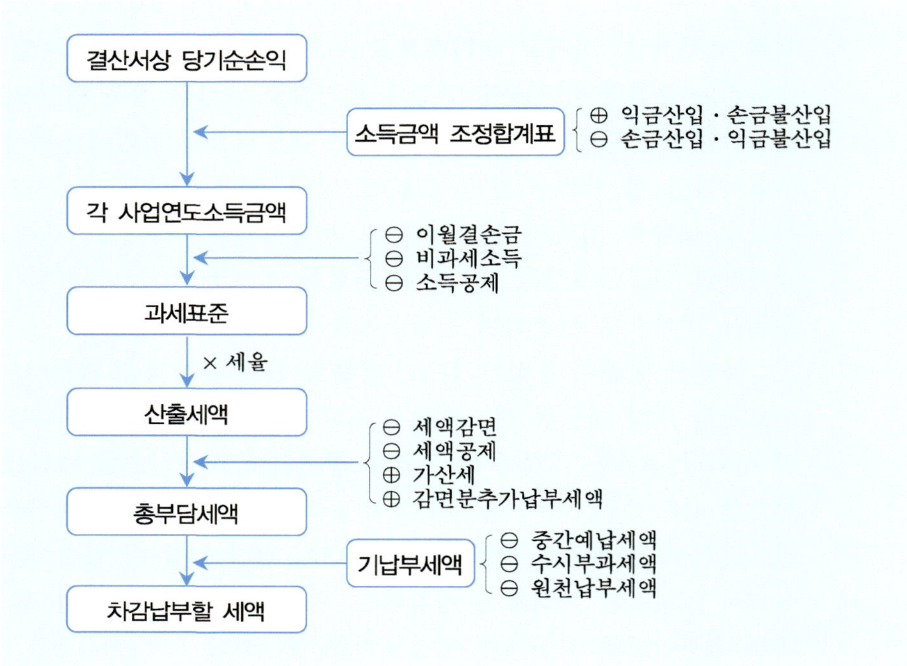

각 사업연도소득을 계산하기 위해서는 우선 결산서상 당기순손익을 확정해야 한다. 그 다음에 결산서상 수익, 비용과 세법상 익금, 손금 간의 차이를 조정하는 세무조정을 실시하며 이러한 세무조정사항을 요약한 표를 소득금액조정합계표라고 한다. 결산서상 당기순손익에서 세무조정사항을 반영하여 각 사업연도소득금액을 계산하게 된다. 각 사업연도소득금액에서 이월결손금, 비과세소득, 소득공제액을 차감하여 과세표준을 계산하며 과세표준에 세율을 적용하여 산출세액을 산정하게 된다. 이때 세율은 2억원까지는 9%, 2억원 초과분은 19%, 200억원 초과분은 21%, 3,000억원 초과분은 24%를 적용한다. 산출세액에서 「법인세법」 또는 「조세특례제한법」상의 세액감면, 세액공제를 차감하고 가산세와 감면분추가납부세액을 가산하여 총부담세액을 계산하게 된다. 이러한 총부담세액이 법인이 각 사업연도소득에 대해 부담하는 법인세이다. 여기에서 법인이 연중에 지급한 세액이 있으면 차감하게 되는데 이를 기납부세액이라고 한다. 즉, 총부담세액에서 중간예납세액, 수시부과세액, 원천징수세액 등을 차감하여 차감납부할세액을 최종적으로 산출하게 된다. 이렇게 산정한 차감납부할세액이 법인이 법인세 신고기한 내에 납부할 세액이 되는 것이다.

4.5 손금항목의 조정

4.5.1 각종 준비금 조정

기업회계기준에 따르면 준비금은 자본항목 중 이익잉여금에 해당하나 세법에서는 준비금을 일종의 부채로 본다. 준비금은 크게 아래의 표와 같다. 「법인세법」상 준비금은 책임준비금, 비상위험준비금, 고유목적사업준비금이 있다.

준비금의 종류

<table>
<tr><th>관련 법</th><th>종 류</th><th>설정법인</th><th>손금의 범위</th><th>환 입</th></tr>
<tr><td rowspan="5">법인세법</td><td rowspan="3">책임준비금</td><td rowspan="4">보험회사</td><td>1. 기말 현재 모든 보험계약 해약시 지급할 환급액</td><td rowspan="2">다음 사업연도</td></tr>
<tr><td>2. 기발생 보험사고에 대한 추정보험금</td></tr>
<tr><td>3. 일정한 요건을 충족하는 배당준비금</td><td>배당금 지급시 또는 3년 거치 일시환입</td></tr>
<tr><td>비상위험
준비금</td><td>Min[1, 2]
1 : 단기손해보험의 보유보험료 ×보험종목별 적립기준율
2 : 단기손해보험의 경과보험료×50%(단, 자동차보험은 40%)－기말 세무상 준비금 잔액</td><td>금융위원회가 정하는 바에 의함</td></tr>
<tr><td>고유목적
사업준비금</td><td>비영리
내국법인</td><td>이자・배당소득금액＋기타 수익사업소득×60%, 80%</td><td>고유목적사업 지출시 또는 5년 거치 일시환입</td></tr>
</table>

위의 준비금들은 미래에 발생할 손실에 충당하기 위해 손금으로 인정하는 제도이며 아래의 그림과 같이 당해 연도에 손금에 산입된 준비금은

일정한 기간이 경과하면 다시 익금에 산입된다. 즉, 준비금을 손금에 산입하게 되면 세부담을 줄이는 것이 아니라 잠시 세부담을 이연시키는 효과만을 발생시킬 뿐이다. 또한 일정기간 동안 설정된 준비금을 용도에 맞게 사용하지 못하면 준비금의 손금산입으로 인하여 줄어든 세액의 이자상당액을 추가적으로 납부해야 한다.

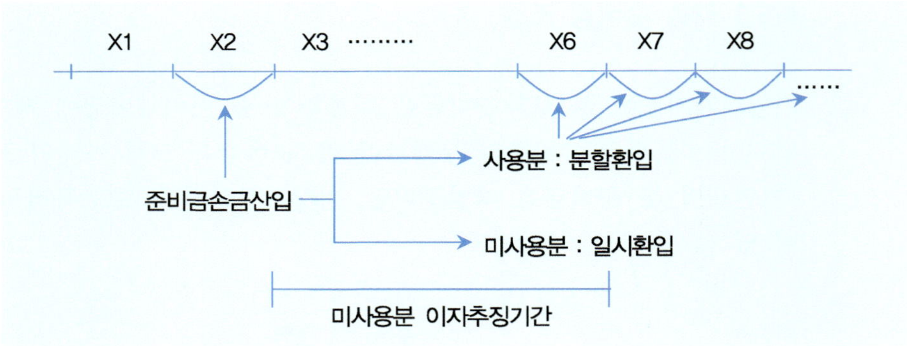

4.5.2 고유목적사업준비금과 의료발전준비금

비영리내국법인은 장래에 고유목적사업에 지출할 비용에 충당하기 위해 이자, 배당소득금액 또는 기타수익사업소득의 일정부분(50%~100%)을 준비금으로 적립할 수 있다. 고유목적사업준비금은 결산조정사항이며 예외적으로 잉여금처분에 의한 신고조정이 가능하다. 손금에 산입된 고유목적사업준비금은 고유목적사업의 지출액과 상계하거나 미사용분은 5년 이후에 일시에 환입한다. 또한 책임준비금과 마찬가지로 미사용된 고유목적사업준비금을 일시환입하는 경우 이자상당액을 해당 사업연도의 법인세에 가산하여 납부하여야 한다.

의료기관 등과 같은 비영리내국법인은 "고유목적사업 또는 지정기부금에 지출하기 위하여" 고유목적사업준비금을 손금으로 계상한 경우에는 한도 내에서 손금산입이 가능하다. 즉, 고유목적사업준비금은 결산조정에 의한 손금산입이 원칙인데, 기업회계기준에 의한 외부감사의 대상인 비영리내국법인은 예외적으로 잉여금처분에 의한 신고조정에 의한 손금산입이 허용된다.

구체적으로, 결산조정은 다음 식(1)의 회계처리에 의해 한도 내에서 손금산입이 가능한 반면 신고조정은 기업회계기준에서는 고유목적사업준비금을 부채로 인정하지 않기 때문에 식(2)의 회계처리가 이루어져야 하는데, 여기에 대해(손금산입) 고유목적사업준비금전입액 ×××(△유보)의 세무조정을 통해 손금산입을 허용하는 것이다.

고유목적사업준비금전입액(비용)	×××	고유목적사업준비금(부채)	×××	(1)
미처분이익잉여금(이익잉여금)	×××	고유목적사업준비금(이익잉여금)	×××	(2)

여기서 의료법인은 수익사업에서 발생한 소득(손익계산서의 "의료외수익"에서 발생한 소득)에 대한 「법인세법」의 각 사업연도소득(과세소득) 계산 시 손금산입범위액까지 추가적으로 고유목적사업준비금을 부채에 계상해서(고유목적사업준비금전입액을 비용에 계상해서) 과세소득을 감소시킬 수 있는 것이다.

손금으로 계상한 고유목적사업준비금을 고유목적사업 또는 지정기부금에 지출하는 경우에는 동(同)지출액을 먼저 계상한 사업연도의 동(同)준비금부터 순차로 상계하되, 직전사업연도 종료일 현재의 동(同)준비금의 잔액을 초과하여 해당 사업연도의 고유목적사업 등에 지출한 금액은 해당 사업연도에 계상할 동(同)준비금에서 지출한 것으로 본다(따라서 해당 사업연도의 동(同)준비금 손금산입범위액 내에서 손금으로 인정한다). 고유목적사업준비금을 손금산입한 비영리내국법인이 5년 내 미사용 등의 사유에 해당하게 된 경우에는 잔액을 익금산입하면서 이자상당액을 법인세에 가산하여 납부한다.

여기서 고유목적사업의 "지출"이란 해당 비영리내국법인의 법령 또는 정관에 규정된 설립목적을 직접 수행하는 사업으로서 과세소득이 발생하는 수익사업 외의 사업에 실제로 지출하는 것을 말하는데, 의료법인이 지출하는 특정한 금액(이하 "특정 항목")도 고유목적사업에 지출 또는 사용하는 금액으로 본다. 단, 의료법인이 유형자산·무형자산 취득 후 법령 또는 정관에 규정된 고유목적사업이나 보건업에 3년 이상 자산을 직접 사용하지 아니하고 처분하는 경우에는 고유목적사업에 지출 또는 사용한 금액으로 보지 않고, 임원 및 직원이 지급받는 총급여액이 8,000만원을 초과하는 경우 그 초과하는 금액은 인건비로 보지 아니하되, 해당 법인이 법인세 과세표준을 신고하기 전에 해당 임원 및 종업원의 인건비 지급규정에 대하여 주무관청으로부터 승인받은 경우에는 그러하지 아니하다고 규정하였다.

손금산입한 고유목적사업준비금의 잔액이 있는 비영리내국법인이 고유목적사업준비금을 손비로 계상한 사업연도의 종료일 이후 5년이 되는 날까지 고유목적사업 등에 사용하지 않을 경우에는 그 잔액을 해당 사유일이 속하는 사업연도의 익금에 산입한다.

추가적으로, 의료법인은 손비로 계상한 고유목적사업준비금 상당액을 의료발전회계로 구분하여 경리해야 하는데, 여기서 "의료발전회계"는 고유목적사업준비금의 적립 및 지출에 관하여 다른 회계와 구분하여 독립적으로 경리하는 회계를 의미한다. 즉, 특정 항목의 지출·사용액을 인정받기 위해서는 의료발전회계를 별도로 구분하여 기장하고, 의료발전준비금을 설정해야 하는 것이다.

예컨대, 고유목적사업준비금의 설정 이후에 인건비의 지출이 발생하는 경우와 기계장치 취득 및 감가상각비 계상이 발생하는 경우에는 각각 식(3) 및 식(4)의 「법인세법」상 회계처리가 이루어지는 것이다(법인세법 기본통칙 29-56-6(의료발전회계의 처리방법) 제2항). 여기서 "의료발전준비금환입액"은 의료기관 회계기준규칙 별표2(손익계산서 과목분류 및 내용해설)에 의하면 "고유목적사업준비금환입액"의 계정과목에 포함되어 보고된다.

고유목적사업준비금전입액(손금)	100	고유목적사업준비금	100	(3)
인건비	40	현금	40	
고유목적사업준비금	40	의료발전준비금	40	
의료발전준비금	40	의료발전준비금환입액	40	
고유목적사업준비금전입액(손금)	100	고유목적사업준비금	100	(4)
기계장치	100	현금	100	
고유목적사업준비금	100	의료발전준비금	100	
감가상각비	20	감가상각누계액	20	
의료발전준비금	20	의료발전준비금환입액(익금)	20	

5 부가가치세

5.1 총설

5.1.1 의의

부가가치세는 사업자가 생산 및 유통의 단계에서 창출한 부가가치에 대해 과세되는 조세이다. 여기에서 부가가치란 사업자가 아래의 그림과 같이 각 거래단계에서 사업자가 창출한 가치의 증가분으로 각 단계 사업자의 매출액에서 매입액을 차감하여 계산된다.

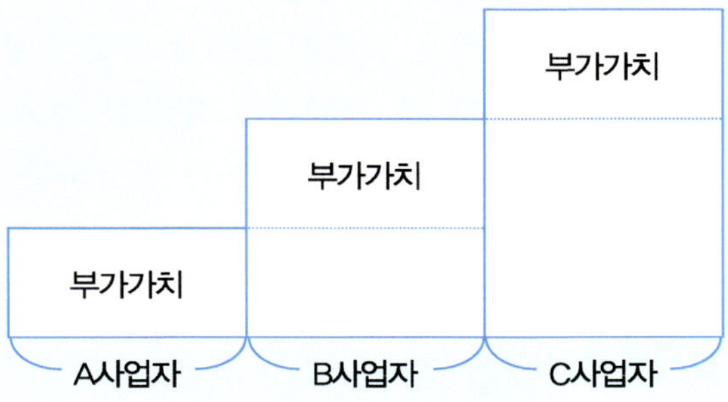

이러한 부가가치세는 다음의 그림과 같은 특징을 지니고 있다.

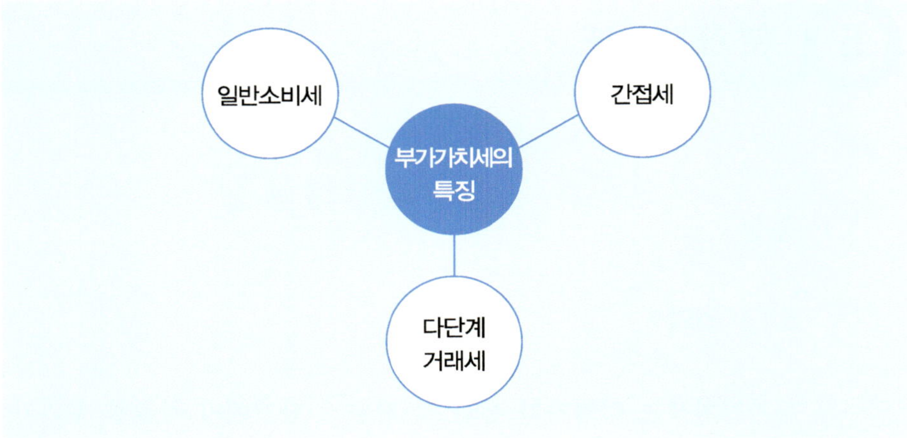

첫째, 부가가치세는 원칙적으로 모든 재화와 용역의 소비행위에 과세되는 조세로서 일반소비세에 해당한다. 둘째, 세금을 납부하는 납세의무자와 그 세금을 부담하는 담세자가 서로 다른 간접세이다. 즉, 부가가치세의 납세의무자는 재화와 용역을 공급하는 사업자인 데 반해 부가가치세의 담세자는 그 재화와 용역을 최종적으로 소비하는 소비자이다. 셋째, 부가가치세는 생산 및 유통의 각 단계에서 창출한 부가가치에 과세하는 다단계 거래세이다. 즉, 부가가치세는 사업자가 공급하는 재화와 용역이 최종소비자에게 도달할 때까지 모든 거래단계에서 과세된다.

5.1.2 납세의무자

부가가치세에 대한 납세의무자는 사업자이다. 부가가치세는 간접세이므로 부가가치세를 부담하는 자는 최종소비자이지만 부가가치세를 거래징수하여 납부하여야 할 의무가 있는 자는 사업자이다. 여기에서 사업자는 영리목적유무와는 무관하게 사업상 독립적으로 재화 또는 용역을 공급하는 자이다. 영리목적과는 무관하기 때문에 국가, 지방자치단체, 지방자치단체조합 등도 부가가치세의 납세의무자가 될 수 있다. 한편, 인적·물적으로 자기계산 또는 자기책임하에 독립적으로 재화 또는 용역을 공급해야 한다. 예를 들면, 고용관계에 의하여 근로를 제공하는 것, 소득세가 비과세되는 농가부업 중 축산·양어·고공품제조 등은 사업의 독립성이 없기 때문에 부가가치세의 납세의무가 없다.

이러한 사업자는 아래의 그림과 같이 크게 과세사업자와 면세사업자로 나뉘며 과세사업자는 다시 일반과세자와 간이과세자로 구분된다.

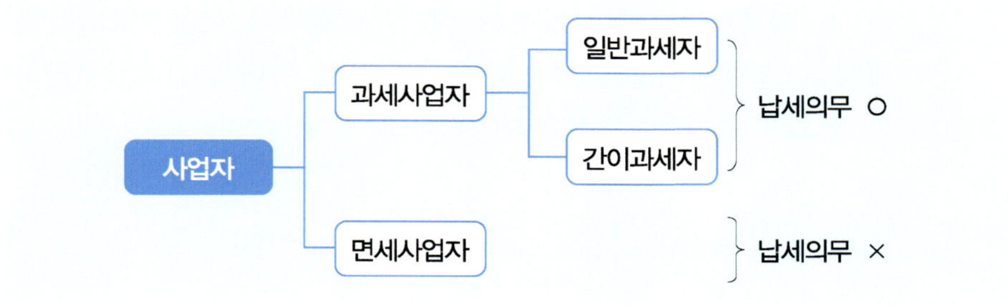

원칙적으로 사업자는 부가가치세의 납세의무를 지지만 「부가가치세법」에서 정한 면세품목을 공급하는 사업자는 납세의무를 지지 않는다. 이러한 사업자는 '면세사업자'라고 한다. 또한 과세사업자는 '일반과세자'와 일반과세자에 비해 간편한 방식으로 과세가 이루어지는 '간이과세자'로 구분된다. 또한 재화를 수입하는 자는 「관세법」에 따라 과세를 신고·납부할 때 관련된 부가가치세를 함께 신고·납부해야 한다.

5.1.3 과세기간

부가가치세의 과세기간은 다음과 같다.

구 분		과세기간
1. 일반적인 경우	일반과세자	제1기 : 1월 1일~6월 30일 제2기 : 7월 1일~12월 31일
	간이과세자	1월 1일~12월 31일
2. 신규사업을 개시하는 경우		사업개시일*~사업개시일이 속하는 과세기간 종료일 * 사업개시일 전에 사업자등록을 한 경우에는 등록일
3. 폐업하는 경우		폐업일이 속하는 과세기간 개시일~폐업일 * 사업시작 전에 사업자등록을 한 후 사업을 시작하지 않게 된 경우 : 해당 과세기간 개시일~사실상 사업을 시작하지 아니하게 되는 날
4. 간이과세를 포기하는 경우		다음을 각각 하나의 과세기간으로 함 ① 과세기간 개시일~포기신고일이 속하는 달의 말일 ② 포기신고일이 속하는 달의 다음 달 1일~과세기간 종료일

사업자는 위의 각 과세기간의 과세표준과 세액을 그 과세기간이 종료된 후 25일(폐업일이 속하는 달의 다음 달 25일) 이내에 신고납부하여야 하며 이것을 '확정신고납부'라고 한다. 한편, 「부가가치세법」에서는 아래와 같이 각 과세기간마다 예정신고기간을 설정하여 예정신고기간에 해당하는 세액을 그 예정신고기한이 종료된 후 25일 이내에 신고납부하도록 규정하고 있으며 이것을 '예정신고납부'라고 한다.

구 분	예정신고기한
1. 일반적인 경우	제1기 : 1월 1일~3월 31일 제2기 : 7월 1일~9월 30일
2. 신규사업을 개시하는 경우	사업개시일*~사업개시일이 속하는 예정신고기간 종료일 * 사업개시일 전에 사업자등록을 한 경우에는 등록일

위의 사항을 요약하면 다음의 그림과 같다.

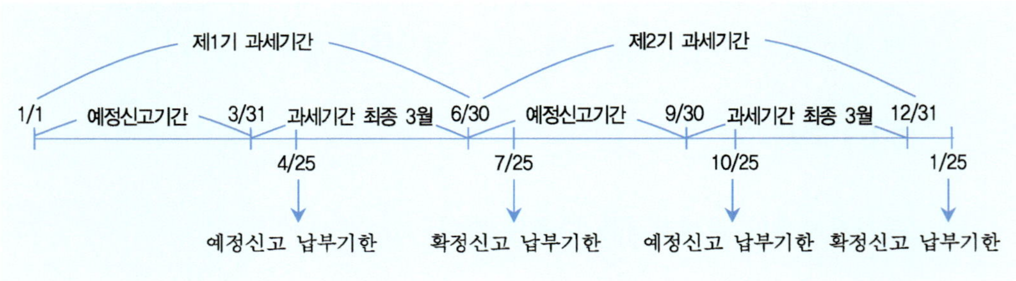

5.1.4 납세지

'납세지'란 납세자가 납세의무를 이행하고 부가가치세를 관할하는 세무서를 결정하는 기준이 되는 장소를 말한다.

(1) 사업장단위과세

현행 「부가가치세법」에서는 납세지를 사업장마다 정하고 있다. 즉, 부가가치세는 사업장단위로 신고납부해야 한다. 다만, 둘 이상의 사업장이 있는 경우에 납세자의 편의를 고려하여 주된 사업장에서 총괄하여 부가가치세를 납부할 수 있도록 하고 있다.

사업장은 아래와 같이 사업자 또는 그 사용인이 상시 주재하여 거래의 전부 또는 일부를 행하는 장소를 말한다.

구 분	사업장
1. 광업	광업사무소의 소재지
2. 제조업	최종 제품을 완성하는 장소(다만, 따로 제품의 포장만을 하거나 용기에 충전만을 하는 장소, 유류의 제조자가 소유·임차한 저유소는 제외)
3. 건설업, 운수업, 부동산매매업	① 사업자가 법인인 경우 : 그 법인의 등기부상의 소재지(등기부상의 지점소재지 포함) ② 사업자가 개인인 경우 : 그 업무를 총괄하는 장소
4. 부동산임대업	그 부동산의 등기부상의 소재지
5. 다단계판매원이 재화·용역을 공급하는 사업	다단계판매원이 등록한 다단계판매업자의 주된 사업장 소재지
6. 무인자동판매기를 통하여 재화·용역을 공급하는 사업	그 사업에 관한 업무를 총괄하는 장소
7. 비거주자 또는 외국법인	비거주자 또는 외국법인의 국내사업장
8. 수자원을 개발하여 공급하는 사업, 대구시설관리공단이 공급하는 사업, 전기통신사업, 우정사업조직이 소포우편물을 방문접수하여 배당하는 용역을 공급하는 사업, 정기판매사업	그 사업에 관한 업무를 총괄하는 장소
9. 한국철도공사가 영위하는 사업	그 사업에 관한 업무를 지역별로 총괄하는 장소
10. 국가·지방자치단체 또는 지방자치단체조합이 공급하는 부동산임대업, 도·소매업, 음식·숙박업, 골프장·스키장운영업, 기타 운동시설운영업	그 사업에 관한 업무를 총괄하는 장소(다만, 위임·위탁 또는 대리에 의하여 재화 또는 용역을 공급하는 경우에는 수입자·위탁자 또는 대리인이 그 업무를 총괄하는 장소로 함)
11. 송유관설치자가 송유관을 통하여 재화나 용역을 공급하는 사업	그 사업에 관한 업무를 총괄하는 장소

위의 장소 외에도 무인자동판매기를 통하여 재화·용역을 공급하는 사업자를 제외하고는 신청에 의하여 추가로 사업장을 등록할 수 있다. 또

한 사업장이 설치되지 않은 경우에는 사업자의 주소 또는 거소(사업장을 설치하지 않고 사업자등록을 하지 않는 경우에는 과세표준 및 세액을 결정 또는 경정할 당시의 사업자의 주소 또는 거소를 말함)를 사업장으로 한다.

한편, 직매장(사업자가 자기의 사업과 관련하여 생산 또는 취득한 재화를 직접 판매하기 위하여 특별히 판매시설을 갖춘 장소)은 사업장으로 보는 데 반해 하치장(재화의 보관 · 관리시설만을 갖추고 하치장설치신고서를 하치장 관할세무서장에게 제출한 장소)은 사업장으로 보지 않는다. 또한 임시사업장(예 : 경기대회, 박람회, 국제회의 등의 행사가 개최되는 장소에서 임시로 개설하는 사업장)은 기존 사업장에 포함되는 것으로 본다.

(2) 주사업장총괄납부

「부가가치세법」에서는 원칙적으로 각 사업장을 기준으로 부가가치세를 신고 · 납부해야 한다. 따라서 둘 이상의 사업장을 가진 사업자는 각 사업장별로 부가가치세를 계산하여 이를 각 사업장을 관할하는 세무서장에서 신고 · 납부해야 한다. 그러나 이것은 납세자와 과세권자 모두에게 불편을 주기 때문에 「부가가치세법」에서는 사업자에게 둘 이상의 사업장이 있는 경우에는 각 사업장의 납부세액을 통산하여 주된 사업장에서 납부할 수 있는데 이러한 제도를 '주사업장총괄납부'라고 한다. 여기에서 주사업장은 법인인 경우에는 본점(주사무소 포함) 또는 지점(분사무소 포함), 개인은 주사무소로 한다.

주된 사업장에서 총괄하여 납부하려는 자는 그 납부하려는 과세기간 개시 20일 전에 주된 사업장의 관할세무서장에게 신청하여야 한다. 다만, 신규로 사업을 개시하는 자는 주된 사업장의 사업자등록증을 받은 날로부터 20일 이내에 신청하여야 한다. 그러나 주사업장총괄납부사업자가 ① 사업내용의 변경으로 총괄납부가 부적당하다고 인정되는 때, ② 주된 사업장의 이동이 빈번한 때, ③ 기타 사정변경으로 총괄납부가 적당하지 않게 된 때에는 그 적용을 하지 않게 된 날이 속하는 과세기간의 다음 과세기간부터 총괄납부를 적용하지 않는다.

한편, 주사업장총괄납부사업자가 각 사업장에서 납부하려는 과세기간 개시 20일 전에 주된 사업장 관할세무서장에게 주사업장총괄납부의 포기신고를 할 수 있다. 이처럼 총괄납부를 포기한 경우에는 그 포기한 날이 속하는 과세기간의 다음 과세기간부터 각 사업장에서 납부하여야 한다.

(3) 사업자단위과세

둘 이상의 사업장이 있는 경우 「부가가치세법」에서는 원칙적으로 사업장별로 부가가치세를 신고·납부해야 한다. 그러나 사업자단위로 사업자등록을 한 사업자는 그 사업자의 본점 또는 주사무소에서 총괄하여 신고·납부할 수 있는데 이러한 것을 '사업자단위과세'라고 한다.

이러한 사업자단위과세를 총괄하는 사업장은 법인의 본점(주사무소 포함) 또는 개인의 주사무소이며 사업자단위과세를 포기하고자 하는 사업자는 과세기간이 시작하기 20일 전에 사업자단위과세포기신고서를 사업자단위과세적용사업장의 관할세무서장에게 제출하여야 한다.

5.1.5 사업자등록

사업자등록은 「부가가치세법」상 납세의무자인 사업자가 그 사업자의 성명, 상호, 사업장 소재지 등의 인적사항과 사업내용을 관할세무서에 신고하여 그 관할세무서의 공부에 수록하는 것을 말한다. 사업자는 원칙적으로 각 사업장마다 사업개시일로부터 20일 이내에 사업장 관할세무서장에게 등록하여야 한다. 다만, 신규로 사업을 시작하려는 자는 사업개시일 전이라도 등록을 할 수 있다. 한편, 둘 이상의 사업장이 있는 사업자는 사업자단위로 해당 사업자의 본점 또는 주사무소 관할세무서장에게 등록할 수 있으며 사업자단위과세사업자로 적용받기 위해서는 과세기간 개시 20일 전까지 등록해야 한다.

사업자등록의 신청을 받은 관할세무서장은 신청일로부터 3일(토요일, 공휴일 또는 근로자의 날 제외) 이내에 등록번호가 부여된 사업자등록증을 신청자에게 발급하여야 한다. 사업장등록을 하면 관할세무서장은 사업장마다 등록번호를 부여하여야 하나 사업자단위로 등록신청을 한 경우에는 사업자단위과세적용사업장에 대하여 등록번호를 부여한다. 또한 관할세무서장은 사업개시 전 등록신청을 받은 경우에 신청자가 사업을 사실상 개시하지 않을 것으로 인정되는 때에는 등록을 거부할 수 있으며 사업자가 신청에 의해 등록을 하지 않는 경우에는 이를 조사하여 직권으로 등록시킬 수 있다.

사업자등록을 하지 않는 경우에는 다음의 두 가지 제재조치가 따른다. 첫째, 사업자등록을 하기 전의 매입세액은 매출세액에서 공제되지 않는다.

다만, 공급시기가 속하는 과세기간이 지난 후 20일 이내에 등록신청한 경우 등록신청일부터 공급시기가 속하는 과세기간 기산일까지 역산한 기간 이내의 것은 매출세액에서 공제된다. 둘째, 사업개시일로부터 20일 이내에 사업자등록을 신청하지 아니한 경우에는 미등록가산세가 부과된다. 여기에서 미등록가산세는 사업개시일부터 등록을 신청한 날의 직전일까지 공급가액의 1%로 한다.

5.2 과세거래

부가가치세는 이론적으로 각 거래단계에서 창출한 부가가치에 대해 과세를 해야 한다. 그러나 현행 「부가가치세법」은 전단계세액공제법을 사용하고 있기 때문에 각 거래단계에서 창출한 부가가치를 명확히 포착하기 어렵다. 이러한 이유로 인하여 현행 「부가가치세법」에서는 부가가치 자체가 아니라 사업자가 공급하는 재화와 용역을 과세물건으로 규정하고 있다. 한편, 「부가가치세법」은 소비지국과세원칙을 채택하고 있기 때문에 수입자의 사업자 여부를 불문하고 재화를 수입하는 경우 과세물건에 포함하고 있다. 즉, 현행 「부가가치세법」상 과세물건은 아래의 그림과 같이 재화의 공급, 용역의 공급, 재화의 수입이다.

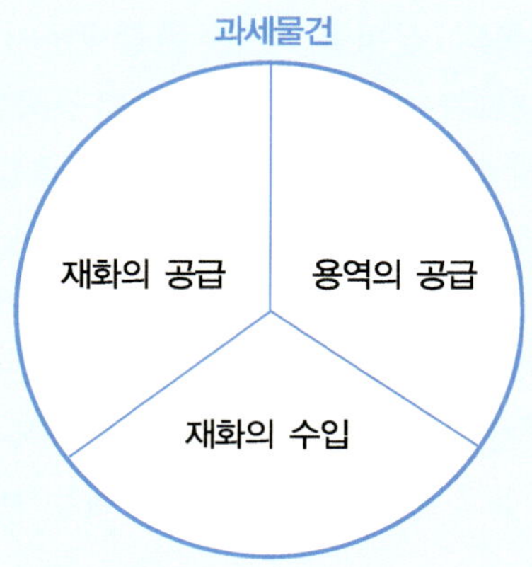

5.2.1 재화의 공급

재화란 재산가치가 있는 모든 유체물과 무체물로 다음의 표와 같은 것들을 말한다.

재화의 범위

구 분	범 위
1. 유체물	상품, 제품, 원료, 기계, 건물과 그 밖의 모든 유형적 물건
2. 무체물	동력, 열과 기타 관리할 수 있는 자연력 또는 권리 등(예 : 특허권, 실용신안권, 저작권 등)으로서 재산가치가 있는 유체물 외의 모든 것

한편, 재화의 공급은 아래의 그림과 같이 계약상 또는 법률상의 모든 원인에 의하여 재화를 인도 또는 양도하는 실질적 공급과 재화의 공급으로 의제하는 간주공급으로 구분된다.

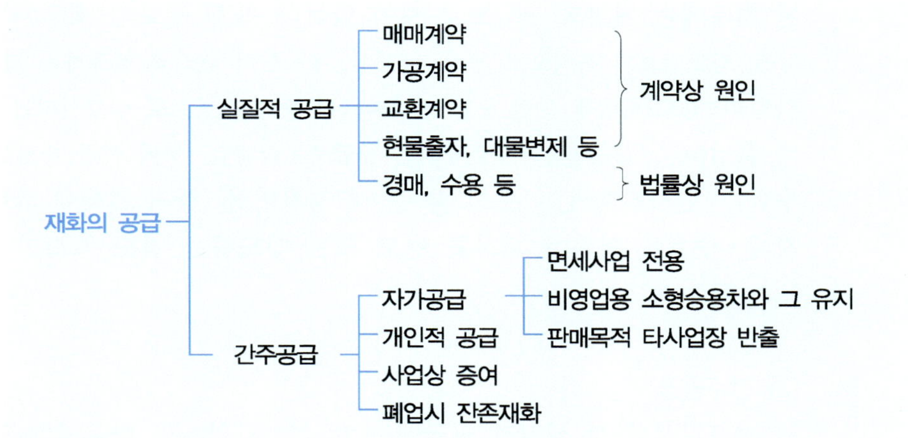

(1) 실질적 공급

재화의 실질적 공급은 다음의 표와 같이 계약상 또는 법률상의 모든 원인으로 인하여 재화를 인도 또는 양도하는 것을 말한다.

실질적 공급의 범위

구 분	범 위
1. 계약상 원인	① 매매계약 : 현금판매, 외상판매, 할부판매, 장기할부판매, 조건부 및 기한부판매, 위탁판매 기타 매매계약에 의하여 재화를 인도 또는 양도하는 것 ② 가공계약 : 자기가 주요 자재의 전부 또는 일부를 부담하고 상대방으로부터 인도받은 재화에 공작을 가하여 새로운 재화를 만들어 인도하는 것 ③ 교환계약 : 재화의 인도대가로서 다른 재화를 인도받거나 용역을 제공받는 것 ④ 기타계약 : 현물출자, 대물변제 등 기타계약상의 원인에 의하여 재화를 인도 또는 양도하는 것
2. 법률상 원인	경매(「국세징수법」에 의한 공매, 「민사집행법」 등에 의한 경매 등은 제외), 수용(관련법에 의한 수용은 제외), 기타 법률상의 원인에 의하여 재화를 인도 또는 양도하는 것

한편, 화재, 수재, 도난, 파손, 재고감모손 등으로 인하여 재화가 멸실된 경우에는 재화의 공급으로 보지 않는다. 또한 담보의 제공(예 : 질권, 저당권, 양도담보의 목적으로 동산, 부동산, 부동산의 권리를 제공하는 것), 포괄적 사업의 양도(사업에 관한 모든 권리와 의무를 포괄적으로 승계시키는 것), 조세의 물납(예 : 「상증법」, 「지방세법」, 「종합부동산세법」 등에 의한 물납), 「국세징수법」, 「민사집행법」, 「도시 및 주거환경정비법」 등의 법률에 의한 공매・경매・수용에 의하여 재화를 인도 또는 양도하는 것도 재화의 공급으로 보지 않는다.

(2) 간주공급

「부가가치세법」상 실질적 공급에는 해당하지 않지만 다음의 그림과 같이 재화가 공급된 것으로 의제하는 것을 간주공급이라고 한다. 이러한 간주공급에는 자가공급, 개인적 공급, 사업상 증여, 폐업시의 잔존재화 등이 있다.

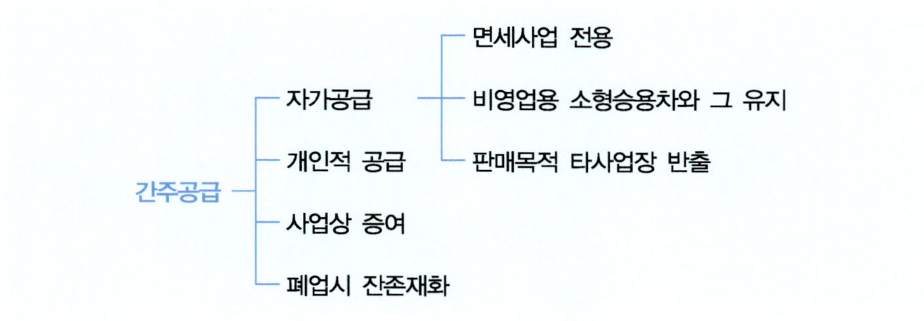

1) 자가공급

'자가공급'이란 사업자가 자기의 과세사업과 관련하여 생산하거나 취득한 재화를 자기의 사업을 위하여 직접 사용·소비하는 것을 말한다. 자가공급에는 아래와 같이 세 가지가 포함된다.

1. 면세사업 전용
2. 비영업용 소형승용차 또는 그 유지에 전용
3. 판매목적 타사업장 반출

자기의 사업과 관련하여 생산하거나 취득한 재화를 부가가치세가 면세되는 사업을 위하여 사용·소비하는 것은 재화의 공급으로 본다. 다만, 매입시 매입세액이 공제되지 않은 것을 제외한다. 즉, 다음의 그림과 같이 과세와 면세 사업을 동시에 수행하고 있는 회사가 과세사업에 사용할 것을 전제로 매입세액공제를 받은 이후에 이를 면세사업에 사용하는 경우에는 매출세액이 발생하지 않는 면세사업에 매입세액을 공제하는 불합리한 결과를 발생시키게 된다. 따라서 매입세액이 공제된 재화를 면세사업에 전용시 공급으로 의제하여 과세사업에서 공제받은 매입세액을 추징하게 되는 것이다. 예를 들면, 자기가 직접 생산한 비료(과세재화)를 자기의 농업(면세사업)에 사용·소비하는 경우 등을 들 수 있다.

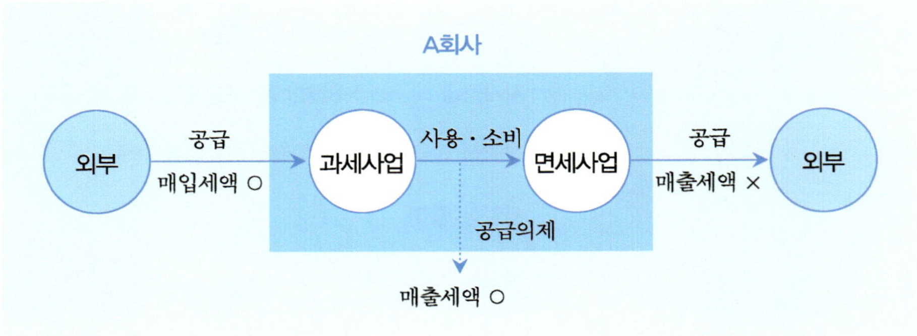

자기의 과세사업과 관련하여 생산·취득한 재화를 영업용이 아닌 소형승용자동차로 사용하거나 또는 그 유지에 사용·소비하는 것은 재화의 공급으로 본다. 즉, 아래의 그림과 같이 영업을 목적으로 매입세액이 공제되는 재화를 생산·취득한 이후에 그 재화를 매입세액이 불공제되는 영업용이 아닌 소형승용차 또는 그 유지에 사용한 경우에는 재화의 공급으로 의제하여 공제받은 매입세액을 추징하게 된다. 예를 들면, 자동차제조회사가 자가생산한 소형승용차를 판매용으로 사용하지 않고 임직원의 업무용으로 사용한 경우 등이 있다.

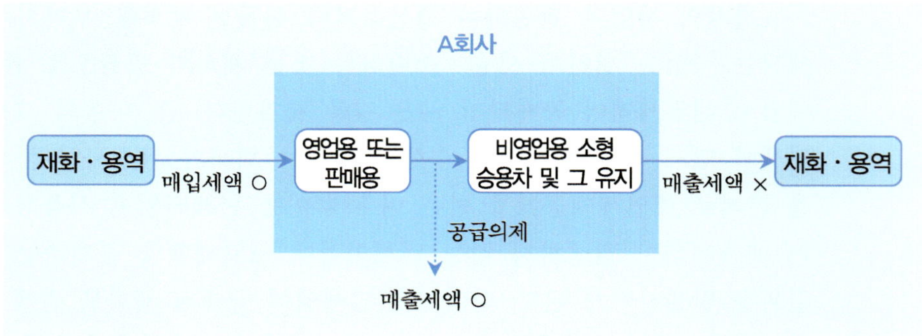

둘 이상의 사업장이 있는 사업자가 자기 과세사업과 관련하여 생산 또는 취득한 재화를 타인에게 직접 판매할 목적으로 자기의 다른 사업장에 반출하는 것은 재화의 공급으로 본다. 즉, 다음의 그림과 같이 제조장에서 판매를 목적으로 직매장에 반출하는 경우 제조장에는 매출세액이 없으므로 환급세액이 발생하고 직매장은 매입세액이 없으므로 납부세액이 발생하게 된다. 그런데 환급세액은 원칙적으로 확정신고기한 경과 후 30일 이내에 환급받도록 하고 있으므로 만약 판매목적 타사업장 반출을 공급의제로 규정하지 않는다면 그 기간 동안 사업자는 자금압박을 받게 된다. 따라서 이러한 문제를 해결하기 위해서 제조장에서 판매목적으로 타사업장에 반출하는 경우에는 재화의 공급으로 간주하는 것이다.

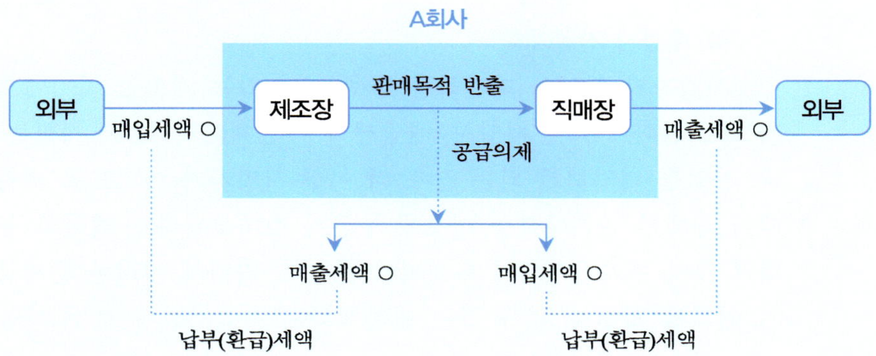

그러나 사업자가 총괄납부 또는 사업자단위과세의 적용을 받는 경우에는 판매목적 타사업장 반출을 재화의 공급으로 보지 않는다. 왜냐하면, 총괄납부 또는 사업자단위과세의 적용을 받는 경우에는 납부세액(또는 환급세액)을 통산하여 납부하므로 위에서 언급한 환급지연으로 인한 자금압박의 문제는 발생하지 않기 때문이다. 다만, 총괄납부사업자가 세금계산서를 발급하여 예정신고 또는 확정신고를 하는 경우에는 재화의 공급으로 본다.

2) 개인적 공급

사업자가 자기의 과세사업과 관련하여 생산하거나 취득한 재화를 사업과 직접 관계없이 사용·소비하는 것은 재화의 공급으로 본다. 예를 들면, 명절 등에 기념품 제공, 직원들의 사기진작을 위해 자동차, 노트북 등 제공이 이에 해당한다. 그러나 매입시 매입세액이 공제되지 않은 재화의 공급, 실비변상적인 목적의 작업복·작업모·작업화 제공, 복리후생적 목적의 직장체육비·직장연예비 등은 재화의 공급에 해당하지 않는다.

3) 사업상 증여

사업자가 자기의 과세사업과 관련하여 생산하거나 취득한 재화를 자기의 고객이나 불확정 다수인에게 증여하는 것은 재화의 공급으로 본다. 그러나 견본품, 광고선전용 재화, 특별재난지역에 공급하는 물품, 매입세액이 공제되지 않은 재화 등은 사업상 증여로 보지 않는다.

4) 폐업시 잔존재화

사업자가 사업을 폐지하는 경우 남아 있는 재화는 자기에게 공급하는 것으로 본다. 다만, 매입시 매입세액이 공제되지 않은 재화는 제외한다. 즉, 사업을 폐업하게 되는 경우 더 이상 사업자가 아니므로 폐업시 매입세액이 공제된 잔존재화를 나중에 누군가 소비하더라도 재화의 공급에 해당하지 않아 부가가치세가 과세되지 않는다. 따라서 이러한 문제점을 해결하기 위해서 폐업시 남아 있는 잔존재화는 폐업시점에 모두 사업자에게 공급된 것으로 의제하는 것이다.

5.2.2 용역의 공급

'용역'이란 재화 외의 재산가치가 있는 모든 역무 및 그 밖의 행위를 말한다. 이는 구체적으로 다음의 사업에 해당하는 모든 역무 및 그 밖의 행위를 말한다.

1. 건설업
2. 숙박 및 음식점업
3. 운수업
4. 방송통신 및 정보서비스업
5. 금융 및 보험업
6. 부동산업 및 임대업(단, 전 · 답 · 과수원 · 목장용지 · 임야 · 염전 임대업은 제외)
7. 전문 · 과학 및 기술서비스업, 사업시설관리 및 사업지원서비스업
8. 공공행정, 국방 및 사회보장행정
9. 교육서비스업
10. 보건업 및 사회복지서비스업

11. 예술, 스포츠 및 여가 관련 서비스업
12. 협회 및 단체, 수리 및 기타 개인서비스업
13. 가구 내 고용활동 및 달리 분류되지 않은 자가생산활동
14. 국제 및 외국기관의 사업

그러나 위에서 언급한 건설업과 부동산업 중 ① 부동산의 매매(주거용 또는 비거주용 등 건축물을 자영 건설하여 분양·판매하는 경우 포함), 그 중개를 사업목적으로 나타내어 부동산을 판매하는 사업, ② 사업상의 목적으로 1과세기간중에 1회 이상 부동산을 취득하고 2회 이상 판매하는 사업의 경우에는 재화를 공급하는 사업으로 본다.

한편, '용역의 공급'이란 계약상 또는 법률상의 모든 원인에 의하여 역무(인적용역)를 제공하거나 재화·시설물(물적용역) 또는 권리(예 : 특허권, 의장권 등)를 사용하게 하는 것을 말한다. 그러나 사업자가 특수관계자에게 사업용 부동산의 임대용역을 공급하는 경우를 제외하고는 대가를 받지 않고 타인에게 용역을 공급하는 것은 용역의 공급으로 보지 않는다. 또한 위의 용역의 무상공급에 대한 부가가치세의 면세와의 과세형평을 맞추기 위해 용역의 자가공급 등에 대해서는 부가가치세를 과세하지 않는다.

5.2.3 재화의 수입

'재화의 수입'이란 외국으로부터 우리나라에 들어온 물품(외국 선박에 의하여 공해에서 채취되거나 잡힌 수산물 포함), 수출신고가 수리된 물품(선적되지 않은 물품을 보세구역에서 반입하는 경우는 제외) 등을 우리나라(또는 보세구역)에 반입하는 것을 말한다. 즉, 외국의 물품을 우리나라의 영토 및 우리나라가 행사할 수 있는 권리가 미치는 곳으로 들여오는 것을 말한다.

즉, 다음의 그림과 같이 재화를 수입하는 경우 국외의 공급자는 우리나라 세법에 따른 부가가치세의 납세의무가 없다. 그러나 소비지국과세원칙을 실현하기 위해서 재화를 수입하는 자는 사업자 여부에 불문하고 세관장에게 관세와 더불어 부가가치세도 납부하도록 한 것이다.

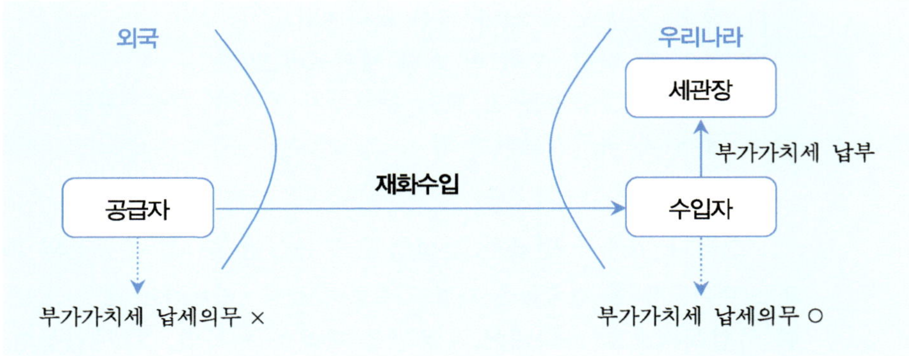

5.2.4 부수 재화 또는 용역

'부수 재화와 용역'이란 주된 재화 또는 용역의 공급에 필수적으로 부수되는 아래의 그림과 같은 재화 또는 용역을 말한다.

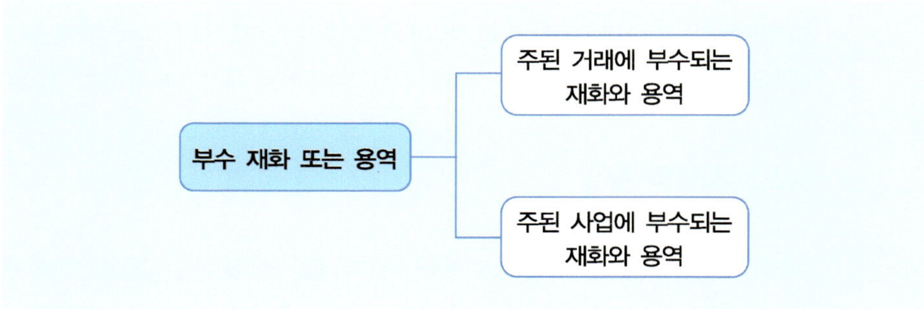

(1) 주된 '거래'에 부수되는 재화와 용역

해당 대가가 주된 거래인 재화 또는 용역의 공급대가에 통상적으로 포함되어 공급되는 재화와 용역을 말한다. 또는 거래의 관행으로 보아 통상적으로 주된 거래인 재화 또는 용역의 공급에 부수하여 공급되는 것으로 인정되는 재화 또는 용역이다. 예를 들면, 핸드폰을 공급하면서 제공되는 보증수리용역, 텔레비전을 공급하면서 제공되는 설치용역 등이 이에 해당한다. 이러한 주된 거래에 부수되는 재화와 용역은 주된 거래에 흡수되어 독립적인 거래가 될 수 없다. 따라서 다음의 그림과 같이 주된 거래인 재화와 용역의 공급이 과세대상이면 부수 재화와 용역도 과세되며 주된 거래인 재화와 용역이 면세대상이면 부수 재화와 용역도 면세가 된다.

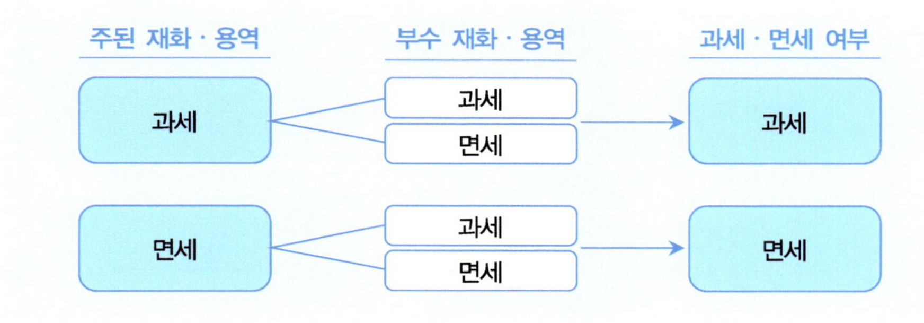

(2) 주된 '사업'에 부수되는 재화와 용역

주된 사업과 관련하여 우발적 또는 일시적으로 공급되는 재화 또는 용역을 말한다. 또는 주된 사업과 관련하여 주된 재화의 생산에 필수적으로 부수하여 생산되는 재화(용역은 포함 안 됨)를 말한다. 예를 들면, 제조회사가 공장건물 등 고정자산을 매각하는 경우 그 고정자산의 공급, 밀가루를 생산하면서 발생하는 밀 찌꺼기 등이 이에 해당한다. 이러한 주된 사업에 부수되는 재화와 용역은 독립된 사업은 아니지만 독립된 거래로는 보고 있다. 따라서 주된 사업에 부수되는 것일 뿐 주된 거래에 포함되는 것은 아니다. 즉, 다음의 그림과 같이 주된 사업이 면세대상이면 우발적 또는 일시적으로 공급되는 재화 또는 용역은 면세이다. 그러나 우발적 또는 일시적으로 공급되는 재화 또는 용역은 면세대상이면 주된 사업이 설령 과세대상이더라도 면세를 한다. 한편, 필수적으로 부수되는 재화는 주된 사업이 과세대상이면 과세하며 면세대상이면 면세한다.

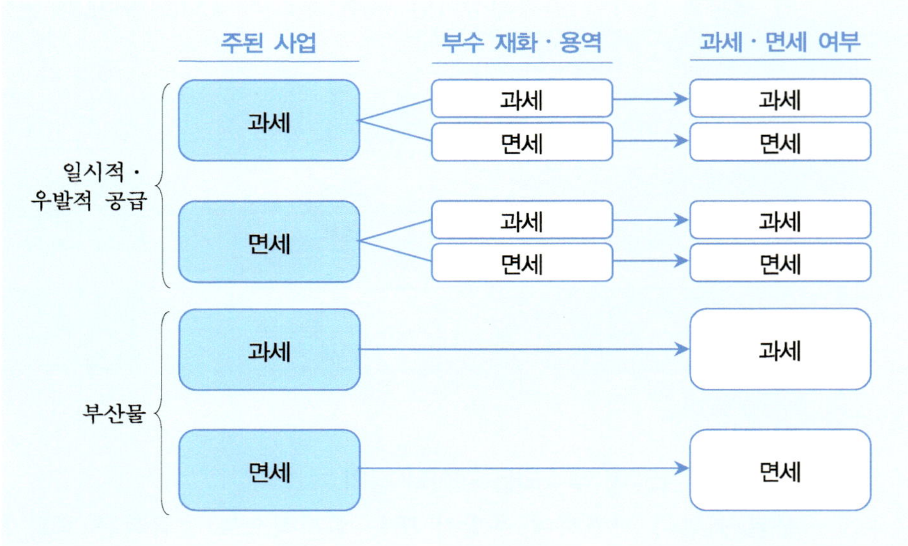

5.3 공급시기

'공급시기'란 재화 또는 용역의 공급이 이루어지는 시기를 말한다. 즉, 재화 또는 용역의 공급이 어느 과세기간에 귀속되는가를 결정하는 것이다. 이러한 공급시기에 재화와 용역의 공급자는 세금계산서를 발급하기 때문에 공급시기는 세금계산서의 발급시점이 되기도 한다.

5.3.1 재화의 공급시기

재화의 이동이 필요한 경우에는 재화가 인도되는 때, 재화의 이동이 필요하지 않은 경우에는 재화가 이용가능하게 되는 때가 재화의 공급시기이다. 한편, 위의 기준을 적용할 수 없는 경우에는 재화의 공급이 확정되는 때가 재화의 공급시기가 된다. 거래형태별로 구체적인 재화의 공급시기는 다음과 같다.

구 분	공급시기
1. 현금판매 · 외상판매 · 할부판매	재화가 인도되거나 이용가능하게 되는 때
2. 상품권 판매	재화가 실제로 인도되는 때
3. 장기할부판매	대가의 각 부분을 받기로 한 때
4. 반환조건부 · 동의조건부 · 기타 조건부 및 기한부 판매	조건이 성취되거나 기한이 경과되어 판매가 확정되는 때
5. 완성도기준지급, 중간지급조건부 또는 전력 기타 공급단위를 구획할 수 없는 재화의 계속적 공급	대가의 각 부분을 받기로 한 때
6. 재화의 공급으로 보는 가공	가공된 재화를 인도하는 때
7. 간주공급	재화가 사용 또는 소비되는 때(또는 폐업하는 때)
8. 무인판매기를 이용한 재화의 공급	해당 사업자가 무인판매기에서 현금을 인취하는 때
9. 기타의 경우	재화가 인도되거나 인도가능한 때
10. 수출의 경우 ① 내국물품의 국외반출 및 중계무역방식의 수출 ② 원양어업 및 위탁판매수출 ③ 외국인도수출 및 위탁가공무역방식의 수출	 수출재화의 선(기)적일 수출재화의 공급가액이 확정되는 때 외국에서 해당 재화가 인도되는 때

위에서 '장기할부판매'란 ① 2회 이상으로 분할하여 대가를 받고, ② 해당 재화의 인도일의 다음 날부터 최종 부불금 지급기일까지의 기간이 1년 이상인 것을 말한다. 또한 '중간지급조건'이란 ① 재화가 인도되기 전(또는 재화가 이용가능하게 되기 전이거나 용역의 제공이 완료되기 전)에 계약금 외의 대가를 분할하여 지급받고, ② 계약금을 받기로 한 날부터 재화가 인도되는 날(또는 재화가 이용가능하게 되는 날 · 용역의 제공이 완료되는 날)까지의 기간이 6개월 이상인 경우를 말한다.

한편, 폐업 전에 공급한 재화의 공급시기가 폐업일 이후에 도래하는 경우에는 위에서 언급한 규정에 불구하고 그 폐업일을 해당 재화의 공급시기로 본다. 또한 사업자가 공급시기가 되기 전에 재화에 대한 대가의 전부 또는 일부를 받고 이와 동시에 그 받은 대가에 대하여 세금계산서 또는 영수증을 발급한 경우에는 그 발급하는 때 재화가 공급된 것으로 본다.

5.3.2 용역의 공급시기

용역의 공급시기는 원칙적으로 역무가 제공되거나 재화·시설물 또는 권리가 사용되는 때로 한다. 거래형태별로 구체적인 용역의 공급시기는 다음과 같다.

구 분	공급시기
1. 통상적인 공급	역무의 제공이 완료되는 때
2. 완성도기준지급·중간지급·장기할부·조건부 또는 그 공급단위를 구획할 수 없는 용역	대가의 각 부분을 받기로 한 때
3. 1과 2를 적용할 수 없는 경우	역무의 제공이 완료되고 그 공급가액이 확정되는 때
4. 간주임대료	예정신고기간 또는 과세기간 종료일
5. 월수로 안분계산하는 선세금	예정신고기간 또는 과세기간 종료일
6. 특정한 용역(예 : 스포츠센터의 연회비, 상표권 사용대가 등)을 계속적으로 제공하고 그 대가를 선불로 받는 경우	예정신고기간 또는 과세기간 종료일

한편, 재화의 공급과 유사하게 폐업 전에 공급한 용역의 공급시기가 폐업일 이후에 도래하는 경우에는 위에서 언급한 규정에 불구하고 그 폐업일을 해당 용역의 공급시기로 본다. 또한 사업자가 공급시기가 되기 전에 용역에 대한 대가의 전부 또는 일부를 받고 이와 동시에 그 받은 대가에 대하여 세금계산서 또는 영수증을 발급한 경우에는 그 발급하는 때 용역이 공급된 것으로 본다.

5.4 거래장소

'거래장소'는 재화 또는 용역이 공급되는 장소를 말한다. 이러한 거래장소는 재화 또는 용역의 공급장소가 국내인지 아니면 국외인지를 결정하는 기준이 된다. 즉, 국외의 거래에 대해서는 원칙적으로 우리나라의 과세권이 미치지 않기 때문에 재화 또는 용역의 거래장소는 우리나라의 과세권이 미치는 거래인지를 판단하는 기준이 된다. 재화와 용역의 거래장소를 요약하면 다음과 같다.

구 분		거래장소
재화	1. 재화의 이동이 필요한 경우	재화의 이동이 시작되는 장소
	2. 재화의 이동이 필요하지 않은 경우	재화의 공급시기에 재화가 있는 장소
용역	1. 일반적인 경우	역무가 제공되거나 재화·시설물 또는 권리가 사용되는 장소
	2. 국내외에 걸쳐 용역이 제공되는 국제운송의 경우(비거주자 또는 외국법인인 경우에만)	여객이 탑승하거나 화물이 적재되는 장소

위에서 국제운송의 경우 사업자가 거주자 또는 내국법인인 경우 거래장소는 일반적인 경우와 같이 역무가 제공되거나 재화·시설물 또는 권리가 사용되는 장소이다. 즉, 국제운송중인 항공기나 선박 등은 물리적으로 국외에 소재하더라도 사업자가 거주자 또는 내국법인이므로 우리나라의 과세권이 미치게 된다. 그러나 사업자가 비거주자 또는 외국법인인 경우에는 용역의 거래장소는 여객이 탑승하거나 화물이 적재되는 장소이다. 즉, 국내에서 탑승하거나 화물이 적재되는 거래에 대해서만 우리나라의 과세권이 미치므로 이에 한정하여 과세가 이루어지게 된다.

5.5 영세율과 면세

5.5.1 영세율

'영세율제도'는 일정한 재화와 용역에 영(0%)의 세율을 적용하는 것을 말한다. 즉, '소비지국과세원칙'에 따라 재화나 용역 등을 소비하는 국가에서 부가가치세를 과세함으로써 국제적인 이중과세를 방지하려고 하는 것이다. 영세율제도는 매출세액은 0으로 하되 매입세액은 전액 공제되므로 사업자가 부담하는 세금은 없게 된다. 따라서 영세율제도를 '완전면세제도'라고 한다.

영세율은 원칙적으로 사업자가 거주자 또는 내국법인인 경우에 적용하며 사업자가 비거주자 또는 외국법인인 경우에는 해당 외국에서 거주자 또는 내국법인에게 동일한 면세를 적용하는 경우에만 영세율을 적용하게 된다(상호면세주의). 영세율 적용대상거래는 아래와 같이 수출하는 재화, 국외에서 제공하는 용역, 선박 · 항공기의 외국항행용역, 그 밖의 외화획득재화 또는 용역, 「조세특례제한법」상 영세율 적용대상 등 다섯 가지가 있다.

1. 수출하는 재화
2. 국외에서 제공하는 용역
3. 선박 · 항공기의 외국항행용역
4. 그 밖의 외화획득재화 또는 용역
5. 「조세특례제한법」상 영세율 적용대상

5.5.2 면세

부가가치세는 모든 소비를 과세대상으로 하는 일반소비세이다. 즉, 일정한 세율을 소비하는 품목에 부담하기 때문에 개인의 소득과는 무관하게 동일한 세부담이 발생하게 된다. 이와 같은 '세부담의 역진성'을 완화하기 위해 기초생활필수품, 국민의 후생과 관련된 항목 등에 대해서는 부가가치세를 면제하는데 이를 '부가가치세의 면세제도'라고 한다. 이러한 면세제도는 면세품목을 생산하기 위해 투입된 재화 또는 용역에 대한 매입세액도 환급되지 않기 때문에 세부담이 완벽하게 제거되지 않는 '부분면세'이다. 대표적인 면세대상을 나타내면 다음과 같다.

(1) 재화 · 용역의 공급에 대한 면세

1. 가공되지 아니한 식료품(식용으로 제공되는 농산물, 축산물, 수산물과 임산물을 포함) 및 우리나라에서 생산되어 식용으로 제공되지 아니하는 농산물, 축산물, 수산물과 임산물(예 : 곡류, 서류, 특용작물류, 과실류, 채소류, 수축류, 수육류, 유란류, 생선류, 패류, 해조류, 식용으로 제공되는 농산물, 축산물, 수산물 또는 임산물, 소금, 김치, 두부 등)
2. 수돗물
3. 연탄과 무연탄

4. 여성용 생리 처리 위생용품
5. 의료보건용역(수의사의 용역을 포함)과 혈액(예 : 의사, 치과의사, 한의사, 조산사 또는 간호사가 제공하는 용역, 접골사, 침사, 구사 또는 안마사가 제공하는 용역, 약사가 제공하는 의약품의 조제용역, 산후조리원에서 분만 직후의 임산부나 영유아에게 제공하는 급식 · 요양 등의 용역)(단, 쌍꺼풀수술, 코성형수술, 유방확대 · 축소술, 지방흡인술, 주름살제거술 제외)
6. 교육용역(무도학원, 자동차운전학원 제외)
7. 여객운송용역(항공기, 고속버스, 전세버스, 택시, 특수자동차, 특종선박 또는 고속철도 제외)
8. 도서(도서대여용역 포함), 신문, 잡지, 관보, 뉴스통신 및 방송(광고 제외)
9. 우표(수집용 우표 제외), 인지, 증지, 복권 및 공중전화
10. 특정한 담배(예 : 200원 이하인 담배, 군용담배, 보훈용 담배, 보세구역 판매용 담배 등)
11. 금융 · 보험용역
12. 주택과 이에 부수되는 토지(한계면적 = Max[건물이 정착된 면적 × 5배 또는 10배, 주택의 연면적])의 임대용역
13. 복리시설인 공동주택 어린이집의 임대용역
14. 토지
15. 저술가 · 작곡가나 그 밖의 자가 직업상 제공하는 인적용역(예 : 저술, 서화, 조각, 작곡, 음악, 무용, 배우, 성우, 가수, 건축감독, 접대부, 국선변호, 학술연구, 기술연구 등)
16. 예술창작품, 예술행사, 문화행사 또는 아마추어 운동경기(단, 골동품 제외)
17. 도서관, 과학관, 박물관, 미술관, 동물원, 식물원
18. 종교, 자선, 학술, 구호(救護), 그 밖의 공익을 목적으로 하는 단체가 공급하는 재화 또는 용역
19. 국가, 지방자치단체 또는 지방자치단체조합이 공급하는 재화 또는 용역
20. 국가, 지방자치단체, 지방자치단체조합 또는 공익단체에 무상으로 공급하는 재화 또는 용역
21. 국민주택의 공급과 국민주택의 건설용역(리모델링용역 포함)
22. 영유아용 기저귀와 분유
23. 금지금(순도가 99.9% 이상인 골드바, 금괴 등)의 공급
24. 공동주택 또는 노인복지주택 등에 공급하는 일반관리용역, 경비용역 및 청소용역

(2) 재화의 수입에 대한 면세

1. 가공되지 아니한 식료품(예 : 식용으로 제공되는 농산물, 축산물, 수산물 및 임산물을 포함. 단, 커피두, 코코아두 등은 제외)
2. 도서, 신문 및 잡지
3. 학술연구단체, 교육기관, 한국교육방송공사 또는 문화단체가 과학용·교육용·문화용으로 수입하는 재화
4. 종교의식, 자선, 구호, 그 밖의 공익을 목적으로 외국으로부터 종교단체·자선단체 또는 구호단체에 기증되는 재화
5. 외국으로부터 국가, 지방자치단체 또는 지방자치단체조합에 기증되는 재화
6. 거주자가 받는 소액물품으로서 관세가 면제되는 재화
7. 이사, 이민 또는 상속으로 인하여 수입하는 재화로서 관세가 면제되거나 「관세법」에 따른 간이세율이 적용되는 재화
8. 여행자의 휴대품, 별송물품 및 우송물품으로서 관세가 면제되거나 「관세법」에 따른 간이세율이 적용되는 재화
9. 수입하는 상품의 견본과 광고용 물품으로서 관세가 면제되는 재화
10. 국내에서 열리는 박람회, 전시회, 품평회, 영화제 또는 이와 유사한 행사에 출품하기 위하여 무상으로 수입하는 물품으로서 관세가 면제되는 재화
11. 조약·국제법규 또는 국제관습에 따라 관세가 면제되는 재화
12. 수출된 후 다시 수입하는 재화로서 관세가 감면되는 것(다만, 관세가 경감되는 경우에는 경감되는 비율만큼만 면제)
13. 다시 수출하는 조건으로 일시 수입하는 재화로서 관세가 감면되는 것(다만, 관세가 경감되는 경우에는 경감되는 비율만큼만 면제)
14. 특정한 담배(예 : 200원 이하인 담배, 군용담배, 보훈용 담배, 보세구역 판매용 담배 등)
15. 관세가 무세이거나 감면되는 재화(다만, 관세가 경감되는 경우에는 경감되는 비율만큼만 면제)
16. 무연탄
17. 과세사업에 사용하기 위한 선박
18. 과세사업에 사용하기 위한 「관세법」에 따른 보세건설물품
19. 농민이 직접 수입하는 농업용 또는 축산업용 기자재와 어민이 직접 수입하는 어업용 기자재

(3) 면세의 포기

영세율 적용대상이 되는 재화 또는 용역, 종교·자선 등 공익을 목적으로 하는 단체가 공급하는 재화 또는 용역에 대하여 면세적용을 포기하고 과세로 전환할 수 있다. 위와 같이 면세를 포기하고자 하는 사업자는 관할세무서장에게 포기신고를 하고 지체 없이 사업자등록을 해야 한다. 한편, 면세포기신고를 한 사업자는 신고한 날부터 3년간은 면세를 적용받지 못한다.

5.6 병원의 거래유형별 부가가치세

의료보건용역은 기본적으로 면세대상이다. 하지만 병원의 경우 여러 가지 용역을 복합적으로 제공하기 때문에 제공하는 용역의 종류에 따라 면세대상으로 분류되기도 하고 과세대상으로 분류되기도 한다. 따라서 이 분류에 관련하여 거래유형별로 면세 및 과세 여부를 자세히 살펴보고자 한다.

5.6.1 의료보건용역

의료보건용역(수의사의 용역을 포함)은 기본적으로 부가가치세 면세대상이다. 하지만 미용, 성형, 쌍꺼풀 수술 등의 의료행위는 과세대상이다. 또한 동물병원 수의사 진료용역 중 애완견 등의 진료는 과세대상이다. 이를 종류별로 정리하면 아래 표와 같다.

구 분	과세 여부	비 고
의료기관 보험급여 의료용역	면세	「부가가치세법 시행령」 제35조
의료기관 비보험급여 의료용역	면세(단, 미용, 성형 등 예외적 항목은 과세	진료병과에 관계없이 쌍꺼풀 수술, 미용, 성형 등의 의료행위는 과세
동물병원 수의사 진료용역	면세	애완견 등 동물병원 진료는 과세
치과기공소 등	면세	「부가가치세법 시행령」 제29조③
장의사	면세	상조회사는 과세
산후조리원	면세	병원부설 관계없이 면세
약국	과세	처방전 조제용역은 면세

5.6.2 의료기관에서 제공하는 음식물에 대한 부가가치세

병원에서 환자에게 제공되는 음식물 등은 부가가치세 면세대상이다. 하지만 환자 외의 보호자 등에게 제공되는 음식물 등은 부가가치세 과세대상이다. 병원이 직영하는 구내식당에서 의사, 간호사, 행정사무직원 등 병원 종사자에게 제공하는 음식물 등은 부가가치세 과세대상이다.

장례식장을 방문한 문상객에게 음식물 등을 제공하는 경우에도 장의용역에 해당하지 아니하므로 부가가치세가 과세된다. 병원의 구내식당을 외부인이 임차하여 운영하면서 환자에게 제공하는 음식물 등은 의료용역에 해당하지 아니하므로 부가가치세가 과세된다. 이를 정리하면 아래 표와 같다.

구 분	과세 여부
병원이 환자에게 음식물 공급	면세
병원 종사자에게 음식물 공급	과세
장례식장에서 음식물 공급	과세
임대사업자의 음식물 공급	과세

5.6.3 의료기관이 운영하는 장의용역에 대한 부가가치세

병원이 직접 장례식장을 운영하면서 제공하는 장의용역(장례식장 임대, 빈소설치, 장의차 임대, 시신의 보관 및 염습, 매장 등)과 이에 부수되는 장의용품(관, 수의, 상복 등)을 제공하고 받는 대가는 부가가치세 면세대상이다. 하지만 상조회사가 회원모집을 통하여 가입비, 회비 등을 받고 그에 상응하는 장의용품 등을 제공하고 받는 대가는 부가가치세 과세대상이다.

5.6.4 의료기관이 운영하는 산후조리원 부가가치세

병원에서 직접 운영하는 산후조리원은 의료업에 해당되므로 부가가치세가 면제되며, 독립적으로 운영하는 산후조리원은 「부가가치세법 시행령」 제35조 제16호에 따라 산후조리원에서 분만 직후의 임산부나 영유아에게 제공하는 급식·요양 등의 용역은 부가가치세 면세대상이다.

5.6.5 의료기관이 면세사업과 과세사업을 겸업하는 경우의 부가가치세

대부분의 병원은 대부분 과세사업과 면세사업을 병행한다. 면세사업은 의료서비스의 제공이고, 과세사업은 주차장 임대사업, 식당 임대사업 등이 이에 해당된다. 따라서 면세사업과 과세사업을 겸업하는 병원은 일반과세사업자등록증을 발급받아야 한다.

병원이 겸업을 하는 경우에는 구분경리를 하여야 하고 과세사업부문에서 발생한 공급가액은 부가가치세 과세대상이 된다. 면세사업에서 물품을 매입하는 경우는 매입세액이 불공제되고 과세사업에서 물품을 매입하여야 매입세액공제가 가능하다. 따라서 매입세액 불공제에 해당하는 부가가치세는 자산의 취득원가 또는 비용으로 처리하여야 한다.

취득한 자산을 면세사업과 과세사업에 공통으로 사용하는 경우에는 공통매입세액이 발생한다. 이때에는 과세사업과 면세사업에 사용되는 비율에 따라 안분계산하여 과세사업분에 해당되는 부가가치세는 매입세액공제가 되고 면세사업분에 해당하는 부가가치세는 매입세액 불공제가 된다.

5.7 일반과세자의 부가가치세 계산구조

5.7.1 의의

일반과세자의 부가가치세 계산구조는 다음의 그림과 같다. 즉, 매출세액에서 매입세액을 공제하여 납부세액을 구한다. 납부세액에서 경감·공제세액, 예정신고미환급세액, 예정고지세액을 차감하고 가산세를 가산하여 차가감납부(환급)세액을 산정하게 된다.

	매출세액
−	매입세액
=	납부세액
−	경감·공제세액
−	예정신고미환급세액
−	예정고지세액
+	가산세
=	차가감납부세액

5.7.2 매출세액의 계산

(1) 계산구조

매출세액은 아래의 그림과 같이 과세표준에 세율을 곱한 금액에 예정신고 누락분을 가산하고 대손세액을 가감하여 도출하게 된다.

과세표준	실질적 재화와 용역의 공급 간주공급 재화의 수입	×세율(10%, 0%)
+	예정신고누락분	
±	대손세액 가감	
=	매출세액	

과세표준은 실질적 재화와 용역의 공급, 간주공급, 재화의 수입 등으로 구성되어 있으며 위의 항목이 과세대상이면 10%, 영세율 대상이면 0%, 면세대상이면 과세표준에서 제외한다. 한편, 사업자가 과세된 재화 또는 용역을 공급한 후 공급받는 자의 파산 등의 원인으로 부가가치세를 징수하지 못한 경우에는 그 대손세액을 매출세액에서 차감하고 대손금을 변제받은 경우에는 대손세액을 매출세액에 가산한다. 이하에서는 매출세액의 계산구조에 대해 구체적으로 살펴본다.

(2) 실질적 재화와 용역의 공급

재화 또는 용역의 공급에 대한 부가가치세의 과세표준은 '공급가액'으로 한다. 여기에서 공급가액은 ① 금전으로 대가를 받는 경우에는 그 대가, ② 그 이외에는 공급한 재화 또는 용역의 시가로 한다.[1] 위의 과세표준에는 아래와 같이 거래상대자로부터 받은 대금, 요금, 수수료 기타 명목 여하를 불구하고 대가관계가 있는 금전적 가치가 있는 것을 포함한다.

1. 할부판매의 이자상당액
2. 대가의 일부로 받은 운송비, 포장비, 하역비, 운송보험료, 산재보험료 등
3. 개별소비세, 주세, 교통·에너지·환경세, 교육세 및 농어촌특별세
4. 적립된 마일리지로 결제하는 경우 해당 마일리지 상당액

한편, 다음의 항목들은 과세표준에 포함하지 않는다.

1. 매출에누리, 매출환입, 매출할인
2. 공급받는 자에게 도달하기 전에 파손, 훼손 또는 멸실된 재화의 가액
3. 재화 또는 용역의 공급과 직접 관련되지 않는 국고보조금과 공공보조금
4. 계약 등에 따라 확정된 공급대가의 지급이 지연되어 받는 연체이자
5. 반환조건부 용기대금과 포장비용(단, 용기대금과 포장비용을 변상금 형식으로 변제받는 경우는 제외)
6. 대가와 구분 기재된 종업원 봉사료(단, 사업자가 봉사료를 자기의 수입금액에 계상한 경우는 제외)
7. 공급받는 자로부터 부담받은 원자재 등

또한 재화 또는 용역을 공급한 후의 그 공급가액에 대한 대손금, 판매장려금, 하자보증금 등은 과세표준에서 공제하지 않는다. 거래유형별로 ① 외상판매 및 할부판매의 경우에는 공급한 재화의 총가액, ② 장기할부판매·완성도기준지급·중간지급조건부 등의 경우에는 계약에 따라 받기로 한 대가의 각 부분을 과세표준으로 한다. 실질적 재화의 공급에 대한 과세표준을 다음의 〈사례 5-1〉을 통해 살펴보자.

---

1) 재화와 용역을 특수관계인에게 공급함에 있어서 부당하게 낮은 대가를 받거나 대가를 받지 아니한 경우에는 시가를 과세표준으로 한다.

사례 5-1

1. (주)명미는 부가가치세 과세사업을 영위하고 있다.
2. 1월 1일부터 3월 31일까지 상품매출과 관련된 자료는 다음과 같다.
   (1) 손익계산서상 매출액은 ₩200,000,000이며 여기에는 수출액 ₩10,000,000과 외상매출금 회수지연에 따라 받은 연체이자 ₩2,000,000이 포함되어 있다.
   (2) 위의 매출액은 매출에누리액 ₩2,000,000, 매출할인액 ₩1,000,000이 차감된 후의 금액이다.
   (3) 위의 매출액에는 특수관계인에 대한 매출액 ₩100,000,000(시가 ₩130,000,000)이 포함되어 있는데 이에 관한 매출에누리와 환입은 없다.
3. 1월 31일 재고자산을 국가에 무상으로 기증하였는데 그 시가는 ₩50,000,000이다.
4. 사업용 기계장치의 양도에 따른 대금수령액(부가가치세 제외)은 다음과 같다.

구 분	금 액
계약금(2월 10일)	₩10,000,000*
중도금(5월 25일)	40,000,000
잔금(6월 10일)	50,000,000
계	₩100,000,000

* 계약서상 대가의 일부분임이 명시되어 있음.

위의 〈사례 5-1〉에서 (주)명미의 부가가치세의 과세표준을 계산하면 다음과 같다.

항 목	일반세율(10%)	영세율(0%)	계
1. 상품매출	₩218,000,000	₩10,000,000	₩228,000,000
2. 국가에 무상기증	–	–	–
3. 기계장치 양도	10,000,000	–	10,000,000
계	₩228,000,000	₩10,000,000	₩238,000,000

상품매출의 과세표준은 영세율이 적용되는 수출액 ₩10,000,000과 국내 매출 ₩218,000,000으로 구성되어 있다. 국내 매출에 대한 과세표준 ₩218,000,000은 손익계산서상 매출액 ₩200,000,000에서 수출액 ₩10,000,000과 연체이자 ₩2,000,000을 차감하고 특수관계인에 대한 저가매출액과 시가의 차액 ₩30,000,000(=₩130,000,000−₩100,000,000)을 가산하여 계산된

다. 한편, 국가에 무상으로 기증한 재고자산은 면세대상이며 사업용 기계장치의 양도에 따른 대금수령액 중 계약금 ₩10,000,000이 과세표준에 포함된다. 따라서 과세표준은 ₩238,000,000(=₩218,000,000+₩10,000,000+₩10,000,000)으로 결정된다.

(3) 간주공급

판매목적 타사업장 반출[2]을 제외하고는 자가공급, 개인적 공급, 사업상 증여 및 폐업시의 잔존재화에 대한 과세표준은 해당 재화의 시가로 한다. 다만, 재화가 감가상각자산에 해당하는 경우에는 다음의 산식에 따라 계산한 금액을 시가로 한다.

간주시가 = 취득가액 × (1 − 체감률* × 경과된 과세기간의 수)

* 건물 · 구축물의 경우에는 5%, 그 이외에는 25%를 적용함

위의 식에서 경과된 과세기간의 수는 과세기간 단위로 계산하며 과세기간 개시일 후에 감가상각자산을 취득하거나 해당 재화가 공급된 것으로 보게 되는 경우에는 그 과세기간의 개시일에 해당 재화를 취득하거나 공급된 것으로 본다. 재화의 간주공급에 대한 과세표준을 다음의 〈사례 5-2〉를 통해 살펴보자.

사례 5-2

1. (주)명미는 부가가치세 과세사업을 영위하고 있던 중 2014년 12월 25일 해당 사업을 폐업하였다.
2. 폐업할 당시에 잔존하는 재화는 다음과 같다.

구 분	취득일	취득가액	시 가
상품	2013. 10. 15.	₩20,000,000	₩24,000,000
토지	2011. 5. 16.	200,000,000	300,000,000
건물	2010. 8. 25.	200,000,000	210,000,000
기계장치	2013. 10. 11.	100,000,000	40,000,000

2) 타사업장의 반출의 경우 해당 재화의 취득가액을 과세표준으로 한다. 다만, 취득가액에 일정액을 가산하거나 개별소비세, 주세, 교통 · 에너지 · 환경세가 부과되는 경우에는 그러한 금액을 가산하여 과세표준을 결정한다.

위의 〈사례 5-2〉에서 (주)명미의 부가가치세의 과세표준을 계산하면 다음과 같다.

구 분	계산과정	금 액	비 고
1. 상품		₩24,000,000	시가
2. 토지	–	–	면세
3. 건물	₩200,000,000×(1－5%×8)	120,000,000	간주시가
4. 기계장치	₩100,000,000×(1－25%×2)	50,000,000	간주시가
계		₩194,000,000	

부가가치세의 과세표준은 상품 ₩24,000,000, 건물 ₩120,000,000{=₩200,000,000×(1－5%×8)} 및 기계장치 ₩50,000,000{=₩100,000,000×(1－25%×2)}의 합인 ₩194,000,000이다. 위에서 토지는 면세대상이므로 과세표준에서 제외된다.

5.7.3 매입세액의 계산

(1) 계산구조

매출세액에서 차감하는 매입세액은 아래의 그림과 같이 매입처별세금계산서합계표상의 매입세액에서 신용카드매출전표 등 수령명세서 제출분의 매입세액, 의제매입세액, 재고매입세액, 변제대손세액, 과세사업에 사용된 면세사업용 재화의 매입세액을 가산하고 불공제매입세액, 공통매입세액 중 면세사업분, 대손처분받은 세액을 차감하여 결정한다.

매입처별세금계산서합계표상 매입세액
+ 신용카드매출전표 등 수령명세서 제출분의 매입세액
+ 의제매입세액
+ 재고매입세액
+ 변제대손세액
+ 과세사업에 사용된 면세사업용 재화의 매입세액
− 불공제매입세액
− 공통매입세액 중 면세사업분
− 대손처분받은 세액

= 매입세액

(2) 매입처별세금계산서합계표상의 매입세액

자기의 사업을 위하여 사용되었거나 사용될 재화·용역의 공급 또는 재화의 수입에 대한 세액으로 세금계산서에 의하여 확인되는 금액을 말한다. 여기에서 사업이란 면세사업을 제외한 과세사업만을 의미하며 이미 사용된 것뿐만 아니라 앞으로 사업에 사용될 예정인 것도 포함한다. 한편, 매입자발행세금계산서합계표를 제출한 경우 매입자발행세금계산서에 기재된 매입세액은 매입세액으로 공제받을 수 있다.

(3) 신용카드매출전표 등 수령명세서 제출분의 매입세액

세금계산서가 아닌 영수증 등을 발급받은 경우 해당 영수증의 매입세액은 매출세액에서 공제하지 않는 것이 원칙이다. 다만, 신용카드매출전표, 직불카드영수증, 결제대행업체를 통한 신용카드매출전표, 기명식 선불카드, 현금영수증발급장치에 의한 현금영수증 등에 의한 매입세액은 매출세액에서 공제할 수 있다.[3)]

(4) 의제매입세액

사업자가 면세로 공급받은 농·축·수·임산물을 원재료로 하여 제조·가공한 재화 또는 용역의 공급이 과세되는 경우에는 그 면세로 공급받은 농·축·수·임산물의 가액의 일정한 공제율을 곱한 금액을 매입세액으로 공제한다. 즉, 의제매입세액은 면세단계에서 과세를 포기한 부가가치세가 다시 과세됨으로써 면세의 효과가 취소되는 '환수효과'와 면세단계의 전·후에서 중복하여 과세되는 '누적효과'를 완화시키기 위해 도입된 제도이다.

의제매입세액 = 면세 농·축·수·임산물의 가액 × 공제율

여기에서 면세 농·축·수·임산물은 1차가공을 거친 것, 단순가공식료품, 1차가공에서 발생하는 부산물, 미가공식료품을 단순히 혼합한 것 및 소금을 포함한다. 또한 가액은 운임 등의 부대비용을 제외한 매입원가로 계산되며 수입되는 농·축·수·임산물의 경우에는 관세의 과세가격으로

3) 그러나 간이과세자로부터 발급받은 것, 세금계산서발급금지업종(예 : 미용, 욕탕, 여객운송업, 무도학원 등)을 영위하는 사업자로부터 발급받은 것은 매입세액으로 공제할 수 없다.

한다. 공제율은 업종별로 차이가 있는데 다음과 같다.

구 분			공제율
음식점업	과세유흥장소		4/104
	위 외의 음식점업	법인	6/106
		개인	8/108
제조업	중소기업, 개인사업자만 적용		4/104
	과자점업, 도정업, 떡방앗간 경영 개인사업자		6/106
기타 업종			2/102

의제매입세액은 해당 면세 농·축·수·임산물의 구입일이 속하는 예정신고기간 또는 확정신고기간에 공제하는 것이 원칙이다. 한편, 의제매입세액을 공제받은 ① 농·축·수·임산물을 그대로 양도 또는 인도하거나 ② 면세사업의 목적으로 사용하거나 소비하는 경우에는 그 공제한 금액을 납부세액에 가산하거나 환급세액에서 공제한다.

5.7.4 경감·공제세액

(1) 신용카드매출전표 등 발급세액공제

일반과세자 중 영수증 발급사업자(법인은 제외)와 간이과세자가 부가가치세가 과세되는 재화와 용역을 공급하고 신용카드매출전표, 직불카드영수증, 결제대행업체를 통한 신용카드매출전표, 기명식 선불카드, 현금영수증발급장치에 의한 현금영수증 등을 발급하거나 전자적 결제수단(예 : 전자화폐 등)에 의하여 대금을 결제받는 경우에는 다음의 금액을 납부세액에서 공제한다.

신용카드매출전표 등 발급세액공제 : Min[①, ②]
① : 발급금액 또는 결제금액 × 1%
② : 연간 500만원

(2) 전자세금계산서 발급·전송에 대한 세액공제

사업자가 전자세금계산서를 2024년 12월 31일까지 발급하고 세금계산서 발급명세서를 전자세금계산서 발급일의 다음 날까지 국세청장에게 전송한 경우에는 아래의 금액을 납부세액에서 공제할 수 있다.

전자세금계산서 발급・전송에 대한 세액공제 : Min[①, ②]
① : 전자세금계산서 발급건수 × 200원
② : 연간 100만원

(3) 전자신고에 대한 세액공제

납세자가 직접 전자신고방법으로 부가가치세 확정신고를 하는 경우에는 해당 납부세액에서 1만원을 공제하거나 환급세액에 가산한다. 다만, 매출가액과 매입가액이 없는 일반과세자에 대해서는 전자신고에 대한 세액공제를 적용하지 아니한다.

5.7.5 예정신고미환급세액과 예정고지세액

부가가치세를 환급하는 경우에는 각 과세기간을 기준으로 그 확정신고기한 경과 후 30일 이내에 환급해야 한다. 따라서 조기환급의 경우를 제외하고는 예정신고시 환급세액이 발생하면 이를 바로 환급하지 않고 그 미환급세액을 확정신고시 납부세액에서 '예정신고미환급세액'으로 공제하고 있다. 한편, 개인사업자의 경우 부가가치세를 매 3개월마다 신고하는 대신에 정부가 예정고지한 일정한 세액을 납부세액에서 차감하고 있다. 이 경우 확정신고시 전체 과세기간을 대상으로 부가가치세를 신고・납부하고 예정고지세액을 납부세액에서 공제하고 있다.

5.7.6 가산세

가산세는 세법상 규정한 각종 의무를 이행하지 않는 경우 납부세액에 가산하는 금액을 말한다. 이러한 가산세에는 여러 가지가 있으나 대표적으로 미등록불성실가산세, 세금계산서불성실가산세, 매출처별세금계산서합계표불성실가산세 등이 있다. 다음의 표는 「부가가치세법」상 규정하고 있는 대표적인 가산세를 나타낸 것이다.

종 류	요 건	내 용
미등록불성실가산세	① 사업개시일부터 20일 이내에 사업자등록을 신청하지 아니한 때 ② 타인의 명의로 사업자등록을 하고 실제 사업을 하는 것으로 확인되는 경우	• 공급가액×1%
세금계산서불성실가산세	① 세금계산서의 발급시기를 경과한 후 해당 재화 또는 용역의 공급시기가 속하는 과세기간 이내에 발급한 경우 ② 부실기재(예 : 세금계산서의 필요적 기재사항의 전부 또는 일부가 적히지 아니하거나 사실과 다른 경우)한 경우	• 해당 공급가액×1%
	전자세금계산서를 발급한 사업자가 그 발급명세서를 전송기한이 지난 후 전송하거나 전송하지 않은 경우	• 미전송한 경우 : 해당 공급가액×0.5% • 지연전송한 경우 : 해당 공급가액×0.3%
	해당 재화 또는 용역의 공급시기가 속하는 과세기간까지 세금계산서를 발급하지 아니한 경우	• 해당 공급가액×2%
	① 재화 또는 용역을 공급하지 않고 세금계산서 등을 발급한 경우 ② 재화 또는 용역을 공급받지 않고 세금계산서 등을 발급받은 경우	• 기재된 공급가액×3%
	① 실제로 재화 또는 용역을 공급하는 자 또는 공급받는 자와 세금계산서의 공급하는 자 또는 공급받는 자가 상이한 경우 ② 재화 또는 용역을 공급하지 않고 세금계산서를 발급하거나 발급받는 경우	• 해당 공급가액×2%

매출처별세금계산서합계표 불성실가산세	① 매출처별세금계산서합계표를 제출하지 않은 경우 ② 매출처별세금계산서합계표를 부실기재한 경우(예 : 거래처별등록번호, 공급가액 등이 사실과 다른 경우 등)	• 해당 공급가액×0.5%
	지연제출한 경우(예 : 예정신고와 함께 제출하여야 할 매출처별세금계산서합계표를 확정신고와 함께 제출한 경우 등)	• 해당 공급가액×0.3%
매입처별세금계산서합계표 불성실가산세	① 경정시 매입세액공제를 받는 경우 ② 재화 또는 용역의 공급시기 이후에 발급받은 세금계산서로서 매입세액공제를 받은 경우 ③ 공급가액을 사실과 다르게 과다하게 신고한 경우	• 해당 공급가액×0.5%
무신고가산세	납부세액이나 영세율과세표준을 신고하지 않은 경우	• 일반 무신고 경우 : 납부세액×20%+영세율과세표준×0.5% • 부정 무신고 경우 : 납부세액×40%+영세율과세표준×0.5%
과소신고・초과환급신고가산세	납부세액이나 영세율과세표준을 과소신고하거나 초과환급신고한 경우	• (부정과소신고납부세액+부정초과환급신고세액)×40%+(일반과소신고납부세액+일반초과환급신고세액−기납부세액)×10%+과소신고(무신고) 영세율과세표준×0.5%
납부불성실・환급불성실가산세	부가가치세를 납부하지 않거나 적게 납부 또는 초과환급받은 경우	• 미납세액・과소납부세액(초과환급세액)×기간×22/100,000
대리납부 불성실가산세	대리납부세액을 납부하지 않은 경우	• 미납세액・과소납부세액×3%+미납세액・과소납부세액×기간×22/100,000(한도 : 미납세액・과소납부세액×50%)

5.7.7 신고와 납부

일반과세자의 부가가치세의 신고와 납부절차를 요약하면 아래의 그림과 같다.

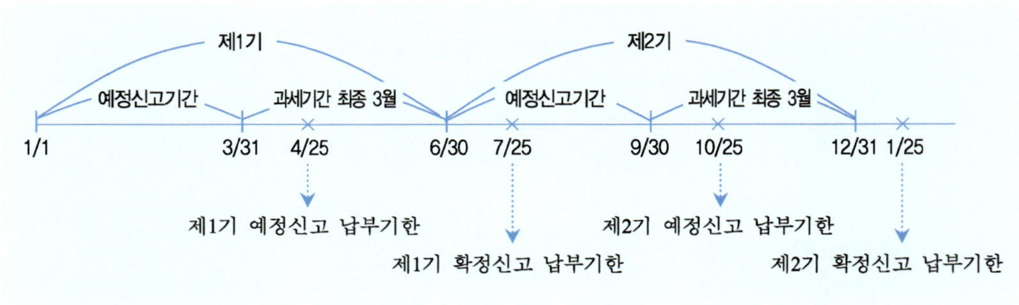

(1) 예정신고와 납부

사업자는 예정신고기간이 종료한 후 25일 이내에 각 예정신고기간에 대한 과세표준과 납부세액(또는 환급세액)을 사업장 관할세무서장에게 신고・납부하여야 한다. 예를 들면, 제1기와 제2기의 예정신고납부기한은 각각 4월 25일과 10월 25일이다. 이 경우 예정신고납부세액은 신용카드매출전표 발급 등에 대한 세액공제, 전자세금계산서 발급・전송에 대한 세액공제는 적용하되 가산세, 대손세액공제, 전자신고세액공제, 과세전환으로 인한 매입세액공제 등은 적용하지 않는다. 예정신고를 할 때에는 예정신고서와 함께 영세율첨부서류, 매출처별세금계산서합계표, 매입처별세금계산서합계표, 신용카드매출전표 등 수령명세서 등을 함께 제출하여야 하며 만일 매출처별세금계산서합계표와 매입처별세금계산서합계표를 제출하지 못한 경우에는 해당 예정신고기간이 속하는 과세기간의 확정신고와 함께 이를 제출할 수 있다.

개인사업자의 경우 예정신고의무가 면제되며 관할세무서장은 각 예정신고기간마다 직전 과세기간에 대한 납부세액의 1/2에 해당하는 금액(1,000원 미만의 단수가 있을 때에는 그 단수금액은 버림)을 결정하여 해당 예정신고기한까지 징수한다. 이 경우 관할세무서장은 다음과 같은 기간에 납세고지서를 발부하여 해당 금액을 징수한다.

구 분	납세고지서 발부기간	징수기한
제1기 예정신고기간분	4. 1. ~ 4. 10.	4. 25.
제2기 예정신고기간분	10. 1. ~10. 10.	10. 25.

한편, 예정고지에 의하여 징수하여야 할 금액이 20만원 미만이거나 간이과세자에서 해당 과세기간 개시일 현재 일반과세자로 변경된 경우에는 이를 징수하지 않는다. 또한 개인사업자라 하더라도 ① 휴업 또는 사업부진 등으로 인하여 각 예정신고기간의 공급가액(또는 납부세액)이 직전 과세기간의 공급가액(또는 납부세액)의 1/3에 미달하는 자, ② 각 예정신고기간분에 대해 조기환급을 받고자 하는 자는 예정신고납부를 할 수 있다.

(2) 확정신고와 납부

사업자는 각 과세기간에 대한 과세표준과 납부세액(또는 환급세액)을 그 과세기간이 종료된 후 25일(폐업하는 경우에는 폐업일이 속한 달의 다음 달 25일) 이내에 각 사업장 관할세무서장에게 신고하고 해당 과세기간에 대한 납부세액을 납부하여야 한다. 다만, 예정신고 및 조기환급신고시에 이미 신고한 내용은 확정신고대상에서 제외하며 예정신고시 미환급세액과 예정고지에 의해 징수한 금액은 확정신고시 납부세액에서 차감한다. 확정신고시에는 확정신고서와 함께 영세율첨부서류, 매출처별세금계산서합계표, 매입처별세금계산서합계표, 신용카드매출전표 등 수령명세서 등을 함께 제출하여야 하며 예정신고 및 조기환급신고를 할 때 이미 제출한 서류는 제외한다.

(3) 대리납부

국외사업자(예 : 국내사업장이 없는 비거주자 또는 외국법인 등)로부터 용역 또는 무체물을 공급받는 자는 그 대가를 지급하는 때에 부가가치세를 징수하여 납부하여야 한다. 즉, 용역 또는 무체물은 실물을 파악하기 어렵기 때문에 용역 또는 무체물을 공급받는 자가 공급자를 대리하여 그 대가를 지급할 때 부가가치세를 징수하여 납부하는 것으로 소비지국과세원칙에 따른 국외사업자와 국내사업자 간의 과세형평을 유지하기 위한 제도이다.

대리납부세액은 용역 또는 무체물의 공급가액에 10%를 곱한 금액을 그 공급자에게 대가를 지급하는 때에 징수하여 예정신고 또는 확정신고와 함께 사업장 또는 주소지 관할세무서장에게 대리납부신고서와 함께 납부하거나 「국세징수법」에 의한 납부서에 의하여 한국은행 또는 체신관서에 납부하여야 한다. 한편, 대리납부의무자가 대리납부세액을 사업장 또는 주소지 관할세무서장에게 납부하지 않은 경우에는 대리납부불성실가산세를 부과한다. 그러나 대가를 지급하는 자가 공급받은 용역 또는 무체물을 과세사업에 사용하거나 매입세액이 불공제되는 용역 등에 해당하는 경우에는 대리납부의무가 없다.

저자약력

박 우 진 연세대학교(공학사)
연세대학교(경영학석사, 박사)
전, 감사원 감사협의회 위원
전, 한영회계법인 회계사
현, 연세대학교 미래캠퍼스 경영학부 교수

2015 NEW ISA 회계감사(신영사, 2015) 공저
K-IFRS 반영 중급재무회계(새문사, 2020) 공저
IFRS 새로운 회계원리(새문사, 2024) 공저
"The effect of asset tangibility on hospital financial performance in South Korea" (Applied Economics, 2024)
"Implementation of the continuous auditing system in the ERP-based environment" (Managerial Auditing Journal, 2013) 등

병원회계와 의사결정 및 세무의 이해

2024년 9월 20일 제1판 1쇄 인쇄
2024년 9월 25일 제1판 1쇄 발행

저 자 박 우 진
발행인 권 영 섭
발행처 (주) **신 영 사**
경기도 파주시 심학산로 12(출판문화단지)
등 록 : 1988. 5. 2 / 제406-1988-000020호
전 화 : 031-946-2894(代)
F A X : 031-946-0799
e-mail : sys28945@naver.com
홈페이지 : http://www.shinyoungsa.co.kr

저자와의 협의하에 인지생략

정가 **22,000**원 ISBN 978-89-5501-870-7